K. Brune A. Beyer M. Schäfer

Schmerz

Springer

Berlin
Heidelberg
New York
Barcelona
Hongkong
London
Mailand
Paris
Singapur
Tokio

K. Brune A. Beyer M. Schäfer

Schmerz

Pathophysiologie – Pharmakologie – Therapie

Mit 36 Abbildungen und 46 Tabellen

Springer

Prof. Dr. Dr. h.c. Kay Brune

Universität Erlangen-Nürnberg
Lehrstuhl für Pharmakologie und Toxikologie
Fahrstraße 17
D-91054 Erlangen

Dr. Antje Beyer

Klinikum Großhadern, Schmerzambulanz
Marchioninistraße 15
D-81377 München

Priv.-Doz. Dr. Michael Schäfer

Freie Universität Berlin
Klinik für Anesthesiologie und op. Intensivmedizin
Hindenburgdamm 30
D-12200 Berlin

ISBN 3-540-67347-4 Springer-Verlag Berlin Heidelberg New York

Die Deutsche Bibliothek – CIP-Einheitsaufnahme

Brune, Kay:
Schmerz: Pathophysiologie – Pharmakologie – Therapie / Kay Brune;
Antje Beyer; Michael Schäfer. – Berlin; Heidelberg; New York; Barcelona; Hongkong; London;
Mailand; Paris; Singapur; Tokio: Springer, 2001
ISBN 3-540-67347-4

Springer-Verlag ist ein Unternehmen der BertelsmannSpringer Science+Business Media GmbH

http://www.springer.de

Umschlaggestaltung: design & production, Heidelberg
Herstellung: Goldener Schnitt, Sinzheim
Satz: Cicero Lasersatz, Dinkelscherben
Druck: Stürtz, Würzburg
Gedruckt auf säurefreiem Papier SPIN: 10723812 18/3130 5 4 3 2 1 0

Vorwort

Schmerz ist nach wie vor das Leitsymptom der Krankheit. Schmerzbehandlung bleibt das vornehmste Ziel des Arztes, und kaum ein Bereich der ärztlichen Tätigkeit findet so viel Anerkennung bei Patienten und in der Öffentlichkeit wie eine erfolgreiche Schmerztherapie.

Vor diesem Hintergrund erscheint es sinnvoll, in einem kurzen, von experimentellen Medizinern und Klinikern gemeinsam getragenen Buch, neue Erkenntnisse zur Schmerzentstehung, -chronifizierung und -therapie zusammenzutragen und, wie wir hoffen, in verständlicher Form unseren ärztlichen Kollegen zu vermitteln.

Dabei wendet sich dieses Buch bewusst an Ärzte aller Fachrichtungen in Klinik und Praxis, aber auch an fortgeschrittene Medizinstudenten, die einen Überblick über das Themengebiet Schmerz und vor allem die medikamentöse Schmerztherapie gewinnen wollen. Es soll helfen, gezielter zu therapieren, die häufig irrationale Angst vor Nebenwirkungen abzubauen und außerdem einen Einblick in die Methoden der speziellen Schmerztherapie zu geben.

Die moderne Schmerzforschung und -therapie ist trotz des Erreichten weit von der Lösung aller uns bedrückenden Probleme entfernt. Ein endgültiger Sieg über den Schmerz ist nicht in Sicht. Dennoch muss es das Ziel der Schmerzforschung sein, die Erfolge zu verbessern und die Risiken zu senken. Auch den Krebspatienten, den mit Phantomschmerz Geschlagenen und allen anderen chronisch Schmerzkranken muss auf die Dauer ein menschenwürdiges Leben ermöglicht werden. Aber auch uns allen, die wir gelegentlich unter Schmerzen leiden, sollten bessere und nebenwirkungsärmere Therapiemöglichkeiten zur Verfügung stehen.

Für die Öffentlichkeit schließlich muss die Diskussion über Schmerzen, Schmerzforschung und Schmerztherapie aus dem irrationalen, viele verunsichernden Bereich herausgeführt und auf ein sachliches Niveau gehoben werden. Darum dürfen und müssen wir über den Schmerz schreiben; sonst wäre es wohl besser, darüber zu schweigen, eingedenk der Worte des Pariser Erzbischofs Kardinal Veuillot, der krebskrank im Sterben liegend sagte: »Wir wissen schöne Worte über das Leiden zu sagen. Ich habe selbst mit innerer Anteilnahme darüber gesprochen. Sagen Sie den Priestern, nicht davon zu sprechen. Gesunde wissen überhaupt nicht, was das ist.«

Auch dieses Buch soll helfen, den Schmerz zurückzudrängen. Dabei wurde Wert auf das Grundsätzliche gelegt, und viele Details konnten natürlich nur kurz angerissen werden. Trotzdem: Für die tägliche Praxis dürfte (fast) alles Wissenswerte in unserem Buch auffindbar sein. Die klare Gliederung in die drei Kapitel Pathophysiologie, Pharmakologie und Therapie soll dabei helfen, sich leicht zurechtzufinden. Im Therapieteil werden die häufigsten Formen des Schmerzes behandelt, dabei legten die Autoren Wert auf praktische Hinweise und klinische Fallbeispiele. Viele Tabellen und Abbildungen, ein umfangreiches Stichwortverzeichnis und zahlreiche Anhänge sollen helfen, Informationen schnell und sicher zu gewinnen.

Unser besonderer Dank gilt der Initiatorin dieses Projektes Dr. Marianne Gräfin Schmettow (Aventis Pharma Deutschland GmbH, Frankfurt), mit der sich die Zusammenarbeit besonders angenehm gestaltete. Danken möchten wir an dieser Stelle auch Herrn Thomas Günther vom Springer-Verlag, der diese Buchproduktion hervorragend koordiniert hat.

Für die Herausgeber und Autoren
Im März 2001

Inhaltsverzeichnis

II Angriffspunkte und Wirkungsmechanismen von Analgetika

K. Brune

III Therapie

Mitarbeiterverzeichnis

Azad, Shanaz-Christina, Dr. med.
Max-Planck-Institut (MPI) für Psychiatrie, Kraepelinstr. 2, 80804 München

Zur Autorin:
Jahrgang 1967. Assistenzärztin Klinik für Anästhesiologie des Klinikums Großhadern der Universität München. 1995 Etablierung anästhesiologischer Akutschmerzdienst, Beginn der Tätigkeit in der Schmerzambulanz. Seit November 1998 zusätzlich Grundlagenforschung auf dem Gebiet der Neurowissenschaft am Max-Planck-Institut für Psychiatrie München, seit Oktober 2000 als Stipendiatin der Claussen-Simon-Stiftung des Stifterverbandes der Deutschen Wissenschaft. Forschungsthema: das Endocannabinoidsystem.

Beyer, Antje, Dr. med.
Klinikum Großhadern
Schmerzambulanz
Ludwig-Maximilians-Universität München,
Marchioninistr. 15, 81377 München

Zur Autorin:
Jahrgang 1945. Fachärztin für Anästhesiologie, Ausbildung an der Ludwig-Maximilians-Universität München und der University of Chicago, USA. Seit 1978 Oberärztin der Klinik für Anästhesiologie, Ludwig-Maximilians-Universität München, Schwerpunkt Schmerztherapie, Leiterin der interdisziplinären Schmerzambulanz am Klinikum Großhadern.

Brune, Kay, Prof. Dr. med. Dr. h.c.
Lehrstuhl für Pharmakologie und Toxikologie der Friedrich-Alexander-Universität Erlangen-Nürnberg, Fahrstr. 17, 91054 Erlangen

Zum Autor:
Jahrgang 1941. Facharzt für Pharmakologie und Toxikologie mit Konsiliartätigkeit auf dem Gebiet der Rheumatologie, Orthopädie und Allg. Schmerztherapie. Seit 1969 Forschung über Analgetika, Antiphlogistika, Antirheumatika. Zahlreiche Originalpublikationen, Hand- und Lehrbuchartikel u. a. im *Textbook of Pain*.

Ebell, Hansjörg, Dr. med.
Facharzt für Psychotherapeutische Medizin
Breisacherstr. 4/Rückgebäude, 81667 München

Zum Autor:
Jahrgang 1946. Facharzt für Psychotherapeutische Medizin. Psychotherapiepraxis in München (Schwerpunkt auf der Begleitung von Patienten mit chronischen Schmerzen, psychosomatischen und malignen Erkrankungen). Lehrtherapeut für Hypnose und Autogenes Training. Lehrbeauftragter für Psychosomatik an der Universität München. Facharzt für Anästhesie. 10-jährige Tätigkeit in der Schmerzambulanz am Klinikum Großhadern der Universität München.

Förderreuther, Stefanie, Dr. med.
Neurologische Klinik und Poliklinik
Klinikum Großhadern/Ludwig-Maximilians-Universität München,
Marchioninistr. 15, 81377 München

Zur Autorin:
Jahrgang 1962. Fachärztin für Neurologie und Assistenzärztin an der Neurologischen Universitätsklinik des Klinikum Großhadern der Ludwig-Maximilians-Universität München. Seit mehreren Jahren tätig in der neurologischen Kopfschmerz-Ambulanz sowie in der Betreuung verschiedenster Forschungsprojekte bezüglich der Ursachen primärer und sekundärer Kopfschmerzsyndrome. Mitarbeit in der Forschungsgruppe »komplexes regionales Schmerzsyndrom« am Klinikum Großhadern.

Huber, Horst, Dr. med.
Klinik für Anästhesiologie
Waldkrankenhaus St. Marien, Rathsbergerstr. 57, 91054 Erlangen

Zum Autor:
Jahrgang 1964. Facharzt für Anästhesiologie. Oberarzt an der Klinik für Anästhesiologie am Waldkrankenhaus St. Marien in Erlangen. 8-jährige Mitarbeit in der Anästhesiologischen Schmerzambulanz der Universität Erlangen-Nürnberg und Beteiligung am schmerztherapeutischen Konsiliardienst.

Lörler, Harald, Dr. med.
Klinik für Anästhesiologie
Krankenhaus Hetzelstift, Stiftstr. 10, 67434 Neustadt/Weinstraße

Zum Autor:
Jahrgang 1962. Facharzt für Anästhesie mit der Zusatzbezeichnung Spezielle Schmerztherapie. Seit 1999 Leitung der Schmerzambulanz des Krankenhauses Hetzelstift in Neustadt an der Weinstraße. Langjährige Tätigkeit an der Klinik für Anästhesiologie und in der Schmerzambulanz der Universität Erlangen-Nürnberg.

Offenbächer, Martin, Dr. med.
Klinik für Physikalische Medizin und Rehabilitation
Innenstadtkliniken Ludwig-Maximilians-Universität München,
Ziemsenstr. 1, 80336 München

Zum Autor:
Jahrgang 1963. Seit 7 Jahren wissenschaftlicher Assistent an der Klinik und Poliklinik für Physikalische Medizin und Rehabilitation der Ludwig-Maximilians-Universität München. Seit mehreren Jahren Forschungstätigkeit auf dem Gebiet der Fibromyalgie. Aufbau und Leitung einer multidisziplinären teilstationären Tagesklinik für Fibromyalgiepatienten.

Schäfer, Michael, Priv.-Doz. Dr. med.
Klinik für Anaesthesiologie und op. Intensivmedizin
Freie Universität Berlin, Hindenburgdamm 30, 12200 Berlin

Zum Autor:
Jahrgang 1960. Facharztausbildung am Klinikum Großhadern der Universität München. Facharzt für Anästhesie. 4-jähriger Forschungsaufenthalt am Dept. of Anesthesiology and Critical Care Medicine (Johns Hopkins University, Baltimore, USA). Leiter der Forschungsabteilung am Klinikum Benjamin-Franklin der Freien Universiät Berlin. NIH-, DGAI-, IARS- und DGSS-Preisträger. Forschungsschwerpunkte: Periphere Mechanismen der Schmerzentstehung und -kontrolle, chronischer Entzündungsschmerz, Neuro-Immunreaktionen, periphere analgetische Opioidwirkungen. Seit 1 Jahr Tätigkeit im Schmerzzentrum am Klinikum Benjamin-Franklin der Freien Universität Berlin.

Schöps, Peter, Dr. med.
Leiter der Abt. Physikalische Medizin
Städtisches Krankenhaus Harlaching, Sanatoriumsplatz 2, 81545 München

Zum Autor:
Jahrgang 1953. Facharzt für Physikalische und Rehabilitative Medizin mit Zusatzbezeichnungen »Physikalische Therapie«, »Chirotherapie (Manuelle Medizin)« und »Psychotherapie«. Chefarzt an der Klinik für Physikalische Medizin, Prävention und Rehabilitation mit Schwerpunkt Algesiologie am Städtischen Krankenhaus München-Harlaching, Akademisches Lehrkrankenhaus der Ludwig-Maximilians-Universität. Lehrauftrag an der Universität München. 15-jährige Tätigkeit als Leiter der interdisziplinären Schmerzambulanz am Klinikum Großhadern der Universität München.

Straube, Andreas, Prof. Dr. med.
Neurologische Klinik und Poliklinik
Klinikum Großhadern/Ludwig-Maximilians-Universität München
Marchioninistr. 15, 81377 München

Zum Autor:
Jahrgang 1958. Facharzt für Neurologie und Oberarzt an der Neurologischen Universitätsklinik des Klinikums Großhadern der Ludwig-Maximilians-Universität München. Seit Jahren wissenschaftlich und klinisch schwerpunktsmäßig auf dem Gebiet der neurologischen Schmerztherapie tätig, darüber hinaus Forschungsinteressen im Bereich der Gleichgewichtssteuerung und Raumorientierung.

I Pathophysiologie des Schmerzes

1 Einleitung

M. Schäfer

1.1 Definition des Schmerzes

Schmerz ist die Wahrnehmung von Reizen aus der Umwelt, die die Unversehrtheit des Körpers eines Individuums bedrohen können. Er soll den Organismus rechtzeitig auf diese schädlichen Einwirkungen von außen aufmerksam machen, um sich davor zu schützen. Uns allen ist das Beispiel geläufig, dass wir beim Berühren einer heißen Herdplatte reflexartig die Hand zurückziehen. Die Wahrnehmung des Schmerzes ist ein Bewusstseinsvorgang, der von den physiologischen Vorgängen der schädlichen Reizung, Nervenerregung und -weiterleitung unterschieden wird, diese jedoch voraussetzt. Erst im Gehirn werden die aus der Peripherie eintreffenden nervalen Impulse schädlicher Reize aufgrund vorheriger Erlebnisse zu einem Schmerzerlebnis verarbeitet. Das heißt neben physiologischen Vorgängen umfasst der Schmerz auch emotionale und verhaltensbestimmte Aspekte. Dies hat in die Definition des Schmerzes nach Merskey (1976), die von der Internationalen Gesellschaft zum Studium des Schmerzes (IASP) übernommen wurde (1979), Eingang gefunden:

> »Schmerz ist ein unangenehmes Sinnes- und Gefühlserlebnis, das mit aktueller oder potentieller Gewebeschädigung verknüpft ist oder mit den Begriffen einer solchen Schädigung beschrieben wird.«

1.2 Konsequenzen des Schmerzes

Trotz seiner wichtigen biologischen Schutzfunktion kann Schmerz, vor allem wenn er über einen längeren Zeitraum anhält, nachteilig für den Organismus sein. John Bonica, einer der Pioniere in der Schmerzforschung und -therapie, hat z. B. in zahlreichen Beobachtungen die nachteiligen Auswirkungen des Geburtsschmerzes für Mutter und Kind schriftlich festgehalten (Bonica 1990). Seine Schlussfolgerungen gehen so weit, dass in einigen Ländern durch die Einführung einer wirkungsvollen Schmerzbekämpfung, z. B. mittels der Periduralanästhesie, die Mutter- und Säuglingssterblichkeit gesenkt werden konnte (Bonica 1990). Uns allen ist klar, dass Schmerzen während und nach einer Operation wirksam bekämpft werden müssen. Geschieht dies nicht, so kommt es zu einem verzögerten Heilungsverlauf, vermehrten Komplikationen und damit zu erhöhter Morbidität und Mortalität (s. Übersicht). Dies trifft auch für chronische Schmerzen (z.B. Tumorschmerzen) zu, die einen erheblichen Leidensdruck ausüben und die Lebensqualität der Betroffenen deutlich einschränken.

Zahlreiche Veröffentlichungen belegen die physiologischen Konsequenzen un- oder unterbehandelter Schmerzen für die verschiedenen Organsysteme des Körpers (Schäfer u. Stein 1997). Schmerzreize bewirken z. B. über segmentale Reflexbahnen eine Einschränkung der Atmung. Sie triggern einen erhöhten Muskeltonus der interkostalen, abdominellen und auch der Zwerchfellmuskulatur. Als Folge ist ein tiefes

ÜBERSICHT

Physiologische Konsequenzen unbehandelter Schmerzen
- Eingeschränkte Atemfunktion
- Sympathische Kreislaufstimulation
- Eingeschränkte Magen-, Darmmotilität
- Erniedrigte Urinausscheidung
- Erhöhter Metabolismus
- Vermehrte Gerinnungsaktivität
- Immunsuppression
- Entstehung eines chronischen Schmerzsyndroms

Durchatmen erschwert. Es kommt zur Einschränkung der Lungenfunktion (Vitalkapazität, forcierte Einsekundenkapazität) und konsekutiv zur Atelektasen- und Pneumonieentstehung. Schmerzen führen zur Stimulation des sympathoadrenergen Systems. Unter anderem kommt es über thorakale sympathische Reflexbahnen zur direkten Reizung der nervalen Versorgung des Herzens und zur Ausschüttung von Adrenalin aus dem Nebennierenmark in den Blutkreislauf. Als Folge steigen Herzfrequenz, Herzarbeit und systolischer Blutdruck und dadurch letztlich der myokardiale Sauerstoffverbrauch. Durch eine adäquate Analgesie kann z. B. die Inzidenz postoperativer, kardiovaskulärer Komplikationen reduziert werden (Schäfer u. Stein 1997). Schmerzen lösen eine neuroendokrine Stressantwort des Körpers aus. Diese ist durch eine vermehrte Sekretion kataboler (ACTH, Cortisol, Glukagon, Katecholamine) und verminderte Sekretion anaboler (Insulin, Testosteron, Wachstumsfaktoren) Hormone gekennzeichnet. Neben dem Hypermetabolismus kommt es durch vermehrte Aldosteron- und Vasopressinsekretion zu einer vermehrten Harnretention. Die durch Stress induzierte Aktivierung der hypothalamohypophysären Stressachse führt durch Ausschüttung von Cortisol aus der Nebennierenrinde zu einer Supression des Immunsystems, einer Beeinträchtigung der Wundheilung und letztendlich zu einer Begünstigung des Auftretens einer Sepsis. Für die Psyche des Menschen bedeuten unzureichend behandelte Schmerzen Leiden, Angst und Schlaflosigkeit, die in einer Art *Circulus vitiosus* an der Aufrechterhaltung der Stressantwort sowie an der erhöhten Sensitivität gegenüber Schmerzen beteiligt sind.

Die genannten Folgen inadäquat behandelter Schmerzen betreffen also alle Organsysteme sowie die Psyche des menschlichen Körpers. Sie sind jedoch nicht nur für das jeweilige Individuum, sondern auch für die Gesellschaft von großem Nachteil. Sie führen zu verlängertem Aufenthalt in der Klinik und verspäteter Wiedereingliederung in den Arbeitsprozess. Langfristig kommt es zu vermehrter Arbeitsunfähigkeit und eventuell vorzeitigem Ruhestand. Dies hat ernsthafte sozioökonomische Konsequenzen, die von der Gesellschaft getragen werden müssen (Schäfer u. Stein 1997; s. Übersicht).

ÜBERSICHT

Sozioökonomische Gründe für eine adäquate Schmerztherapie
- Frühzeitige Mobilisation
- Verhinderung von Komplikationen
- Verkürzter Aufenthalt auf der Intensivstation
- Verkürzter Aufenthalt im Krankenhaus
- Reduktion von Morbidität und Mortalität
- Reduktion der Krankenhauskosten

1.3 Nozizeption und Schmerzwahrnehmung

Die Vorstellung, wie ein schmerzhafter Reiz aus der Peripherie zum Gehirn gelangt, war in der Vergangenheit dem Wandel wissenschaftlichen Denkens unterworfen. Descartes formulierte 1664 in seinem Buch »De homine« eine recht anschauliche Beschreibung der Schmerzfortleitung (Abb. 1.1). Wie bei einem Glockenzug – so postulierte er – wird der Schmerzreiz, der durch ein Feuer am Fuß eines Menschen erzeugt wird

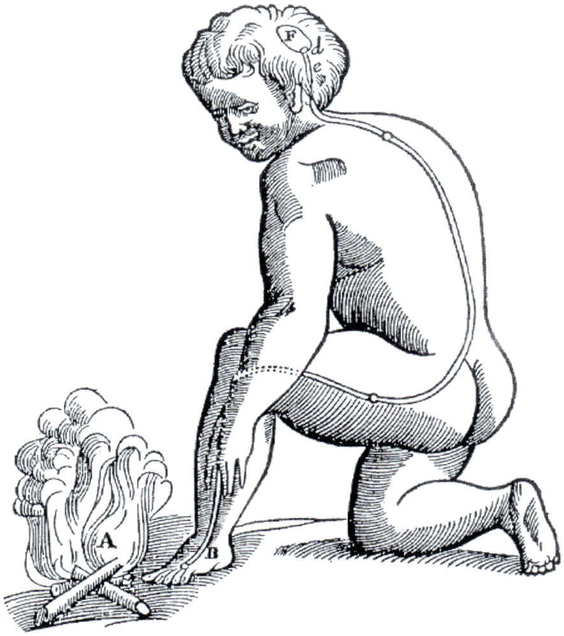

Abb. 1.1. Darstellung der von Rene Descartes aufgestellten Hypothese der Schmerzentstehung. Ein schmerzhafter Hitzereiz (Rußpartikel) (*A*) erregt periphere Nervenendigungen (*B*), die den Reiz wie bei einem Glockenzug zentralwärts direkt zum Gehirn leiten, wo er in der Zwirbeldrüse, dem Ort der menschlichen Seele, als Schmerz wahrgenommen wird (Läuten der Glocke). (Aus Descartes 1664)

(Ziehen des Glockenzugs), über Nervenbahnen direkt zum Gehirn geleitet, wo er in der Zwirbeldrüse, dem Ort der menschlichen Seele, als Schmerz wahrgenommen wird (Läuten der Glocke). So fortschrittlich und anschaulich diese Theorie für die damalige Zeit bereits war, so ließ ihre Vorstellung jedoch keine Möglichkeit für eine körpereigene Modulation der Schmerzen entlang der projizierten Schmerzbahnen.

In ihren wissenschaftlichen Arbeiten unterschieden Charles Bell und Francois Magendie (1811) zum ersten Mal sensorische Nervenbahnen, die über die hintere Nervenwurzel verlaufen, von motorischen Nervenbahnen, die über die vordere Nervenwurzel verlaufen. In den nachfolgenden Jahren wurden von Pacini (1840) und Meissner (1852) durch Nerven versorgte, korpuskuläre Strukturen in der Haut identifiziert, die für die Fortleitung der spezifischen Sensationen Druck und Berührung verantwortlich gemacht wurden. Dies war der Ausgang für die »*Spezifitätstheorie*«, derzufolge für den Schmerz, ähnlich wie bei den anderen Sinneseindrücken der Haut (Berührung, Hitze, Kälte), ein spezifischer Rezeptor existiert, im Gegensatz zur »*Intensitätstheorie*«, nach der Schmerz lediglich eine Frage der Intensität eines Sinneseindruckes ist. Wie wir im weiteren Verlauf

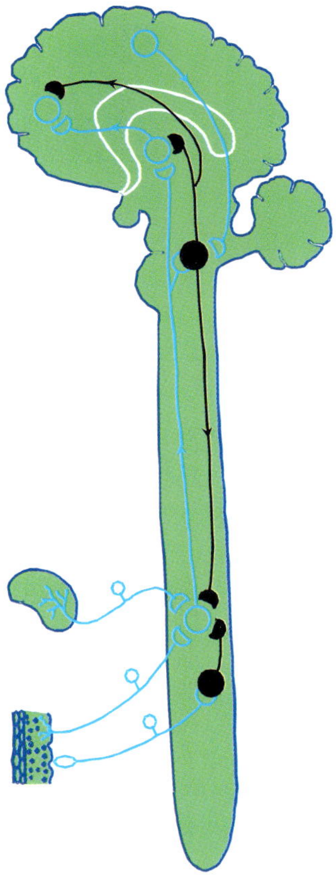

Abb. 1.2. Schmerzwahrnehmung vom peripheren Nozizeptor bis zum Gehirn. Ein schädlicher thermischer, mechanischer oder chemischer Reiz bewirkt eine Aktivierung peripherer Nozizeptoren, die den Reiz in einen elektrischen Impuls umwandeln (Transduktion). Dieser wird zentralwärts ins Rückenmark geleitet und dort synaptisch auf ein nachgeschaltetes Neuron umgeschaltet (Transmission). Erst bei Ankunft des Impulses im Gehirn wird der Reiz im Kontext zu früheren Erlebnissen als Schmerz wahrgenommen (Perzeption)

jedoch sehen werden, ist der Prozess der Schmerzwahrnehmung weitaus komplexer und dynamischer, als dass er durch diese Theorien allein erklärt werden könnte (Abb. 1.2). Wichtig ist die Tatsache, dass *Nozizeption* die physiologischen Prozesse umschreibt, die für die Aufnahme, Umwandlung und Weiterleitung von schmerzhaften Reizen verantwortlich sind, und nicht mit der Schmerzwahrnehmung (*Perzeption*) gleichzusetzen ist, die immer das Sichbewusstwerden des Schmerzes impliziert.

2 Periphere Mechanismen

M. Schäfer

2.1 Umweltreize und sensorische Nervenfasern

Damit so verschiedenartige Reize wie Licht, Ton und Berührung aus der Umwelt aufgenommen und zum Gehirn weitergeleitet werden können, müssen sie in elektrische Impulse (Aktionspotentiale) umgewandelt werden. Wir fragen uns jedoch wie es möglich ist, dass unser Gehirn aufgrund der eintreffenden elektrischen Impulse unterscheiden kann, ob der Reiz aus dem Auge, dem Ohr oder der Haut herkommt. Dies liegt an der Art der Interaktion zwischen Reiz und Rezeptor. Vier elementare Eigenschaften charakterisieren die Einwirkung eines Reizes auf den Rezeptor und werden in Form einer Serie von Aktionspotentialen (elektrische Erregung der Zellmembran) kodiert: Art, Intensität, Dauer und Lokalisation eines Reizes. Die *Art* des Reizes wird durch die Art des Rezeptors und die zentralwärts nachgeschalteten Nervenbahnen repräsentiert: Die photosensorischen Rezeptoren der Netzhaut z.B. wandeln das Licht, die Haarzellen des Hörorgans den Ton und die Mechanorezeptoren Druck und Berührung in elektrische Impulse um. Die *Intensität* des Reizes wird durch die Anzahl der ausgelösten Aktionspotentiale und durch die Anzahl der rekrutierten Nervenfasern kodiert. Die niedrigste Reizstärke, mit der gerade noch eine Wahrnehmung ausgelöst wird, ist die Reizschwelle. Die *Dauer* der Reizwahrnehmung ist abhängig von der Schnelligkeit der Adaptation des Rezeptors an den Reiz. Für die *Lokalisation* eines Reizes ist der Ort der Reizung auf der Körperoberfläche und die Fähigkeit, räumlich zwischen zwei nahe gelegenen Punkten zu unterscheiden, wichtig. Durch diese vier Eigenschaften der Interaktion eines Reizes mit seinem Rezeptor und ihre Kodierung in elektrochemische Signale können wir den uns zu Bewusstsein kommenden Wahrnehmungen die entsprechenden Qualitäten zuordnen.

Welche Nervenfasern sind nun in subkutanem Gewebe zur Wahrnehmung von Druck, Berührung, Temperatur und Schmerz vorhanden? Periphere Nervenfasern werden unterschieden entsprechend

1. der Morphologie ihres peripheren Nervenendes,
2. der Sensitivität gegenüber der Reizintensität (Reizschwelle),
3. des Durchmessers von Axon und Zellkörper sowie
4. dem Vorhandensein oder Fehlen einer Myelinscheide und dadurch bedingt der Leitgeschwindigkeit eines elektrischen Impulses (Tabelle 2.1).

Die Wahrnehmung von Druck und Berührung wird hauptsächlich durch die *Mechanorezeptoren* (A-beta-Nervenfasern) der Haut vermittelt (Handwerker 1998; Abb. 2.1). Sie besitzen eine niedrige Reizschwelle und spezialisierte Nervenendigungen, die mechanische Einwirkungskräfte in elektrische Signale umwandeln. Der genaue Mechanismus ist noch ungeklärt. Sie werden funktionell in langsam adaptierende Mechanorezeptoren (Merkel- und Ruffinikörperchen), die bevorzugt auf persistierende Reize antworten, und schnell adaptierende Mechanorezeptoren (Meissner- und Pacinikörperchen), die nur zu Beginn und Ende eines Reizes antworten, unterschieden

Tabelle 2.1. Klassifikation peripherer sensorischer Nervenfasern

	Funktion	Wahrnehmungs-qualität	Reizschwelle/ rezeptiv. Feld	Durchmesser [µm]	Leitgeschwindig-keit [m/s]	Myelin
A-alpha	Muskelspindelafferenzen Sehnenorganafferenzen	Propriozeption Propriozeption	–	12–20	70–120	+ + +
A-beta	Meissnerkörperchen Pacinikörperchen Ruffinikörperchen Merkelkörperchen	Berührung Schwingungen Vibration Druck	Niedrig/klein Niedrig/groß Niedrig/groß Niedrig/klein	5–12	30–70	+ + +
A-delta	Schmerzafferenzen Temperaturafferenzen	Scharfe, stechende Schmerzen Scharfe, stechende Schmerzen	Hoch/klein	1–4	12–30	+ +
A-gamma	Muskelspindelefferenzen	–	–	5–12	30–70	+ +
B	Sympathisch präganglio-näre Nervenfasern	–	–	1–3	15	+
C	Polymodale Schmerz-/ Temperaturafferenzen	Langsame, brennende Schmerzen	Hoch/klein	0,5–1	1	–

(s. Tabelle 2.1). Erstere geben hauptsächlich Informationen über die räumlichen Gegebenheiten (z.B. die Textur eines Objektes) und Letztere über den zeitlichen Ablauf eines Reizes (z.B. das Streichen eines Fingers über eine Oberfläche). Meissner- und Merkelkörperchen befinden sich gehäuft auf der Innenfläche von Hand- und Fuß. Sie versorgen kleine rezeptive Felder (das Hautareal, das von einem Nervenende innerviert wird) und haben daher eine hohe räumliche Auflösung (hohe Zwei-Punkte-Diskrimination). Im Gegensatz dazu versorgen Ruffini- und Pacinikörperchen größere rezeptive Felder und haben eine eher grobe räumliche Auflösung (geringe Zwei-Punkte-Diskrimination).

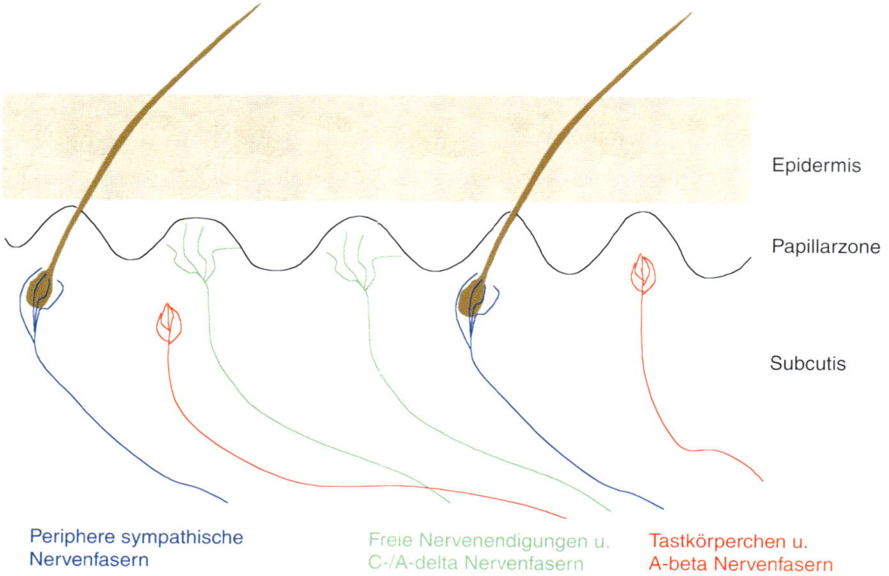

Abb. 2.1. Ausschnitt des subkutanen Hautgewebes mit den unterschiedlich sensorischen Nervenendigungen. Tastkörperchen leiten über myelinisierte A-beta-Nervenfasern die Wahrnehmung von Druck und Berührung. Freie Nervenendigungen leiten über nur gering bzw. unmyelinisierte C-/A-delta-Nervenfasern die Schmerzwahrnehmung. Periphere sympathische Nervenfasern innervieren die Hautgefäße wie auch die Haartalg- und Schweißdrüsen

Die Wahrnehmung von Wärme oder Kälte wird durch spezialisierte *Thermorezeptoren* (A-delta-/C-Nervenfasern) der Haut vermittelt (Handwerker 1998). Auf der Hautoberfläche befinden sich distinkte Kälte- und Wärmerezeptoren (jeder ca. 1 mm Durchmesser), an denen durch thermische Reizung eine Wahrnehmung von Wärme oder Kälte hervorgerufen wird. Kälterezeptoren (A-delta-Nervenfasern) werden in einem Temperaturbereich von 1–20 °C unterhalb der normalen Hauttemperatur (37 °C) aktiviert. Wärmerezeptoren (C-Nervenfasern) dagegen werden in einem Temperaturbereich von 32–45 °C der Hauttemperatur aktiviert. Bei Temperaturreizen größer als 45 °C Körpertemperatur bzw. mehr als 20 °C unterhalb der Körpertemperatur werden weder Wärme- noch Kälterezeptoren, sondern entsprechende Thermo-Nozizeptoren aktiviert, die einen Hitze- bzw. Kälteschmerz verursachen.

2.2 Nozizeptoren

Rezeptoren der Haut, die eine drohende Gewebezerstörung (noxische Reize) anzeigen, werden Schmerzrezeptoren bzw. Nozizeptoren (A-delta-/C-Nervenfasern) genannt (Handwerker 1998; s. Abb. 2.1 und Tabelle 2.1). Sie besitzen üblicherweise eine hohe Reizschwelle und reagieren teilweise direkt, teilweise indirekt über freigesetzte Mediatoren (Sensitivierung) auf noxische Reize. Drei Arten von Nozizeptoren werden unterschieden: *Mechano-Nozizeptoren*, die durch starke mechanische Reize aktiviert werden, *Thermo-Nozizeptoren*, die durch Hitze oder Kälte erregt werden, und *polymodale Nozizeptoren*, die auf verschiedene Reize – mechanische, Hitze- oder chemische Reize – antworten. Nozizeptoren unterscheiden sich von anderen sensorischen Nervenfasern. Die Auslösung eines Reizes ist von größerer Bedeutung als die exakte Ursache der Reizung. Vorrangige Funktion der Nozizeptoren ist es, die akute Bedrohung anzuzeigen und den gefährdeten Körperteil zu schützen. Schmerzreize (z.B. Verbrennen an der Herdplatte), die über die schnell leitenden A-delta-Nervenfasern geleitet werden, werden nicht erst bewusst wahrgenommen, sondern lösen unmittelbar einen Fluchtreflex (Zurückziehen der Hand) aus. Sie sind durch eine scharfe, stechende Schmerzempfindung gekennzeichnet. Schmerzreize, die über die langsameren C-Nervenfasern geleitet werden, resultieren in einer bewussten Schmerzwahrnehmung. Sie sind durch eine dumpfe, brennende Schmerzempfindung gekennzeichnet. Bei einer akuten Verletzung kommt es häufig zu einer zeitlichen Aufeinanderfolge dieser beiden Schmerzempfindungen: Unmittelbar nach dem Reiz (z.B. Nadelstich) wird ein kurzer, stechender Schmerz wahrgenommen (1. Schmerz), der nach einem freien Zeitintervall von einem länger andauernden, brennenden Schmerz abgelöst wird (2. Schmerz). Dies ist dadurch erklärbar, dass A-delta-Nervenfasern schnell adaptieren, sodass bei wiederholter Reizung der stechende Schmerz allmählich abnimmt, während der durch C-Nervenfasern hervorgerufene brennende Schmerz nach wiederholter Reizung in seiner Intensität weiter zunimmt.

Adaptationsmechanismen können bei Nozizeptoren durch die Einwirkung von freigesetzten Gewebemediatoren aufgehoben sein, was eine Senkung der Reizschwelle und damit Sensitivierung des peripheren Nevenendes bewirkt. Ein geringer Anteil an Nozizeptoren wird nur unter diesen Entzündungsbedingungen, unter normalen Bedingungen jedoch gar nicht erregt (*»schlafende Nozizeptoren«*; Schaible u. Grubb 1993). Nozizeptoren haben somit eine einzigartige Stellung in der Population der sensorischen Nervenfasern.

Viszerale Nozizeptoren, die die Eingeweide innervieren, sind überwiegend vom Typ langsam leitender, afferenter C-Nervenfasern, die zusammen mit sympathisch oder parasympathisch efferenten Nervenfasern zu den Hohlorganen, wie Magen, Darm und Harnblase, laufen und sich dort als freie Nervenendigungen in der Wand des Hohlorgans befinden (Handwerker 1998). Sie reagieren mit zunehmender Aktivität auf Dehnungsreize der Hohlorgane in Abhängigkeit von der Stärke des Dehnungsreizes. Die Mehrzahl der viszeralen Nozizeptoren sind niederschwellige Afferenzen, sog. LTM-Sensoren (»low threshold mechanoreceptive«), die sowohl durch nichtnoxische als auch durch noxische Reize aktivierbar sind und über einen weiten Antwortbereich eine lineare Zunahme der Entladungsfrequenz mit der Reizstärke zeigen. Eine zweite Gruppe von hochschwelligen Nozizeptoren, sog. HTM-Sensoren (»high threshold mechanoreceptive«), reagiert nicht auf normale peristaltische Kontraktionen, z.B. des Ureters. Bei einer deutlich noxischen Stimulation mit hohem intraluminalen Druck, wie dies etwa bei einem Harnleiterstein zu erwarten ist, zeigen sie aber einen starken Anstieg der Entladungsfrequenz. Eine dritte Gruppe von viszeralen Nozizeptoren, sog. »schlafende« Nozizeptoren, ist primär nicht durch mechanische Stimuli erregbar, wird aber nach Sensibilisierung, z.B. infolge einer Entzündung, mechanosensitiv.

Laut Cervero sollen die drei unterschiedlichen Faserpopulationen bei der Entstehung des viszeralen Schmerzes zusammenwirken: Schwache Reize erzeugen durch ausschließliche Stimulation der LTM-Afferenzen nur relativ unspezifische diffuse Empfindungen (z. B. ein »Druckgefühl«), die Handwerker und Kobal auch als »Vorschmerz« bezeichneten. Eine fortschreitende Dehnung (z. B. Darmwand, Harnblase) hat neben der zunehmenden Stimulation der LTM-Fasern auch eine Aktivierung der HTM-Afferenzen zur Folge. So sind akute kolikartige Schmerzen durch die Aktivierung von HTM-Afferenzen und hochfrequente Bursts der LTM-Fasern erklärbar. Längerdauernde Formen der viszeralen Stimulation sowie entzündliche und hypoxische Stimuli bewirken die Sensibilisierung der unterschiedlichen Nozizeptorpopulationen und die Rekrutierung primär stummer Nozizeptoren. Die hieraus resultierende vermehrte afferente Aktivität hat dann eine gesteigerte Erregbarkeit zentraler Neurone zur Folge und begünstigt so die Entwicklung chronisch persistierender viszeraler Schmerzzustände.

2.3 Transduktion: Kodierung von Schmerzreizen

Nozizeptoren der Haut sind in der Mehrzahl der Fälle polymodal, d. h. sie werden durch mechanische, thermische und chemische Reize erregt (Handwerker 1998). In Abgrenzung zu den Mechanorezeptoren (A-beta-Nervenfasern), weisen nozizeptive Nervenendigungen keine korpuskulären Endkörperchen auf, sondern bestehen aus freien Endigungen. Der genaue Mechanismus der Umwandlung eines *mechanischen* Reizes in eine elektrische Erregung dieser Nervenendigungen (Transduktion) ist noch unbekannt. Höchstwahrscheinlich erfolgt sie über eine Aktivierung von membranständigen Ionenkanälen (Na^+- und zu einem geringeren Anteil auch Ca^{2+}-Ionenkanälen;

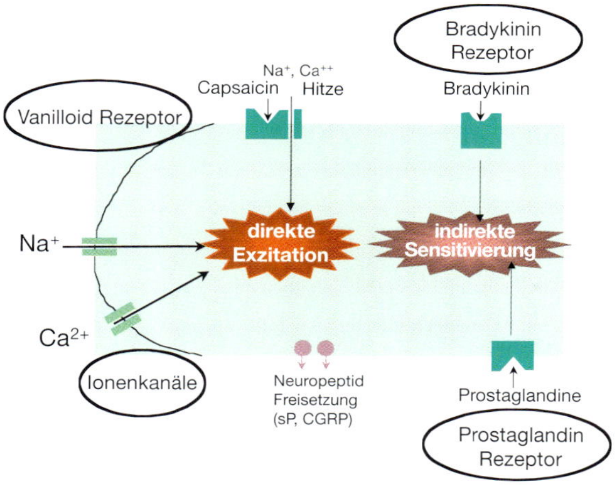

Abb. 2.2. Entstehung eines Schmerzimpulses am peripheren sensorischen Nervenende. Schädliche thermische, mechanische und chemische Reize aktivieren Na^+- und Ca^{2+}-Ionenkanäle. Hitze und Protonen aktivieren den Vanilloidrezeptor. Dies führt zur Exzitation der Zellmembran und damit zur Entstehung eines elektrischen Schmerzimpulses. Eine solche Exzitation kann eine Freisetzung von Neuropeptiden (sP, CGRP) aus dem Nervenende bewirken, die das Andauern des Schmerzreizes begünstigen. Rezeptoren für Entzündungsmediatoren, wie z. B. Prostaglandin bzw. Bradykinin, bewirken eine Herabsetzung der Erregungsschwelle und damit eine Sensitivierung des sensorischen Nervenendes. Dies ist die Ursache für die Ausbildung einer vermehrten Schmerzempfindlichkeit (Hyperalgesie).

Caterina u. Julius 1999; Abb. 2.2). Neueste Untersuchungen haben Na^+-Ionenkanäle identifiziert (Tetrodotoxin-resistente *TTX-R* *Na^+-Ionenkanäle*), die sich spezifisch nur auf Nozizeptoren befinden und deren Anzahl unter pathologischen Bedingungen (Schmerz, Entzündung) erhöht ist (Caterina u. Julius 1999; s. Abb. 2.2). Schon jetzt arbeiten pharmazeutische Unternehmen fieberhaft an der Entwicklung von Substanzen, die diesen Kanal selektiv blockieren können. Eine thermische Reizung von Nozizeptoren führt höchstwahrscheinlich zu einem Anstieg der intrazellulären Ca^{2+}-Konzentration. Neueste Untersuchungen haben einen Ca^{2+}-Ionenkanal identifiziert, der durch Hitze aktiviert wird (*Vanilloidrezeptor, VR1*; s. Abb. 2.2; Caterina u. Julius 1999). Zusätzlich wird dieser Vanilloidrezeptor auch chemisch durch H^+-Ionen und Capsaicin, eine pflanzliche Substanz im roten Pfeffer (Capsicum annuum), erregt (Caterina u. Julius 1999; s. Abb. 2.2). Nozizeptive C-Nervenfasern werden daher als Capsaicin-sensitive Nervenfasern charakterisiert. Die *chemische* Reizung sensorischer Nervenendigungen erfolgt durch die bei der Gewebezerstörung und den Zelluntergang freigesetzten Substanzen (Protonen, ATP u. a.). Eine direkte Stimulation dieser Nervenendigungen durch Aktivierung entsprechender Rezeptoren für H^+-Ionen und ATP führt zur Fortleitung einer Schmerzerregung. Im Gegensatz dazu bewirken andere freigesetzte Mediatoren, wie z. B. Bradykinin, Prostaglandine oder Substanz P, nur eine Senkung der Reizschwelle und dadurch eine erhöhte Empfindlichkeit von Nozizeptoren (*periphere Sensitivierung*; Caterina u. Julius 1999; s. Abb. 2.2). Sie verstärken sich als sogenannte »Entzündungssuppe«, die bei einer Gewebezerstörung entsteht, gegenseitig in ihrer Wirkung am Nozizeptor.

2.4 Periphere Sensitivierung

In vielen Fällen wird durch den Fluchtreflex (z. B. Zurückziehen der Hand) nach einem akuten Schmerzreiz weiterer Gewebeschaden verhindert, sodass die Schmerzempfindung nur vorübergehend ist und schnell wieder abklingt (*physiologischer Schmerz*).

Kommt es jedoch zu einem Gewebeschaden, so entwickelt sich eine lokale Entzündungsreaktion mit Veränderungen sowohl im Immun- als auch im Nervensystem, die zur länger andauernden Aufrechterhaltung des Schmerzgeschehens beitragen (*persistierender Schmerz*). Aufgrund des Gewebeschadens kommt es zur Freisetzung von Zellprodukten wie z. B. Protonen, Radikale und ATP. Die aus zerstörten Zellmembranen freigesetzte Arachidonsäure wird von dem Enzym Cyclooxygenase in Prostaglandine umgewandelt (Hinz u. Brune 1999). Es wird eine Cyclooxygenase Typ I (*COX-I*), die für den Körper lebenswichtige Prostaglandine in Magen, Leber, Nieren und Thrombozyten synthetisiert, von einer Cyclooxygenase Typ II (*COX II*), die unter pathologischen Bedingungen (Entzündung) vermehrt synthetisiert wird (Entzündungszellen, Rückenmark) und zu einer gesteigerten Akkumulation von schmerzfördernden Prostaglandinen im peripheren Gewebe und Rückenmark führt, unterschieden (Hinz u. Brune 1999). Kinine werden aus verletzten Gefäßen angeschwemmt und enzymatisch in das stark schmerzreizende *Bradykinin* umgewandelt. Entzündungszellen wie Leukozyten, Makrophagen und Lymphozyten wandern zielgerichtet an den Ort des Geschehens, wo sie *Zytokine* (z.B. IL-1, IL-6, TNF-α) und Entzündungsmediatoren (Histamin, NGF, Prostaglandine) freisetzen. Proentzündliche *Neuropeptide* (z.B. Substanz P, CGRP) werden als Folge neurogener Reflexe aus peripheren Nervenendigungen sezerniert. All diese Substanzen wirken entweder direkt durch eine Aktivierung von Ionenkanälen (s. oben) und nachfolgende Exzitation der Zellmembran oder indirekt durch eine Aktivierung spezifischer

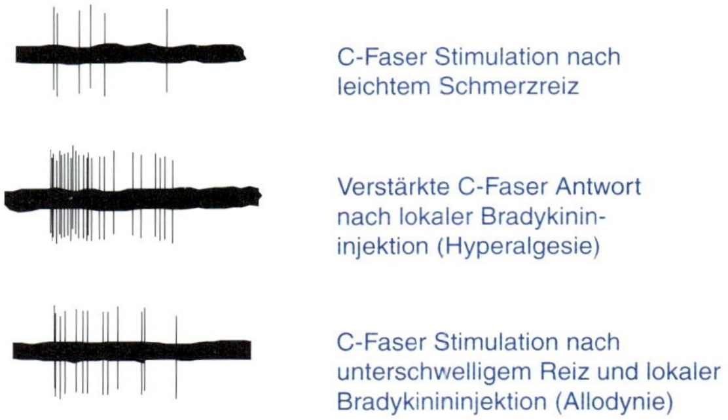

Abb. 2.3. Sensitivierung peripherer Nervenendigungen. Während ein unterschwelliger Reiz üblicherweise keine Erregung auslöst, bewirkt ein kurz andauernder moderater Schmerzreiz eine kurz andauernde elektrische Erregung sensorischer Nervenendigungen. Nach lokaler Vorbehandlung mit Bradykinin löst der Schmerzreiz eine deutlich gesteigerte elektrische Erregung sensorischer Nervenendigungen aus (Hyperalgesie). Nach gleicher Bradykininbehandlung löst jetzt der ehemals unterschwellige Reiz eine elektrische Erregung sensorischer Nervenendigungen auf. (Modifiziert nach Gold et al. 1996)

Rezeptoren und nachfolgende Herabsetzung der Reizschwelle der Zellmembran auf die peripheren Nozizeptoren ein (*periphere Sensitivierung*; Caterina u. Julius 1999; s. Abb. 2.2 und Abb. 2.3). Eine Herabsetzung der üblich hohen Reizschwelle von A-delta- und C-Nervenfasern führt sowohl spontan als auch als Antwort auf Reize, die normalerweise keine Erregung ausgelöst hätten, zu gehäuften und überschießenden Entladungen von Aktionspotentialen. Zusätzlich werden durch Mediatoren sogenannte *»schlafende Nozizeptoren«*, von denen unter normalen Bedingungen keine elektrischen Impulse ausgehen, aktiviert (Schaible u. Grubb 1993). Ersteres bewirkt eine zeitliche und Letzteres eine räumliche Bahnung der Schmerzfortleitung an den nachgeschalteten Synapsen des Rückenmarks. All diese Veränderungen im Rahmen der peripheren Sensitivierung resultieren in einer gesteigerten Schmerzwahrnehmung von noxischen Reizen (*Hyperalgesie*) (Schaible u. Grubb 1993; s. Abb. 2.3). In Abhängigkeit von dem jeweilig befallenen Gewebe können eine mechanische oder thermische Hyperalgesie überwiegen: Während z. B. bei der Arthritis die mechanische Hyperalgesie im Vordergrund steht, dominiert bei der Hautverbrennung die thermische Hyperalgesie. Die vermehrte Schmerzempfindlichkeit für mechanische oder Hitzereize in dem Areal des Gewebstraumas wird als *primäre Hyperalgesie* bezeichnet (Schaible u. Grubb 1993; s. Abb. 2.3). In einer zweiten Zone um das betroffene Areal herum findet sich meist eine *sekundäre Hyperalgesie* für Berührung der Haut (auch *Allodynie*; Schaible u. Grubb 1993; s. Abb. 2.3). Die primäre Hyperalgesie wird den oben beschriebenen Veränderungen nozizeptiver Nervenendigungen zugeordnet, die sekundäre Hyperalgesie beruht am ehesten auf zentralnervösen Veränderungen im Rückenmark, die an anderer Stelle dieses Kapitels noch näher erläutert werden.

2.5 Neurogene Entzündung

Im Rahmen einer Entzündung können nicht nur Immunzellen, sondern auch sensorische Nervenfasern zur Aufrechterhaltung eines lokalen Entzündungsschmerzes beitragen (neurogene Entzündung; Handwerker 1998). Aus den Nervenendigungen afferenter C-Nervenfasern werden die Neuropeptide CGRP und Substanz P in das lokale Gewebe freigesetzt, wo sie durch eine lokale Gefäßerweiterung und Permeabilitätssteigerung zu Schwellung und Ödembildung führen (Abb. 2.4). Eine lokale Rötung (Flarereaktion) entsteht meist über einen *neurogenen Axonreflex*, der eine fortgeleitete Erregung auf kollaterale Nervenendigungen der C-Nervenfasern voraussetzt und durch Lokalanästhetika aufgehoben werden kann (Handwerker 1998; s. Abb. 2.4). Eine Freisetzung der Neuropeptide Substanz P und CGRP kann z. B. durch die Einwirkung von Capsaicin auf sensorische Nervenendigungen (Vanilloidrezeptor VR-1) oder durch eine elektrische Reizung afferenter C-Nervenfasern (antidrome Nervenstimulation) hervorgerufen werden. Beide Neuropeptide werden in den Zellkörpern der sensorischen Nerven, die in den Spinalganglien lokalisiert sind, gebildet

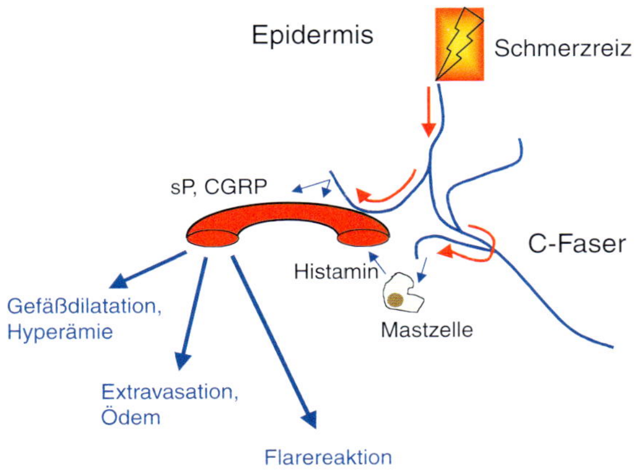

Abb. 2.4. Axonreflex als Grundlage neurogener Entzündung. Die Erregung sensorischer Nervenendigungen durch einen Schmerzreiz bewirkt über kollaterale Nervenäste eine Freisetzung von Neuropeptiden (sP, CGRP), die über eine Gefäßdilatation, Plasmaextravasation und Degranulation von Mastzellen zu Rötung, Ödem und Flarereaktion führen (neurogene Entzündung)

und konsekutiv in die zentralen wie peripheren Nervenendigungen transportiert. Unter Entzündungsbedingungen kommt es zu einer vermehrten Synthese und peripheren Freisetzung dieser Neuropeptide, was zu einer Entzündungsverstärkung führt (Handwerker 1998). Diese Mechanismen sind z.B. an der Entstehung und Unterhaltung bestimmten Formen des Kopfschmerzes sowie der Arthritis beteiligt.

2.6 Nervenläsion: neuropathischer Schmerz

Im Unterschied zum Entzündungsschmerz liegt eine andere Situation vor, wenn periphere Nerven geschädigt bzw. durchtrennt werden (Baron u. Jänig 1998). Charakteristisch für den neuropathischen Schmerz sind neben einem brennenden oder bohrenden Spontanschmerz einschießende Schmerzattacken, die durch nur leichtes Berühren der Haut ausgelöst werden können (wie z.B. der Tic douloureux bei der Trigeminusneuralgie). Es liegt meist eine erhöhte Schmerzempfindlichkeit für mechanische und thermische (Hitze und Kälte) Reize (*Hyperalgesie*) und eine vermehrte Empfindlichkeit für Berührungen der Haut vor (*Allodynie*; Baron u. Jänig 1998). Periphere Nervenfasern können entweder durch neurotrope Viren (z.B. Herpes zoster), durch bestimmte Stoffwechselstörungen (z.B. diabetische bzw. Alkoholneuropathie) oder durch mechanische Einwirkung (z.B. chirurgische Amputation) geschädigt sein. Als Antwort auf den Nervenschaden stehen regenerative Prozesse – unterstützt durch Wachstumsfaktoren (Nerve Growth Factor *NGF*, Brain-derived neurotrophic Factor *BDNF* u.a.) – im Vordergrund, und es kommt zu einer erneuten Aussprossung von Nervenfasern, die jedoch in teilweise ungeordneter Form verlaufen kann (*Neurome*; Abb. 2.5; Baron u. Jänig 1998). Neurome entstehen vor allem an den Stellen, an denen die Nervenscheide (Myelin) nicht mehr als Führungsschiene für ein gezieltes, peripher bzw. zentralwärts gerichtetes Wachstum dient. Unter dem vermehrten Einfluss von Wachstumsfaktoren kommt es zu einer veränderten Genexpression und damit Synthese von neuronalen Rezeptoren, Ionenkanälen und Neuropeptiden, was letztlich in einem veränderten Phänotyp (Identität) der Nervenzelle resultiert. An den Orten der Neurombildung, aber auch an anderen Prädilektionsstellen der traumatisierten Nervenfaser findet sich eine erhöhte Dichte an Na^+-Ionenkanälen (s. Abb. 2.5; Baron u. Jänig 1998). An diesen Stellen kommt es zu *spontanen, ektopen Entladungen* und nachfolgender Exzitation des Neurons, die sich klinisch als repetitive, spontan einschießende Schmerzen äußern (Schmerzattacken; Baron u. Jänig 1998). Durch eine deutliche Zunahme sympathoadrenerger Rezeptoren auf der verletzten Nervenfaser sowie der Einsprossung von sympathischen Nervenfasern in die Umgebung des Zellkörpers der verletzten Nervenfaser (im Spinalganglion) können die Schmerzen dem Einfluss des peripheren sympathischen Nervensystems unterliegen (*SMP, »sympathetically maintained pain«*; Baron u. Jänig 1998). Eine Aktivierung des sympathischen Nervensystems oder die lokale Gabe adrenerger Substanzen können die Schmerzen

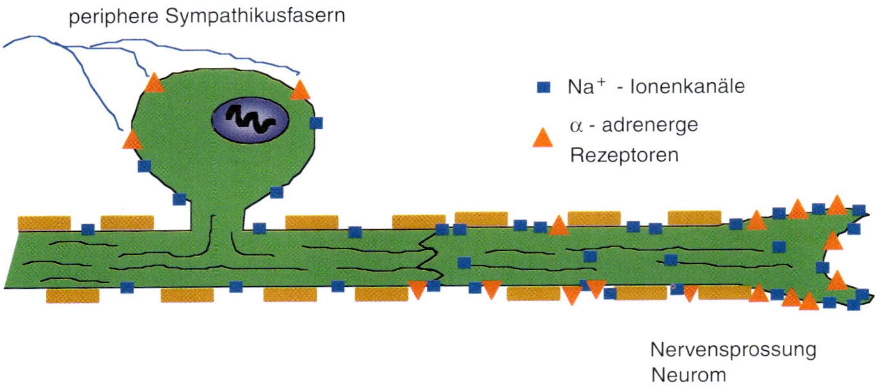

Abb. 2.5. Neuronale Konsequenzen einer peripheren Nervenläsion. Infolge einer peripheren Nervenläsion kommt es im Rahmen von Regenerationsprozessen zu einer erneuten Aussprossung von Nervenfasern, einer eventuellen Neurombildung, einer gesteigerten Neusynthese von Na^+-Ionenkanälen und α-adrenergen Rezeptoren sowie einer vermehrten sympathischen Innervation sensorischer Hinterwurzelganglien. All diese Veränderungen bewirken eine gesteigerte Erregbarkeit des geschädigten Nervenendes, die mit einer vermehrten Schmerzempfindlichkeit auch gegenüber normalen Reizen wie z.B. Berührung (Allodynie) und gelegentlich spontan einschießenden Schmerzen einhergehen

Tabelle 2.2. Neuropathischer Schmerz

Nozizeptiv	Nichtnozizeptiv	Unbekannte Ätiologie
Nozizeptiver Nervenschmerz	Deafferenzierungsschmerz	CPRS I
Nervenkompression	Dysästhesien	Symp. Reflexdystrophie
Nervenstumpfschmerz	Peripher neuropathischer Schmerz	Algodystrophie
Radikulärer Schmerz	Nervenläsionsschmerz	Sudeck-Dystrophie
Tumorbedingter Nervenschmerz	Posttraumatische Neuralgie	CRPS II
	Zentraler Schmerz	Kausalgie
	Nichtentzündlicher Schmerz	SMP?

aggravieren, während ein Sympathikusblock durch Gabe eines Lokalanästhetikums bzw. Guanethidins sie reduzieren kann. Dies trifft jedoch nur für einen Teil der Patienten zu, die an neuropathischen Schmerzen leiden. Es ist bisher noch ungeklärt, welche Bedingungen mit einer Beteiligung des sympathischen Nervensystems einhergehen (Baron u. Jänig 1998).

Neuropathischer Schmerz ist kein einheitliches Schmerzsyndrom (Tabelle 2.2), sondern es subsummiert sich unter diesem Begriff eine Vielzahl verschiedener und komplexer Schmerzformen unterschiedlicher Genese: z.B. Phantomschmerz, postherpethische Neuralgie, Trigeminusneuralgie, sympathische Reflexdystrophie, Kausalgie u. a. In einer Konsensuskonferenz wurde erst kürzlich zum Zwecke größerer Klarheit und Einheitlichkeit der Begriff *»komplexes regionales Schmerzsyndrom« (CRPS)* eingeführt (Baron u. Jänig 1998). Danach differenzieren wir zwischen *CRPS Typ I*, das nach einem traumatischen Ereignis auftritt (z.B. Reflexdystrophie, Sudeck-Atrophie), und *CRPS Typ II*, das nach Nervenläsionen entstehen kann (z. B. Kausalgie; Baron u. Jänig 1998). Eine Beteiligung des sympathischen Nervensystems muss in jedem dieser Fälle individuell untersucht werden.

Sowohl der Entzündungsschmerz als auch der neuropathische Schmerz resultieren in einer Sensitivierung, d.h. einer Erniedrigung der Reizschwelle, peripherer Nozizeptoren und nachfolgend einer repetitiven Entladung von Aktionspotentialen, die über zentralwärts gerichtete Nervenfasern zum Hinterhorn des Rückenmarks weitergeleitet werden.

3 Zentrale Mechanismen

M. Schäfer

3.1 Transmission: zentrale Fortleitung von Schmerzimpulsen

Die aus der Peripherie kommenden sensorischen Nervenfasern enden zentral im Hinterhorn des Rückenmarks, wo die eintreffenden elektrischen Impulse durch synaptische Übertragung auf ein zweites sensorisches Neuron übergeleitet werden (Transmission; Woolfe u. Salter 2000; s. Abb. 1.2). Die Lokalisation der zentralen Nervenendigungen im Hinterhorn ist in Abhängigkeit von ihrer Funktion (z. B. nozizeptiv oder mechanosensitiv) und von dem jeweiligen rezeptiven Feld auf der Körperoberfläche bestimmten Zonen zugeordnet. Basierend auf den Erkenntnissen des Neuroanatomen Rexed wird das Hinterhorn in 5 solcher Zonen (Rexed-Zonen) eingeteilt (Abb. 3.1).

Neurone, die die nozizeptive Information weiterleiten (C- und A-delta-Nervenfasern), enden hauptsächlich in den Zonen I, II und V. Neurone (A-beta-Nervenfasern), die Druck und Berührung weiterleiten, enden hauptsächlich in den Zonen IV und V (s. Abb. 3.1). Zahlreiche Interneurone, die hauptsächlich die verschiedenen afferenten und efferenten Neurone zu einem Netzwerk verschalten, befinden sich in den Zonen II und III (s. Abb. 3.1). Das nachgeschaltete Hinterhornneuron kann entweder ein »nozizeptiv-spezifisches«, *»wide dynamic range« (WDR-Neuron)* oder ein Interneuron sein. Während das erste Neuron hauptsächlich nozizeptive Schmerzimpulse weiterleitet, übermittelt das zweite Impulse sowohl von nozizeptiven (A-delta, C) als auch von nichtnozizeptiven (A-beta) Nervenfasern. Das dritte gibt Impulse entweder verstärkt als exzitatorisches oder abgeschwächt als inhibito-

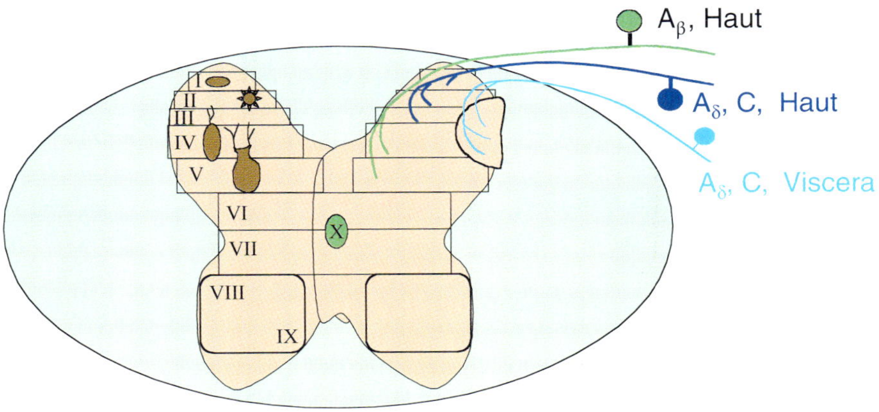

Abb. 3.1. Übertragung der Schmerzimpulse von peripheren auf zentrale sensorische Neurone in den Rexed-Zonen des Rückenmarks. Hereinkommende A-beta-Nervenfasern enden in den Rexed-Zonen IV und V. C- und A-delta-Nervenfasern enden in den Rexed-Zonen I, II und V. Hier werden die Schmerzimpulse synaptisch auf zentrale sensorische Hinterhornneurone (wie z. B. die »wide-dynamic range« Neurone) umgeschaltet. (Modifiziert nach Handwerker 1998)

risches Interneuron weiter. Auffällig ist, dass die Anzahl nachgeschalteter Neurone deutlich geringer ist als die Anzahl der aus der Peripherie eintreffenden Afferenzen (*Konvergenz*; Woolfe u. Salter 2000). Daraus wird erkenntlich, dass eine wesentliche Funktion des zweiten sensorischen Neurons die Extraktion und Integration sensorischer Informationen ist. Exemplarisch hierfür sind die »wide dynamic range« Neurone, bei denen Impulse sowohl von C- (Nozizeptoren) als auch von A-beta-Nervenfasern (Mechanorezeptoren) konvergieren (Woolfe u. Salter 2000). Diese Konvergenz führt zu einer Zusammenlegung von zahlreichen kleineren rezeptiven Feldern, z. B. der Haut, zu einem größeren rezeptiven Feld. Ein anschauliches Beispiel zeigt uns die Konvergenz von Reizen aus tieferen Körpergeweben (z. B. innere Organe) und der oberflächlichen Haut. Der bei einer Myokardischämie auftretende Schmerz (Angina pectoris) projiziert sich in die obere linke Körperhälfte und die Innenseite des linken Oberarms. Solche Projektionsfelder innerer Organe auf die Hautoberfläche werden auch *»Head-Zonen«* genannt. Ähnlich wie bei den peripheren Nervenendigungen, nur auf einer hierarchisch höheren Ebene, korreliert die Intensität der Schmerzempfindung mit der Entladungsfrequenz und der Anzahl der aktivierten WDR-Neurone. Zusätzlich zu den afferenten Nervenfasern aus der Peripherie treffen im Hinterhorn auch absteigende (*deszendierende Nervenbahnen*) Nervenfasern aus höheren Hirnregionen (Stammhirn) ein (Fields 2000). Sie bewirken über eine Modulation der synaptischen Übertragung hauptsächlich einen hemmenden Einfluss auf die Transmission schmerzhafter Impulse. Durch das komplexe Zusammenspiel all dieser verschiedenen Neurone ist das Hinterhorn des Rückenmarks eine wichtige *Relaisstation*, bei der die synaptische Übertragung eines schmerzhaften Impulses abhängig vom Kontext (d. h. gleichzeitige äußere Einflüsse) des jeweiligen Reizes moduliert wird (»Gate-control« nach Melzack u. Wall). Der Bergriff des *»Gate-control«* wird heutzutage nicht mehr in seiner historischen Form, sondern als Veranschaulichung des Phänomens begriffen, dass im Rückenmark eintreffende Schmerzimpulse in vielfältiger Weise der Regulation (neuronale Plastizität) unterworfen sind. Aus der Summe all dieser Regulationsmechanismen ergibt sich eine *»zentrale Schmerzschwelle«*, die überschritten werden muss, damit ein Schmerzimpuls fortgeleitet (gebahnt) wird.

3.2 Synaptische Übertragung

Die elektrochemische Übertragung des Schmerzimpulses vom ersten auf das zweite sensorische Neuron erfolgt am synaptischen Spalt zwischen beiden Neuronen (Abb. 3.2). Er löst eine Freisetzung von Überträgerstoffen (*Neurotransmitter*) und *Neuropeptiden* aus, die korrespondierende Rezeptoren prä- und/oder postsynaptisch aktivieren (Woolfe u. Salter 2000). Wie wirkungsvoll die synaptische Übertragung erfolgt, hängt von der Art und Anzahl freigesetzter Neurotransmitter, der Dichte und Identität prä- und postsynaptischer Rezeptoren, der Kopplung dieser Rezeptoren an intrazelluläre Botenstoffe und dem Abbau bzw. Abtransport synaptischer Neurotransmitter ab. Die für eine Erregung wichtigsten Neurotransmitter sind die exzitatorischen Aminosäuren *Aspartat* und *Glutamat* (s. Abb. 3.2; Woolfe u. Salter 2000). Für die Dauer von Millisekunden bis Sekunden werden diese in den synaptischen Spalt freigesetzt und aktivieren postsynaptische Na^+- und Ca^{2+}-Ionenkanäle (z. B. *AMPA- und NMDA-Rezeptoren;* Woolfe u. Salter 2000). Studien belegen, dass Erregungen nozizeptiver und nichtnozizeptiver Neurone über eine postsynaptische Aktivierung des AMPA-Rezeptors vermittelt werden (Woolfe u. Salter 2000). Die Antagonisierung dieser Rezeptoren hemmt die Erregungsübertragung von C-Nervenfasern auf Hinterhornneurone. NMDA-Rezeptoren sind erst in einem zweiten Schritt an einer Verstärkung dieser Übertragung beteiligt (Woolfe u. Salter 2000). Voraussetzung für ihre Aktivierung ist eine wiederholte Stimulation sensorischer Hinterhornneurone aufgrund eines andauernden Reizes (z. B. Entzün-

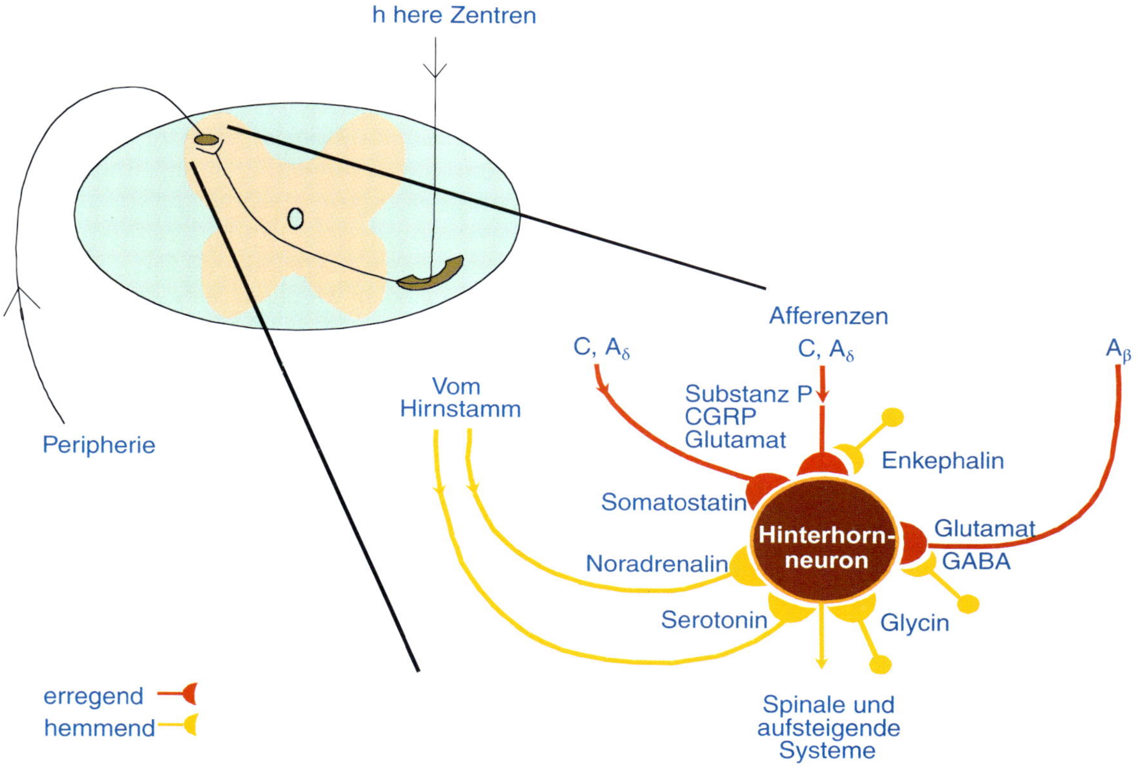

Abb. 3.2. Synaptische Übertragung im Hinterhorn. Das Hinterhornneuron ist zentrale Relaisstation für die Verarbeitung aller im Hinterhorn eintreffenden Neurone. Hier laufen aus der Peripherie kommende Nervenfasern mit aus dem Hirnstamm deszendierenden Nervenfasern und mit segmentalen Interneuronen zusammen. Man unterscheidet erregende (*rot*) von hemmenden (*gelb*) Nervenfasern. Exzitatorische Aminosäuren (wie Aspartat und Glutamat) übertragen den aus der Peripherie eintreffenden Schmerzimpuls auf das nachgeschaltete Hinterhornneuron. Neuropeptide (wie Substanz P und CGRP) unterhalten die schmerzhafte Fortleitung. Sowohl Interneurone (über GABA) als auch aus dem Hirnstamm deszendierende Nervenfasern (über Serotonin und Noradrenalin) können diese Weiterleitung hemmen. Die Summe aller erregenden wie hemmenden Einflüsse entscheidet über die Fortleitung des Schmerzimpulses über zentrale Nervenbahnen zu höheren Schmerzzentren

dungsschmerz; Woolfe u. Salter 2000). Neuropeptide (z.B. Substanz P, CGRP) werden für die Dauer von Sekunden aus den afferenten Neuronen freigesetzt und aktivieren korrespondierende Rezeptoren (*Neurokininrezeptoren*) auf prä-, postsynaptischen oder auch entfernter gelegenen Zellmembranen (s. Abb. 3.2; Woolfe u. Salter 2000). Dies führt zu einer lang anhaltenden Erregung der Hinterneurone. Während durch die exzitatorischen Aminosäuren Informationen über Lokalisation, Intensität und Dauer (spezifische Schmerzqualitäten) übertragen werden, dienen freigesetzte Neuropeptide eher der räumlichen und zeitlichen Bahnung des schmerzhaften Impulses (Überwindung der zentralen Schmerzschwelle). Eine Stimulation der Hinterhornneurone bewirkt über einen Anstieg der intrazellulären Ca^{2+}-Konzentration und eine Phosphorylierung intrazellulärer Proteine eine veränderte Genexpression. Das *c-Fos-Gen*, das in Folge eines schmerzhaften Reizes sehr früh (2–6 Stunden) aktiviert wird, führt zu einem Anstieg der c-Fos-Konzentration der Hinterhornneurone in Abhängigkeit von der Intensität dieses Reizes (Woolfe u.

Salter 2000). Entsprechend findet man eine höhere Dichte an c-Fos in den Rexed-Zonen I und V, wo eine vermehrte synaptische Umschaltung auf Hinterhornneurone erfolgt. c-Fos zeigt also in indirekter Weise den Aktivierungsgrad sensorischer Neurone an.

3.3 Zentrale Sensitivierung

Befindet sich das Hinterhorn des Rückenmarks in einem normalen Zustand, so führt ein Reiz niedriger Intensität (Druck, Berührung) über A-beta-Nervenfasern zu einer nichtschmerzhaften und ein Reiz großer Intensität (Trauma) über A-delta- und C-Nervenfasern zu einer schmerzhaften Wahrnehmung (Woolfe u. Salter 2000). Hereinkommende Schmerzimpulse (C-Fasern) können jedoch in Folge einer gleichzeitigen Aktivierung von segmentalen A-beta- oder deszendierenden Nervenfasern unterdrückt werden, was vor allem in Situationen größten Stresses (z. B. Marathonläufer), anschaulich wird (*»Gate control«* nach Melzack u. Wall). Diese sehr wirksamen segmentalen und/oder deszendierenden Inhibitionsmechanismen tragen wesentlich zu den analgetischen Wirkungen bei, die z. B. durch transkutane elektrische Nervenstimulation (TENS), Akupunktur u. a. verursacht werden (Fields 2000).

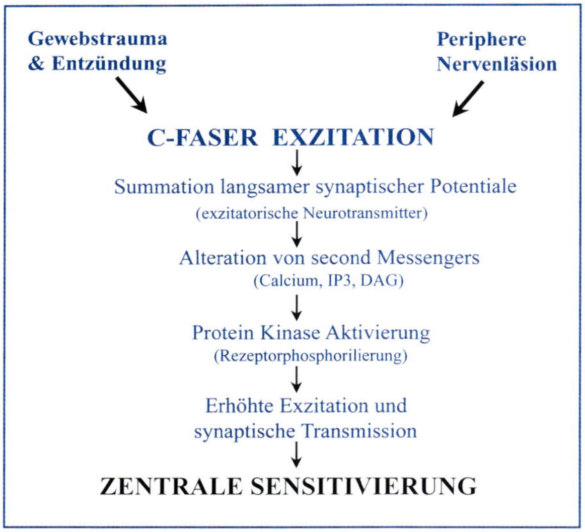
Gewebstrauma & Entzündung
Periphere Nervenläsion
C-FASER EXZITATION
Summation langsamer synaptischer Potentiale
(exzitatorische Neurotransmitter)
Alteration von second Messengers
(Calcium, IP3, DAG)
Protein Kinase Aktivierung
(Rezeptorphosphorilierung)
Erhöhte Exzitation und synaptische Transmission
ZENTRALE SENSITIVIERUNG

Abb. 3.3. Zentrale Sensitivierung. Wiederholte Exzitation von C-Nervenfasern führt im nachgeschalteten sensorischen Hinterhornneuron durch Summation langsamer synaptischer Potentiale über eine Aktivierung von NMDA-Rezeptoren zu einer langanhaltenden Erregung. Dies bewirkt durch eine Aktivierung intrazellulärer Signalmoleküle, wie z. B. Proteinkinasen, eine gesteigerte Erregbarkeit und vermehrte synaptische Transmission, was letztlich in einer zentralen Sensitivierung resultiert (modifiziert n. Woolfe 1993)

Befindet sich das Hinterhorn des Rückenmarks jedoch in einem Erregungszustand, z. B. aufgrund eines andauernden Entzündungsschmerzes, so bewirkt die repetitive Stimulation über hereinkommende C-Nervenfasern eine verstärkte Erregung der WDR-Neurone (Abb. 3.3; Woolfe u. Salter 2000). Diese gesteigerte Aktivität der WDR-Neurone (*»wind-up«*) geht klinisch mit einer Zunahme der Schmerzen einher (Woolfe u. Salter 2000). Das Auftreten des »Wind-up-Phänomens« hängt stark vom Erregungszustand des Hinterhorns ab. Unter dem hemmenden Einfluss deszendierender Bahnen kommt es nicht dazu. »Wind-up« ist durch die andauernde synaptische Freisetzung exzitatorischer Neurotransmitter, die dadurch bewirkte andauernde Erregung der postsynaptischen Zellmembran und letztlich die Aktivierung von NMDA-Rezeptoren zu erklären (Woolfe u. Salter 2000). Aktivierte NMDA-Rezeptoren führen über einen intrazellulären Einstrom von Ca^{2+}-Ionen und eine Phosphorylierung intrazellulärer Proteine zu einer veränderten Genexpression. Als Folge werden die Funktion und die Synthese intrazellulärer Proteine moduliert. All diese »plastischen« Veränderungen (*Neuroplastizität*) nachgeschalteter sensorischer Neurone überführen das Hinterhorn von einem ruhenden in einen aktivierten Zustand (*zentrale Sensitivierung*; s. Abb. 3.3; Woolfe u. Salter 2000). Diese Sensitivierung des Hinterhorns wird durch in den synaptischen Spalt freigesetzte Neuropeptide (Substanz P, CGRP), Prostaglandine und andere Substanzen unterstützt und aufrechterhalten. Wissenschaftliche Untersuchungen konnten zeigen, dass eine Blockierung der NMDA oder Neurokininrezeptoren zu einer Aufhebung des

»wind-up« führt (Woolfe u. Salter 2000). Trifft nun ein Reiz niedriger Intensität (Druck, Berührung) über A-beta-Nervenfasern auf das sensitivierte Hinterhorn, so löst er eine schmerzhafte Wahrnehmung aus (*mechanische Allodynie*), während ein Reiz hoher Intensität (Trauma) eine verstärkte Schmerzwahrnehmung (*Hyperalgesie*) bewirkt. Nach erfolgter Sensitivierung kann es auch unabhängig von hereinkommenden Impulsen aus der Peripherie spontan zu Entladungen nachgeschalteter sensitivierter Neurone kommen. Man spricht von der Ausbildung eines »*Schmerzgedächtnisses*«, was den drohenden Übergang vom akuten in den chronischen Schmerz andeutet (Woolfe u. Salter 2000).

Die Aktivierung der WDR-Neurone bewirkt eine Vergrößerung rezeptiver Felder. Aus dem verletzten Gewebe eintreffende Schmerzreize werden über die erregten WDR-Neurone weitergeleitet und als Schmerz wahrgenommen (Hyperalgesie; Woolfe u. Salter 2000). Nichtschmerzhafte Reize (z. B. Berührung) aus einer dem verletzten Gewebe unmittelbar benachbarten Zone treffen über A-beta-Nervenfasern auf aktivierte WDR-Neurone. Dies wird plötzlich auch als Schmerz wahrgenommen (Allodynie), d. h. die ursprünglich kleinere Zone primärer Hyperalgesie hat sich um die Zone sekundärer Hyperalgesie (Allodynie) erweitert und damit auch das rezeptive Feld der WDR-Neurone (Woolfe u. Salter 2000).

Nach peripherer Nervenläsion (z. B. C-Nervenfasern) kommt es ähnlich wie am peripheren auch am zentralen Nervenende im Hinterhorn zu entsprechenden Veränderungen (Baron u. Jänig 1998). Durch den Zelluntergang nozizeptiver Neurone kommt es zunächst zu einem reduzierten Einfluss von exzitatorischen Neurotransmittern und Neuropeptiden am synaptischen Spalt (Baron u. Jänig 1998). Die Weiterleitung schmerzhafter Impulse kann also erschwert sein (Hypoalgesie). Gleichzeitig führen Neurone mit erhöhter Dichte an Na^+-Ionenkanälen und adrenergen Rezeptoren zu einem gesteigerten sensorischen Input (Baron u. Jänig 1998). An dem Ort der untergegangenen Neurone kommt es zu trophischen Veränderungen. Unter dem Einfluss verschiedener Wachstumsfaktoren (NGF, BDNF u.a.) sprossen benachbarte Nervenfasern – vor allem A-beta- und sympathische Nervenfasern – in das entsprechende Gebiet ein (Woolfe u. Salter 2000). A-beta-Nervenfasern, die normalerweise in den Rexed-Zonen III–V enden, erhalten jetzt auch Kontakt zu Neuronen in den Rexed-Zonen I und II (Woolfe u. Salter 2000). Dies führt zu zahlreichen neuen synaptischen Kontakten mit nachgeschalteten Neuronen und bewirkt sowohl eine Verstärkung des sensorischen Inputs (zeitliche und räumliche Bahnung) als auch einen verstärkten Einfluss des sympathischen Nervensystems. All dies resultiert in einer zentralen Sensitivierung des Hinterhorns (Woolfe u. Salter 2000).

4 Höhere Zentren

M. Schäfer

4.1 Perzeption: subkortikale und kortikale Schmerzzentren

Lange hielt der Glaube der Wissenschaftler und die Suche danach an, dass es im zentralen Nervensystem nur ein einziges Zentrum gibt, das für die Wahrnehmung (Perzeption) des Schmerzes verantwortlich ist. Descartes z.B. vermutete ein solches Schmerzzentrum in der Zwirbeldrüse. Wir wissen heute, dass es nicht nur ein, sondern viele verschiedene Hirnzentren gibt, die für die bewusste Wahrnehmung des Schmerzes verantwortlich sind. Die nozizeptiven Neurone des Hinterhorns kreuzen über die vordere Kommissur die Mittellinie des Rückenmarks und steigen im *Vorderseitenstrang* zu höheren schmerzverarbeitenden Zentren (z.B. Thalamus) auf (s. Abb. 4.1). Grob unterscheiden wir ein laterales von einem medialen System schmerzleitender Nervenbahnen. Das *laterale System* besteht aus Nervenbahnen, die die Schmerzinformation zahlreicher A-delta- und zum Teil auch C-Nervenfasern aus den Rexed-Zonen I, II und V zum *lateralen Thalamus* führen und dann über synaptische Umschaltung auf ein drittes sensorisches Neuron zum *somatosensorischen Kortex* weiterleiten. Die strikte somatotopische Gliederung dieses Bahnsystems findet sich im *Homunkulus* (Zonen der Körperoberfläche sind in der sensorischen Großhirnrinde repräsentiert) des somatosensorischen Kortex wieder (*Hirnregionen S I und S II*) (s. Abb. 4.2). Interessanterweise sind Orte mit hoher Dichte an Nozizeptoren (Hände, Füße) wesentlich größer im Homunkulus repräsentiert als Orte mit niedriger Dichte (Oberarm, Oberschenkel). Das laterale System dient also der Lokalisation und Differenzierung von Schmerzreizen. Das *mediale System* rekrutiert sich hauptsächlich aus den C-Nervenfasern der Rexed-Zonen I und II und zieht in den medialen Thalamusbereich sowie in die Formatio reticularis des Mittelhirns. Es ist nicht somatotopisch gegliedert und steht in Verbindung mit dem Hypothalamus und dem limbischen System. Diese Nervenbahnen dienen vor allem der emotionalen Verarbeitung von Schmerzreizen. Im *Hinterstrang* werden die Impulse für propiozeptive (Raum-, Bewegungsempfinden) und taktile Reize (Druck- und Berührungsempfinden), die aus der Peripherie über A-alpha- bzw. A-beta-Nervenfasern das Hinterhorn erreichen, zum ventrobasalen Teil des kontralateralen Thalamus weitergeleitet (s. Abb. 4.1). Nach Umschaltung auf ein drittes sensorisches Neuron erreichen die Impulse den somatosensorischen Kortex. Auch diese Leitungsbahnen unterliegen einer strikten somatotopischen Gliederung, die im Kortex repräsentiert wird (Abb. 4.1). Zusammenfassend lässt sich sagen, dass alle wichtigen sensorischen Nervenbahnen im Thalamus enden oder synaptisch umgeschaltet werden. Der *Thalamus* wird daher auch als *»Tor zum Bewusstsein«* bezeichnet. Weitere ZNS-Kerne wie die Hypophyse, das limbische System und die Stammhirnkerne sowie der präfrontale Kortex stehen mit ihm in enger Verbindung, wodurch es zu ersten Kontakten zwischen somatosensorischen und emotional-affektiven Komponenten des Schmerzes kommt. Dies zusammen mit einer ähnlich wie im Kortex vorhandenen somatotopischen Gliederung deuten auf eine erste, jedoch unvollständige Perzeption hin. Nach Eintreffen der schmerzhaften Impulse im somatosensorischen Kortex (Hirnregionen S I und S II) werden sie in Verbindung mit zahlreichen assoziativen Bahnen aus dem präfrontalen Kortex als eigentliches Schmerzerlebnis wahrgenommen (*Perzeption*), d.h. die akute Schmerzempfindung wird bezüglich der Qualität und Differenzierung nach Zeit, Raum und Intensität im Vergleich zu früheren Schmerzerlebnissen beurteilt. In diesem Sinne gibt die IASP-Definition des Schmerzes nach Mersky das Schmerzerleben des Menschen als sensorische, aber auch emotionale und verhaltensbestimmte Wahrnehmung adäquat wieder. Entsprechend versucht ein in der Praxis vielfach

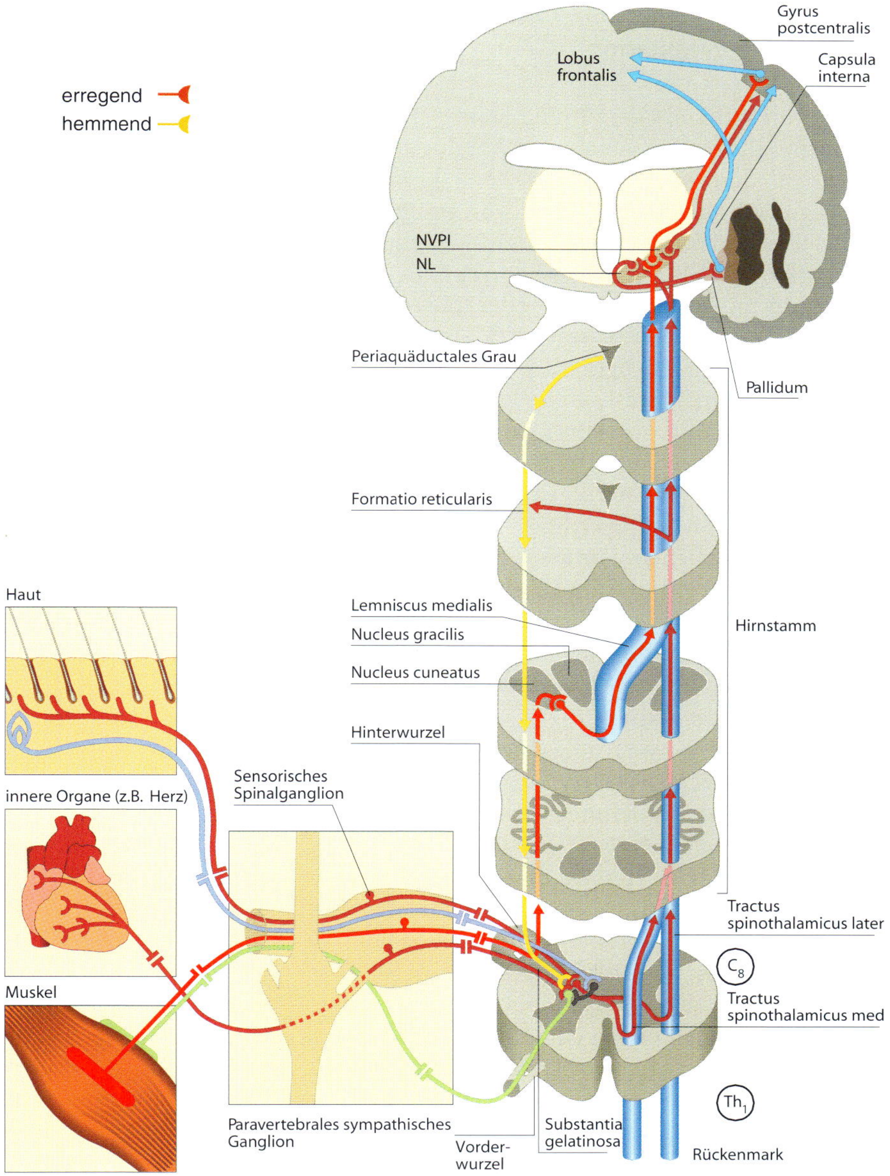

Abb. 4.1. Schmerzbahnen vom peripheren Nervenende zu subkortikalen und kortikalen Zentren

angewendeter Schmerzfragebogen, der *McGuill-Pain-Questionnaire* (MPQ), herauszufinden, welche von den drei Komponenten des Schmerzerlebnisses, die sensorische, die affektive oder die evaluative Komponente, in dem jeweilig individuellen Fall des Patienten im Vordergrund steht.

4.2 Neuroplastizität der kortikalen Schmerzrepräsentation

Neueste bildgebende Verfahren haben es in letzter Zeit ermöglicht, ein genaueres Abbild der Vorgänge in den subkortikalen und kortikalen Hirnregionen zu erhalten. Dabei werden entweder die elektrische Aktivität der Schmerzbahnen bzw. Hirnregionen (EEG, SEP), regionale Durchblutungsänderungen (PET-Scan) oder regional unterschiedliche Sauerstoffkonzentrationen (fMRI) als Ausdruck der Hirnaktivität evaluiert. Untersuchungsergebnisse unter Ruhebedingungen werden von denen unter bestimmten Reizsituationen (z.B. lokalisierter Hitzereiz) subtrahiert und dadurch Aktivitätsmuster bestimmter Hirnareale, die spezifisch für den jeweiligen Reiz sind, erhalten. Im Wesentlichen konnten die weiter oben beschriebenen Veränderungen einer Aktivierung des somatosensorischen Kortex (Hirnregionen S I und S II) und des limbischen Systems als Folge bestimmter Schmerzreize bestätigt werden. Darüber hinaus haben diese Verfahren neue Erkenntnisse über neuroplastische Veränderungen im somatosensorischen Kortex infolge chronisch andauernder Schmerzen (z.B. Phantomschmerz) gewonnen (Flor et al. 1995).

Ebenso wie in Peripherie und Hinterhorn des Rückenmarks kann es bei persistierendem Schmerz auch im Thalamus und Kortex zu *neuroplastischen Veränderungen* kommen (Flor et al. 1995). Dies wurde besonders gut an Patienten nach Amputation einer Gliedmaße untersucht (Abb. 4.2). Es konnte mittels bildgebender Verfahren (z.B. fMRI, PET) gezeigt werden, dass es infolge der Amputation und der typischen Veränderungen nach einer Durchtrennung peripherer Nerven (s. oben) zu Verschiebungen in der kortikalen Repräsentation bestimmter Areale der Körperoberfläche kommt (Flor et al. 1995). Zum Beispiel zeigte sich in Patienten mit einer Armamputation in der Hirnhälfte des amputierten Armes die kortikale Repräsentation der Lippe in unmittelbarer Nähe des Kleinfingers, d.h. 2–4 cm entfernt von dem zu erwartenden Hirnareal (s. Abb. 4.2). Werden die sensorischen Wahrnehmungen aus dem Amputationsstumpf mit einem Lokalanästhetikum (axilläre Plexusblockade) geblockt, so kommt es zu einer Rückverlagerung der Repräsentation der Lippe an das zu erwartende Hirnareal. Schmerzen führen also auch auf kortikaler Ebene zu anhaltenden neuroplastischen Veränderungen, die sich in einer Verschiebung der somatotopisch organisierten Repräsentation der Körperoberfläche im Gehirn äußern (Flor et al. 1995). Die Bedeutung dieser Phänomene für den Verlauf und die Therapie chronisch Schmerzkranker beginnt man erst jetzt langsam zu verstehen.

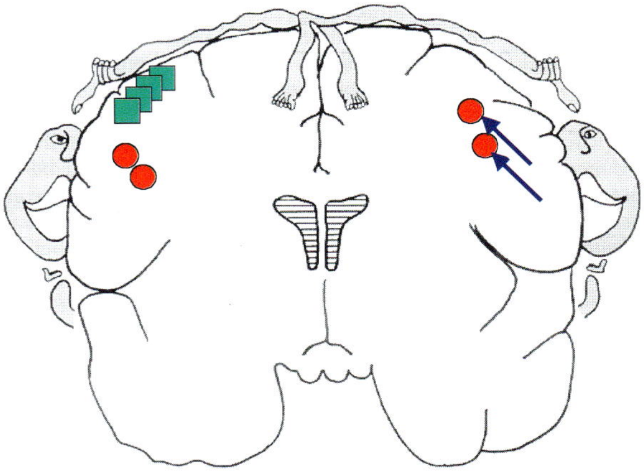

Abb. 4.2. Verschiebungen der kortikalen Repräsentation sensorischer Wahrnehmungen bei Phantomschmerzpatienten. In der Hemisphäre der gesunden Seite (*links*) liegen die kortikalen Repräsentationen der Hand (*grün*) und Lippe (*rot*) eng beieinander. Im somatosensorischen Kortex der amputierten Seite (z.B. Unterarm, *rechts*) fällt das Repräsentationsareal des amputierten Unterarms weg und wird von dem Repräsentationsareal der Lippe neu besetzt. Es kommt zu einer Verschiebung der Repräsentation der Lippe in das Areal des Unterarms (Pfeile). (Modifiziert nach Flor et al. 1995)

5 Kontrollmechanismen des Schmerzes

M. Schäfer

5.1 Zentrale Kontrollmechanismen

Wie schon an einigen Stellen bemerkt, führen Transduktion und Transmission nicht unwiderruflich zur Perzeption eines Schmerzreizes, sondern sind auf kortikaler, subkortikaler, spinaler und peripherer Ebene in mannigfaltiger Weise der Modulation ausgesetzt. Das relativ einfache Prinzip des »Glockenzugs« von Descartes, bei dem der Schmerzreiz dem Zug an der Glocke und die Schmerzwahrnehmung im Gehirn dem direkt folgenden »Läuten der Glocke« entspricht (s. Abb. 1.1), gilt so nicht mehr. Schmerzempfindung, -weiterleitung und -wahrnehmung sind weitaus komplexer und ständig der Modulation unterworfen.

Im Unterschied zu den bisher hauptsächlich angesprochenen, exzitatorischen Mechanismen, die eine Verstärkung der Schmerzwahrnehmung bewirken, möchten wir an dieser Stelle auch auf inhibitorische Kontrollmechanismen eingehen, die zu einer Reduktion der Schmerzwahrnehmung führen können. Eine der ersten Beschreibungen solcher Kontrollmechanismen untersuchte den hemmenden Einfluss von A-beta-Nervenfasern (Druck, Berührung), deren Erregung zur gleichen Zeit und im selben Segment wie die hereinkommender schmerzleitender C-Nervenfasern eintrifft. Dadurch dass beide Nervenfasern auf ein und demselben WDR-Neuron konvergieren, können sie sich gegenseitig in ihrer Fortleitung hemmen (s. Abb. 3.2). Dieses Phänomen der *segmentalen Schmerzhemmung* wurde erstmals von Melzack u. Wall als sogenanntes »gate control« beschrieben. Das heißt, nur unter bestimmten Bedingungen wird der Schmerzreiz durch das »Tor« zu höheren Schmerzzentren durchgelassen.

Dies wird therapeutisch bei der transkutanen Nervenstimulation (*TENS*) ausgenutzt. Aber auch andere segmentale Neurone, die *Interneurone*, üben mittels ihrer inhibitorischen Synapsen (*GABA* als inhibitorischer Neurotransmitter) einen hemmenden Einfluss aus. Ein weiteres inhibitorisches System sind die aus den Kerngebieten des Stammhirns (wie zentrales Höhlengrau, Nucleus raphe magnus und Locus coeruleus) herkommenden *deszendierenden Nervenbahnen* (s. Abb. 3.2; Fields 2000). Sie nehmen über zahlreiche synaptische Kontakte mit den Neuronen des Hinterhorns (Rexed-Zonen I, IV und V) auf die Schmerzleitung des Rückenmarks Einfluss (Fields 2000). *Serotonin* und *Noradrenalin* werden als inhibitorische Neurotransmitter freigesetzt und wirken auf prä- und/oder postsynaptische Rezeptoren des afferenten Neurons ein. Bei körpereigenen Mechanismen wie Stress sowie der elektrischen Stimulation der entsprechenden Kerngebiete des Stammhirns werden diese deszendierenden inhibitorischen Nervenbahnen aktiviert.

Das wirksamste schmerzhemmende System ist jedoch das körpereigene Opioidsystem. *Opioidrezeptoren* befinden sich auf allen Ebenen schmerzleitender Nervenbahnen (Fields 2000). Sie sind im Kortex, im Hypothalamus, im limbischen System, in Kerngebieten des Stammhirns, prä- und postsynaptisch im Hinterhorn des Rückenmarks und auf den peripheren sensorischen Nervenendigungen vorhanden (Fields 2000). Drei verschiedene Opioidrezeptoren, μ-, δ- und κ-Opioidrezeptoren, werden unterschieden.

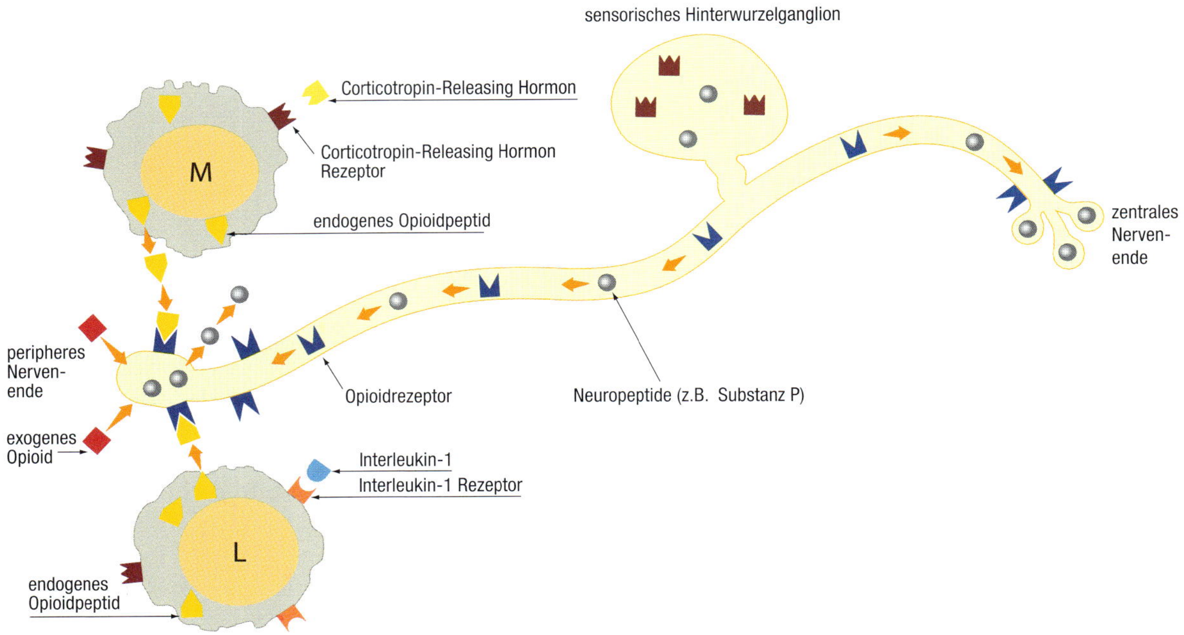

Abb. 5.1. Schematische Darstellung der Interaktion exogener und endogener Opioide mit Opioidrezeptoren auf peripheren sensorischen Nervenendigungen. Opioidrezeptoren werden in den Zellkörpern peripher sensorischer Nervenfasern, die sich in den Hinterwurzelganglien (»dorsal root ganglion«) befinden, synthetisiert und axonal zum zentralen und peripheren Nervenende transportiert. Die Gabe von Opioiden (wie z.B. Morphin) in das lokale Gewebe führt zu einer Aktivierung dieser Rezeptoren und damit zu einer Hemmung der Schmerzentstehung und -fortleitung. Körpereigene Liganden dieser peripheren Opioidrezeptoren, die Opioidpeptide (»Endorphine«), werden in eingewanderten Immunzellen des geschädigten Gewebes synthetisiert und bei entsprechenden Reizen (»Releasing-Faktoren« wie z.B. »Corticotropin-releasing factor« oder Stress) in das umgebende Milieu freigesetzt, wo sie – ähnlich wie Morphin – durch die Aktivierung peripherer Opioidrezeptoren die Schmerzreize hemmen. (modifiziert aus Stein 1995)

Der *μ-Opioidrezeptor* hat für die Analgesie und viele der zentralen (Sedierung, Atemstillstand, Euphorie u.a.) wie peripheren (Obstipation) Nebenwirkungen die größte Bedeutung. Wichtigste Wirksubstanz für den μ-Opioidrezeptor ist das Morphin, ein Alkaloid aus der Schlafmohnpflanze. Seit seiner Entdeckung als wirksamstes Schmerzmittel – auch bei stärksten Schmerzen (z.B. Tumorschmerzen) – durch Sertüner im Jahre 1803 hat es sich in seiner Bedeutung für die Schmerztherapie gehalten. Im *Hinterhorn* des Rückenmarks befinden sich endogene (körpereigene) *Opioidpeptide*, die unter pathologischen Bedingungen, wie z. B. einer lokalen Entzündung, in ihrer Konzentration hochreguliert werden. Durch ihre Einwirkung auf die prä- und postsynaptischen Opioidrezeptoren des Hinterhorns bewirken sie eine effektive Unterdrückung der Schmerzfortleitung ähnlich wie die intrathekale Opioidgabe (z.B. Morphin) im Rahmen einer Spinal- oder Epiduralanästhesie.

5.2 Periphere Kontrollmechanismen

Neuere Erkenntnisse zeigen, dass sich Opioidrezeptoren nicht nur im zentralen Nervensystem, sondern auch auf *peripheren sensorischen Nerven-*

endigungen (meist C-Nervenfasern) befinden (Abb. 5.1; Stein 1995). Ihre Anzahl wird unter schmerzhaften Entzündungsbedingungen ähnlich wie auf den zentralen Nervenendigungen im Rückenmark hochreguliert (Stein 1995). Es kommt zu einem vermehrten axonalen Transport von Opioidrezeptoren aus dem Zellkörper in die peripheren Nervenendigungen nozizeptiver C-Nervenfasern (s. Abb. 5.1; Stein 1995). In Übereinstimmung damit bewirkt die lokale Gabe von Morphin eine klinisch relevante Inhibition des Schmerzes am Ort seiner Entstehung (Schäfer 1999). Ähnlich wie Lokalanästhetika können also auch Opioide Schmerzen noch vor ihrem Eintreffen im Hinterhorn des Rückenmarks wirkungsvoll inhibieren. Opioidpeptide sind in unmittelbarer Nähe peripherer Opioidrezeptoren nachgewiesen worden (Stein 1995). Sie werden von bestimmten Immunzellen, die nach einem lokalen Entzündungsreiz gezielt in das traumatisierte Gewebe einwandern, synthetisiert und unter bestimmten Bedingungen (wie z. B. Stress) in das umgebende Gewebe freigesetzt (Stein 1995). Die in unmittelbarer Nähe sich befindenden peripheren Opioidrezeptoren werden in gleicher Weise wie nach einer lokalen Morphingabe aktiviert und wirken dadurch der Entstehung und Unterhaltung eines persistierenden Schmerzreizes wie bei einer Entzündung entgegen (Stein 1995). Interaktionen zwischen dem Immun- und Nervensystem können also sowohl zur Erzeugung als auch zur Kontrolle von Schmerzreizen beitragen.

6 Schmerzmodulation durch Kälte, Wärme oder elektrische Stimulation

M. Schäfer

6.1 Kälte

Hitze- und Kältebehandlungen werden häufig erfolgreich als unterstützende physikalische Maßnahmen zur Linderung von Schmerzen des Bewegungsapparates eingesetzt. Als zugrunde liegende Mechanismen müssen lokale von weiter entfernt sich ereignenden Vorgängen unterschieden werden. Lokales Kühlen hat eine direkte Wirkung auf die peripheren Nervenfasern und deren Nervenendigungen. Es bewirkt eine Senkung der Erregungsbildung und -leitfähigkeit peripherer Nerven und damit der Schmerzen. In Abhängigkeit von Temperatur und Schnelligkeit der Anpassung kann Kälte jedoch auch Schmerzen auslösen. Als weiterer Effekt lokalen Kühlens werden die regionale Durchblutung und der Metabolismus reduziert. Dabei ist zu beachten, dass eine nur oberflächliche Kühlung zu einer Kontraktion der Haut-, jedoch zu einer Dilatation der Muskelgefäße führen kann. Bei einem akutem Trauma ist die durch die Gefäßkonstriktion bedingte reduzierte Blutung und Ödembildung erwünscht. Die Kontraktion der Gefäße kann jedoch im Extremfall zu einer Mangeldurchblutung (Ischämie) des betroffenen Gewebes führen. Mittels Kältebehandlung können schmerzhafte Muskelverspannungen durchbrochen werden. Bestes Beispiel ist der Rückenschmerz, der eine Verspannung der Rückenmuskulatur, nachfolgend eine Gewebsminderdurchblutung und diese wiederum Schmerzen und erneute Verspannung bewirkt. Kälte kann diesen Teufelskreis (»circulus vitiosus«) wirksam durchbrechen. Der genaue Mechanismus ist bisher nicht geklärt. Man nimmt an, dass es zunächst zu einer Abnahme der Muskelspindelaktivität und später auch der Erregung von Muskelspindelafferenzen (A-alpha-Nervenfasern) und -efferenzen (A-gamma-Nervenfasern) kommt. Dies führt zu einer Relaxation angespannter Muskeln. Da die Muskelspindeln, die sich im Innern eines jeden Muskels befinden, am sensitivsten sind, muss die Kälte den ganzen Muskel durchdringen. Ein anderer möglicher Mechanismus, der zu einer Schmerzreduktion beitragen kann, beruht auf dem Phänomen der *»Gegenstimulation« (»Counterirritation«)*. Eine Stimulation der Kälterezeptoren der Haut kann im Hinterhorn via segmentale oder auch deszendierende inhibitorische Bahnen hereinkommende Schmerzimpulse unterdrücken.

6.2 Wärme

Ähnliche Mechanismen wie bei der Kältebehandlung werden auch bei der Wärmebehandlung diskutiert. Als Folgen lokaler Wärmebehandlung kommt es zu einer veränderten Nervenerregbarkeit, einer Gefäßdilatation mit vermehrter Durchblutung und einer erhöhten regionalen Stoffwechselaktivität. Diese Vorgänge mögen erwünscht sein, wie z.B. bei der Behandlung der arthritischen Morgensteifigkeit, sind jedoch unerwünscht z.B. bei der Behandlung eines lokalen Entzündungsschmerzes. Erfasst die Erwärmung nur die oberflächliche Haut, so kommt es zur Dilatation der Haut-, gleichzeitig jedoch zur

Kontraktion der Muskelgefäße. Durch eine lokale Wärmebehandlung wird als Reflexantwort eine Relaxation der Skelett-, aber auch der glatten Muskulatur des Magen-Darm-Traktes ausgelöst. Die Intensität dieser Reflexantwort steht in direktem Verhältnis zu dem Ausmaß und der Dauer der Temperaturerhöhung. Der genaue Mechanismus der Muskelrelaxation ist noch ungeklärt. Man nimmt jedoch ähnliche Mechanismen wie bei der Kältebehandlung an. Es gibt einige Hinweise für eine verringerte Aktivität von Muskelfaserefferenzen (A-gamma-Nervenfasern) nach lokaler Hauterwärmung. Ebenso wenig wie bei der Kältebehandlung kann auch bei der Wärmebehandlung das Phänomen der »Gegenstimulation« (»Counterirritation«) als eine der möglichen Ursachen der Schmerzreduktion ausgeschlossen werden.

6.3 Elektrische Stimulation

Die Modulation der ins Rückenmark eintreffenden Schmerzimpulse durch gleichzeitig eintreffende elektrische Impulse aus anderen Nervenfasern (»*gate control*«) – seien es segmentale A-beta- oder deszendierende Nervenfasern des Stammhirns – bildete die Grundlage für die Einführung und die weite Verbreitung afferenter Stimulationsverfahren. Bei der *transkutanen Nervenstimulation (TENS)* handelt es sich um ein Verfahren, bei dem durch unterschiedliche elektrische Impulse in unmittelbarer Nähe peripherer Neurone die markhaltigen A-beta-Nervenfasern stimuliert werden. Es werden hauptsächlich eine Hochfrequenz- (50–120 Hz) von einer Niederfrequenzstimulation (1–4 Hz) unterschieden. Als Sonderform gibt es noch die akupunkturähnliche Stimulation (AKU-TENS), die als zwei hintereinander geschaltete Burstentladungen mit einer Frequenz von 2 Hz stimuliert. Bevor mit der Anwendung von TENS begonnen wird, sollte zunächst das Vorhandensein einer Druck- und Berührungsempfindlichkeit in dem zu versorgenden Gebiet ausgetestet werden. Liegt in diesem Gebiet keine Innervation durch markhaltige A-beta-Nervenfasern vor, so fehlt selbstverständlich das anatomisch notwendige Korrelat und es erübrigt sich die Anwendung von TENS. Als praktische Vorgehensweise beim TENS-Verfahren empfiehlt sich die Hochfrequenzstimulation direkt in dem schmerzhaften Gebiet mit einer Intensität bis gerade unterhalb der Schmerzschwelle, sodass nur Parästhesien, aber kein Schmerz ausgelöst wird. Unabhängig von der Stimulationsart sollte die Dauer einer TENS-Behandlung mindestens 30–45 Minuten betragen. Bei Erfolg der Behandlung sollten nicht nur während der Stimulationsphase die Schmerzen unterdrückt werden, sondern die Schmerzlinderung sollte bis zu einige Stunden nach Ende der TENS-Behandlung anhalten. Sowohl zwischen den verschiedenen Schmerzsyndromen als auch zwischen den individuell unterschiedlichen Patienten gibt es eine große Variationsbreite bezüglich der Ansprechbarkeit auf eine TENS-Behandlung. Dabei ist es bisher nicht erwiesen, dass das eine (z.B. AKU-TENS) gegenüber dem anderen Verfahren (z.B. Hochfrequenzstimulation) überlegen ist. In seltenen Fällen können durch TENS die Schmerzen sogar verschlimmert werden. Eine endgültige Bewertung, welche Schmerzformen sich besonders für die TENS-Behandlung eignen, kann bisher nicht eindeutig erfolgen, da die Mehrheit der Untersuchungen an Patienten nicht den heute üblichen Anforderungen guter klinischer Studien entsprechen:

- eindeutige Klassifikation der Patienten,
- Ein- und Ausschlusskriterien,
- eindeutige Formulierung der Zielgrößen,
- Vergleich TENS vs. Plazebo TENS,
- randomisiertes, doppelblindes Studiendesign,
- Begründung für Abbruch oder Ausschluss aus der statistischen Analyse.

Dadurch unterliegen die Ergebnisse vieler Untersuchungen einer gewissen subjektiven Interpretation des Untersuchers. In einer systematischen Auswertung aller bisher veröffentlichten Untersuchungen kommt man zu dem Schluss, dass die Untersuchungen, die einen Nutzen für den einzelnen Patienten beschreiben, grundsätzlich schlechter durchgeführt worden sind als die Untersuchungen, die ein negatives Ergebnis aufweisen. Was sich von Untersuchungen an Probanden sagen lässt, ist, dass die unterschiedliche Ansprechbarkeit verschiedener Schmerzreize auf TENS möglicherweise auf Unterschieden in der zeitlichen wie räumlichen Bahnung afferenter Schmerzimpulse beruht.

7 Zusammenfassung

M. Schäfer

Schmerz ist die individuelle sensorische und emotionale Wahrnehmung einer drohenden oder bereits eingetretenen Gewebeschädigung. Ein schmerzhafter Reiz führt in der Körperperipherie zu einer Aktivierung von Nozizeptoren, die den Reiz in einen elektrischen Impuls kodieren. Dieser Impuls wird zum Hinterhorn des Rückenmarks und nach synaptischer Übertragung zu subkortikalen Schmerzzentren und weiter zum Gehirn fortgeleitet. Erst hier wird der Reiz im Kontext seiner individuellen Situation und früherer Erfahrungen als Schmerzereignis wahrgenommen. Schmerz dient in seiner physiologischen Funktion der Prävention einer Gewebeschädigung. Ist eine solche Schädigung bereits eingetreten, so kommt es zu persistierenden Schmerzreizen, die sowohl in der Peripherie, im Rückenmark als auch im Gehirn zu zahlreichen neuroplastischen Veränderungen führen. Daraus resultiert auf allen genannten Ebenen eine gesteigerte Sensitivierung des Nervensystems gegenüber schädlichen wie auch nichtschädlichen Reizen. Gleichzeitig versuchen endogene Kontrollmechanismen, bei denen das Opioidsystem, aber auch andere Systeme eine wichtige Rolle spielen, in Peripherie, Rückenmark und Gehirn diesen pathologischen Veränderungen entgegenzuwirken. Sowohl die Erzeugung als auch die Kontrolle von Schmerzen dienen dem Körper zur Verhinderung weiteren Gewebeschadens, zur Unterstützung der Wundheilung und zur Wiederherstellung einer normalen Funkionsfähigkeit. Der Übergang vom akuten in den chronischen Schmerz ist in besonderer Weise von Störungen des Gleichgewichts zwischen exzitatorischen und inhibitorischen Mechanismen sowie vom Eintreten wirksamer therapeutischer Maßnahmen zum frühestmöglichen Zeitpunkt abhängig.

Literatur

Baron R, Jänig W (1998) Schmerzsyndrome mit kausaler Beteiligung des Sympathikus. Anaesthesist 47:4–23

Bonica JJ (1990) The management of pain. Lea & Fiebigber, Philadelphia

Caterina MJ, Julius D (1999) Sense and specificity: a molecular identity for nociceptors. Curr Opin Neurobiol 9(5):525–530

Fields HL (2000) Pain modulation: expectation, opioid analgesia and virtual pain. Prog Brain Res 122:245–253

Flor H, Elbert T, Knecht S, Wienbruch C, Pantev C, Birbaumer N, Larbig W, Taub E (1995) Phantom-limb pain as a perceptual correlate of cortical reorganization following arm amputation. Nature 375(6531):482–484

Handwerker HO (1998) Einführung in die Pathophysiologie des Schmerzes. Springer, Berlin Heidelberg New York

Hinz B, Brune K (1999) COX-1 and COX-2: functions and pharmacological effects. Pharm Unserer Zeit 28(1):21–29

Schäfer M (1999) Peripheral opioid analgesia: from experimental to clinical studies. Curr Op Anesth 12:603–607

Schäfer M, Stein C (1997) Schmerz in der postoperativen Phase – Medizinische und ökonomische Aspekte. Anaesthesist 46 [Suppl 2]:S120–S123

Schaible HG, Grubb BD (1993) Afferent and spinal mechanisms of joint pain. Pain 55:5–54

Stein (1995) Mechanisms of disease: The control of pain in peripheral tissue by opioids. N Engl J Med 332(25): 1685–1690

Woolfe C, Salter (2000) Neuronal plasticity: increasing the gain in pain. Science 288:1765–1768

Aventis

Analgetika

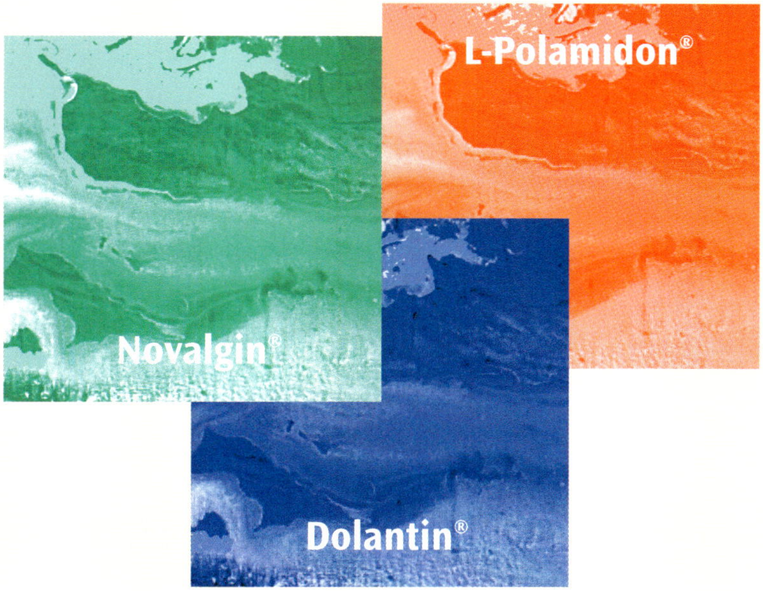

Aventis Pharma Deutschland GmbH

II Angriffspunkte und Wirkungsmechanismen von Analgetika

8 Narkotische Analgetika (Opiate und Opioide)

K. Brune

Begriffsbestimmung

Schmerz ist häufig das Symptom eines Gewebeschadens. Diese Sinneswahrnehmung unterliegt in besonderem Umfang der Bewertung und Kontrolle des Gehirns (»without brain no pain!«). Die Intensität der Wahrnehmung hängt von der Aufmerksamkeit, der physischen Grundstruktur und der Lebenssituation des Patienten ab. Der akute Schmerz übt eine wichtige Schutzfunktion aus. Bei kongenitaler Analgesie kommt es bald zu Verstümmelungen und zum frühen Tod. Der chronische Schmerz hat oft seine Schutzfunktion verloren und muss als eigene Krankheitsentität gesehen werden. Die Ursachen der Chronifizierung sind weitgehend unbekannt. Die Bekämpfung chronischer Schmerzen sind schwierige und vordringliche Aufgaben.

Die moderne Therapie des Schmerzes stützt sich auf drei Säulen:

- Pharmakotherapie (z.B. Analgetika, Lokalanästhetika, Psychopharmaka),
- Methoden der physikalischen Medizin (z.B. Wärme, Kälte, aktive Physiotherapie),
- psychologische und psychiatrische Therapie (z.B. Gespräch, mentales Training).

Ideal wäre es, den Schmerz durch die Beseitigung der Ursache zu eliminieren. In den meisten Fällen ist das nicht oder nicht schnell genug möglich. Dann kann (bei organisch fassbarer Ursache) mit Analgetika eine symptomatische Therapie (Abb. 8.1) betrieben werden.

Im Extremfall existiert keine auffindbare organische Schmerzursache. Dieser Schmerz wird pharmakologisch – mehr recht als schlecht – mit *Psychopharmaka* behandelt.

Einerseits gibt es Analgetika, die im Rückenmark und Gehirn die Verarbeitung bestimmter Afferenzen aus der Peripherie zum Symptom Schmerz beeinflussen und dadurch analgetisch wirken. Sie können als *narkotische Analgetika* bezeichnet werden. Wenn sie wie Morphin oder Codein aus dem Opium stammen, werden sie *Opiate* genannt. Die synthetischen Verwandten der Opiate werden als *Opioide* bezeichnet. Sie aktivieren wie körpereigene »Antischmerzstoffe«, vor allem (Opiat-)μ-Rezeptoren, im ZNS.

Andererseits kennen wir Analgetika, die in der Peripherie oder im Rückenmark die Erregung so genannter Nozizeptoren bzw. die Weiterleitung dieser Erregungen unterdrücken und dadurch schmerzhemmend wirken. Diese Analgetika wirken zusätzlich alle auch fiebersenkend. Sie werden daher als *antipyretische Analgetika* bezeichnet. Alle Wirkstoffe dieser Gruppe hemmen die Synthese der an der Schmerzentstehung beteiligten Prostaglandine (Cyclooxygenasehemmer).

Der *Wirkungsort* der hypnotischen/narkotischen Analgetika (Opioide) ist weitgehend geklärt, die verantwortlichen Rezeptoren sind isoliert und charakterisiert. Im Gegensatz dazu ist der Wirkungsmechanismus der antipyretischen Analgetika nicht vollkommen gesichert. Lange Zeit war man der Meinung, dass eine systematische Klassifikation der analgetischen Wirkstoffe aufgrund ihres jeweiligen Wirkortes möglich wäre. Die Einteilung in *zentral wirkende Analgetika* und *peripher wirkende Analgetika* beruhte auf dem Befund von *LIM*, der im Tierversuch zeigte, dass Morphin und seine Verwandten in erster Linie dann schmerzkorrelierte (nozizeptive) Reaktionen ausschalten können, wenn sie ins Zentralnervensystem eingebracht werden, und dass antipyretische Analgetika nur dann wirken, wenn sie genügend hohe Konzentrationen in dem Organ erreichen, in dem der Schmerz entsteht.

Diese Unterscheidung der Analgetika nach einem zentralen oder peripheren Wirkort kann nach neueren Erkenntnissen nicht mehr als eindeutiges Kriterium akzeptiert werden (vgl. Abb. 8.1). Denn einerseits wurde gezeigt, dass auch hohe lokale Konzentrationen von Morphin im traumatisierten (entzündlich veränderten) Gewebe die Entstehung von Schmerz unterdrücken können. So weisen Opioide (s. oben), die die Blut-Hirn-Schranke praktisch nicht passieren, im entzündeten Gewebe antinozizeptive Effekte auf. Andererseits lieferte die Forschung der vergangenen Jahre Hinweise darauf, dass *antipyretische Analgetika*, Pyrazolinone wie Metamizol, Phenazon, Propyphenazon und das Anilinderivat Paracetamol im Zentralnervensystem – vermutlich vor allem im Rückenmark – ihre schmerzdämpfende Wirkung entfalten.

Das Symptom »Schmerz« kommt als Resultat der Aufnahme, Fortleitung und zentralnervösen Verarbeitung von nozizeptiven Afferenzen zustande. Eine Beeinflussung des Symptoms ist heute pharmakologisch nur an den gezeigten Wirkorten möglich

Auch die Acetylsalicylsäure und ihre Verwandten gehören zu den antipyretischen Analgetika. Diese Wirkstoffe zeichnen sich durch die zusätzliche Eigenschaft der *Entzündungshemmung* aus und werden daher auch als *antiphlogistische (antipyretische) Analgetika* bezeichnet. Es kann heute als gesichert gelten, dass ihre antiphlogistische Wirkung am Ort des geschädigten

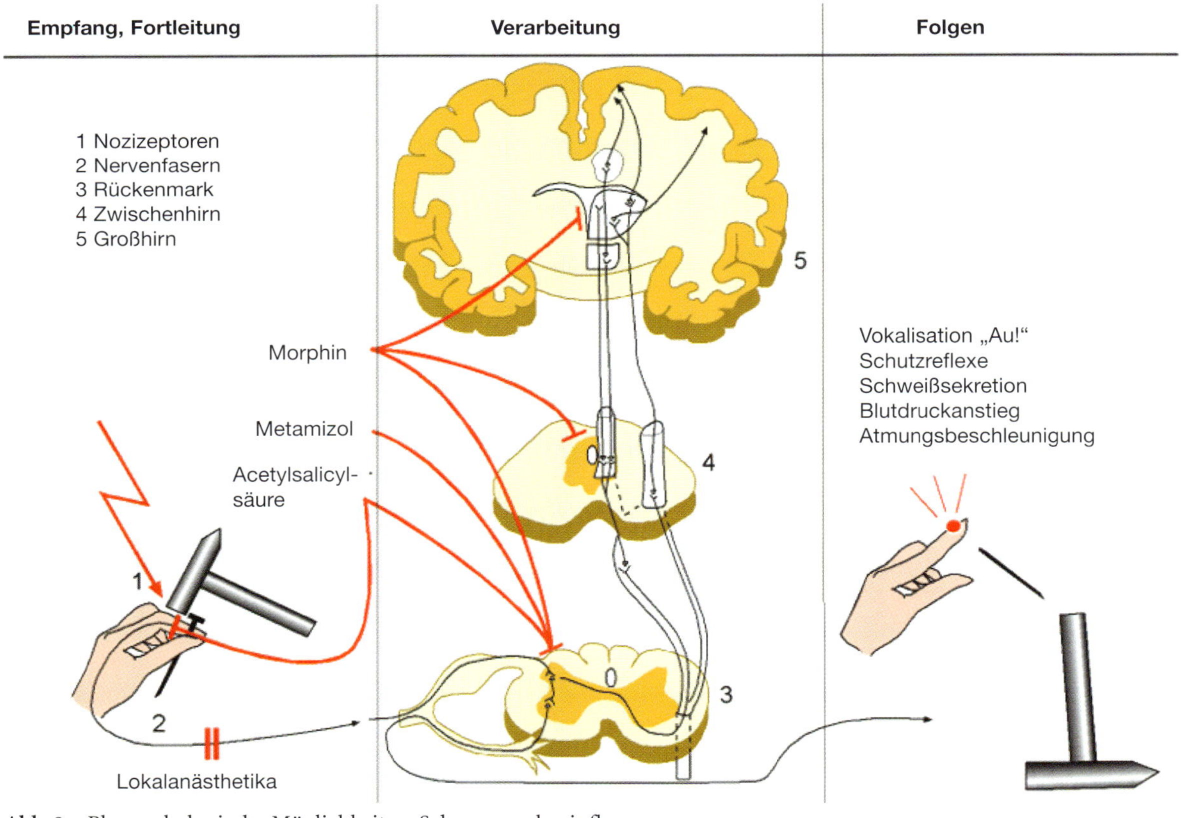

Abb. 8.1. Pharmakologische Möglichkeiten, Schmerz zu beeinflussen

Gewebes erfolgt. Die entzündungshemmende Aktivität der Acetylsalicylsäure und ihrer Verwandten geht einher mit einer antinozizeptiven (analgetischen) Wirkung, die z.T. ebenfalls im geschädigten Gewebe lokalisiert ist. Darüber hinaus ergaben aber neuere Untersuchungen, dass diese antiphlogistischen Analgetika auch auf spinaler Ebene analgetisch wirken.

Aufgrund der dargelegten Befunde hat die Einteilung in narkotische Analgetika und antipyretische Analgetika die herkömmliche Unterscheidung aufgrund des vermuteten zentralen oder peripheren Wirkortes abgelöst.

Alle antipyretischen Analgetika können nochmals in vier Untergruppen unterteilt werden, und zwar hinsichtlich ihres pharmakologischen Wirkprofils und ihrer physikochemischen Eigenschaften:

Alle Wirkstoffe dieser Gruppe hemmen die Produktion der sog. *Prostaglandine*, d.h. von Mediatoren, die im traumatisierten Gewebe, aber auch im Gefolge von Gewebeschäden im ZNS gebildet werden und an der Ausbildung von Schwellung, Rötung, Erwärmung und Schmerz beteiligt sind. Prostaglandine werden von zwei unterschiedlichen Enzymen produziert (COX-1 und COX-2). Ältere antipyretische Analgetika hemmen beide Enzyme, neue nur die COX-2. Wir sprechen daher von nichtselektiven (COX-1 und COX-2) und selektiven (COX-2) *Cyclooxygenasehemmern.*

Außerdem gibt es Wirkstoffe, die bei therapeutischer Dosierung auch eine deutliche entzündungshemmende Wirkung zeigen. Sie sind durchweg Säuren (pKa ~ 3–6): Man nennt sie antiphlogistische (antipyretische) oder saure antipyretische Analgetika. Die gebräuchlichen sauren Wirkstoffe hemmen beide Cyclooxygenasen. In der Entwicklung befinden sich aber Säuren, die nur die COX-2 blockieren. Die nichtsauren Wirkstoffe verfügen in therapeutischen Dosen über keinen messbaren antiphlogistischen Effekt: Es handelt sich um nichtsaure antipyretische Analgetika. Die sauren Analgetika werden auch als nichtsteroidale Antiphlogistika (»international nonsteroidal anti-inflammatory drugs«: NSAID) bezeichnet und damit von den ebenfalls entzündungshemmend wirkenden Glukokortikoiden und ihren Derivaten (steroidale Antiphlogistika) abgegrenzt. Da Erkrankungen des rheumatischen Formenkreises ein wesentliches Indikationsgebiet der NSAID darstellen, ist auch der Name nichtsteroidale Antirheumatika gebräuchlich – eine unglückliche Bezeichnung, da nur der Schmerz und andere Entzündungssymptome, aber nicht die Grundkrankheit beeinflusst werden.

8.1 Geschichte der narkotischen Analgetika

Bereits die Sumerer wussten, dass beim Anritzen der Fruchtkapsel des Schlafmohns ein Saft austritt, der an der trockenen Luft zu einem hochwirksamen Harz erstarrt – das Opium. Es diente bis in das 19. Jahrhundert hinein als eine Art Allheilmittel. Zur Linderung von Durchfall und Husten, aber auch bei schweren Schmerzen wurde es von den Ärzten des Orients und des Mittelmeerraums verwendet. *Galen* beklagt die heterogenen, im Rom der Kaiserzeit verwendeten opiumhaltigen Arzneistoffe, die schon damals – weil nicht zu dosieren – gelegentlich zum Atemstillstand führten. Das europäische Mittelalter verwendete Opium als Bestandteil des Allheilmittels »Theriak«.

Eine wissenschaftlich fundierte Anwendung erfolgte erst nach der Isolierung des Morphins, d.h. des analgetischen Hauptalkaloids des Opiums, durch *Sertürner* (in Einbeck) zu Beginn des 19. Jahrhunderts. Die intensive Verwendung reinen Morphins wurde durch die Entdeckung der Injektionsspritze möglich. Erst die parenterale Applikation und – vor allem in Asien – das Opiumrauchen führten zum weit verbreiteten Auftreten von Sucht und Abhängigkeit. Der Entzug stellte sich als schwierig heraus. Versuche, Morphin durch ein anderes narkotisches Analgetikum (z.B. Heroin) zu ersetzen, waren erfolgreich, aber von begrenztem Wert. Der synthetischen Chemie des ausgehenden 19. Jahrhunderts gelang es, Morphin durch synthetische morphinartige Wirkstoffe, die als Opioide bezeichnet werden, zu ersetzen. Sie unterscheiden sich in ihrer Wirkpotenz, in ihrem Nebenwirkungsspektrum und in ihrer Pharmakokinetik von Morphin. Ein wesentlicher therapeutischer Durchbruch ist dadurch nicht gelungen.

Die Strukturanforderungen (Struktur-Wirkungs-Beziehung) an zentral wirkende Analgetika sind noch nicht exakt definiert. Die angeführten Strukturbilder sollen die Heterogenität der wirksamen Strukturen, aber auch einige konfigurative Ähnlichkeiten verdeutlichen (s. Abb. 8.2).

Freiname	Strukturformel	R_1	R_2
Morphin	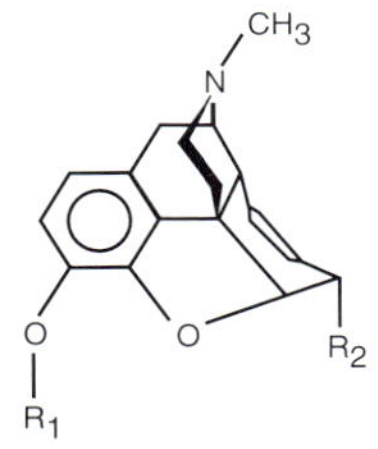	$-H$	$-OH$
Hydromorphon		$-H$	$=O$
		Doppelbindung an C_7–C_8 hydriert	
Codein		$-CH_3$	$-OH$
Dihydrocodein		$-CH_3$	$-OH$
		Doppelbindung an C_7–C_8 hydriert	
Diamorphin		$H_3C-C(=O)-$	$-O-C(=O)-CH_3$
Pethidin	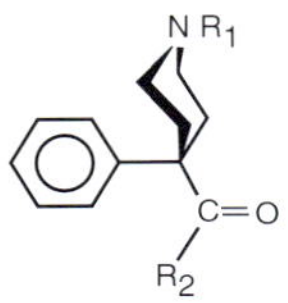	$-CH_3$	$-O-CH_2-CH_3$
Fentanyl	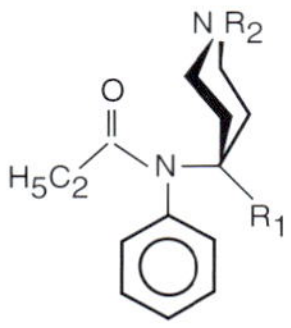	$-H$	$-CH_2-CH_2-$ 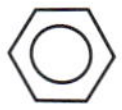
Sufentanil		$-CH_2-O-CH_3$	$-CH_2-CH_2-$ 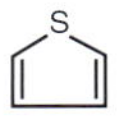
Tramal	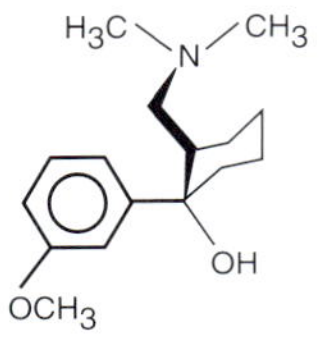		
Tilidin → Nortilidin (aktiver Metabolit)	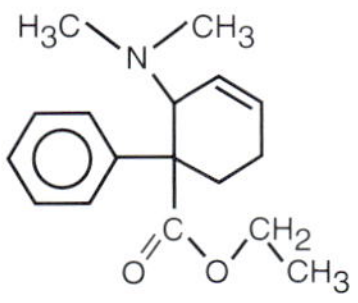		
Levomethadon	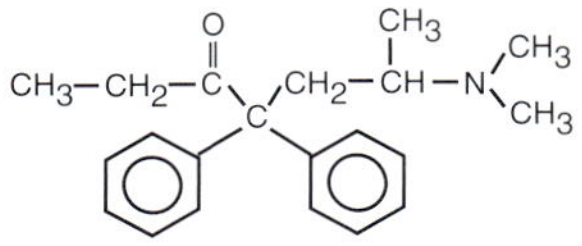		

Abb. 8.2. Opioide, Namen und Strukturen

Tabelle 8.1. Einige physikochemische und pharmakokinetische Eigenschaften von Opioiden im Vergleich. Opioide sind schwache Basen (pK_a-Werte). Der Verteilungskoeffizient (*VK*) wurde für ein Heptan/Wasser-System bestimmt. Die publizierten Werte für die Plasmaproteinbindung (*PB*) beim Menschen können zum Teil erheblich voneinander abweichen

Opioid	pK_a	VK	PB [%]
Morphin	7,9	0,0001	35
Pethidin	8,7	3,4	60
Fentanyl	8,4	20,0	85
Levomethadon	8,3	45,0	85
Buprenorphin	8,5	65,0	96

8.2 Stoffeigenschaften

Alle Pharmaka dieser Gruppe zeigen trotz wesentlicher Unterschiede in der Struktur einige gemeinsame physikochemische Charakteristika und ein ähnliches Wirkungs- und Nebenwirkungsspektrum. Es handelt sich um Basen (Tabelle 8.1 und Abb. 8.2), deren pK_a-Werte zwischen 8 und 10 liegen. Die Proteinbindung beträgt zwischen 30 und 90% im Einklang mit dem Grad der *Lipophilie*. Unterschiede in der Lipophilie bewirken bei der Anwendung ein unterschiedliches pharmakokinetisches Verhalten, denn diese Eigenschaft ist wesentlich für die Bioverfügbarkeit, aber auch für die Verteilung und Elimination verantwortlich. An den pharmakokinetischen Daten (s. unten) hat sich deshalb die therapeutische Auswahl der Opioide und die Applikationsform zu orientieren.

8.3 Pharmakodynamik (Wirkungen)

Die heutigen Vorstellungen besagen, dass die narkotischen Analgetika ausnahmslos als *Agonisten an enkephalinergen Rezeptoren* wirken. *Enkephaline* sind Peptide, die die Neurotransmission einer Reihe zentralnervöser Synapsen modulieren (z.B. Gentamatese und dopaminerge Synapsen, Abb. 8.3). Präsynaptische Rezeptoren vermindern den Ca^{+}-Einstrom und hemmen die Freisetzung von z.B. Glutamat. Die Aktivierung postsynaptischer Rezeptoren bedingt einen erhöhten K^{+} Ausstrom und damit die Hyperpolarisation der Nervenzelle (vgl. Tab. 8.2).

Die Aminosäuresequenz der Enkephaline findet sich auch in erheblich größeren Peptiden, den Endorphinen und im Hypophysenhormon-Lipotropin, das als Vorstufe der Endorphine aufgefasst werden kann (s. Abb. 8.3). Enkephaline sind aber keine Abbauprodukte der Endorphine. Ob Endorphine selbst eine Rolle bei der Schmerzperzeption spielen, ist umstritten.

β-Endorphin als Teil des viel größeren β-Lipotropins

N-terminal

	1	2	3	4	**(5)**	6	7	8	9	10
H -	Tyr -	Gly -	Gly -	Phe -	Met -	Thr -	Ser -	Glu -	Lys -	Ser -
11	12	13	14	15	16	17	18	19	20	
Gln -	Thr -	Pro -	Leu -	Val -	Thr -	Leu -	Phe -	Lys -	Asn -	
21	22	23	24	25	26	27	28	29	30	
Ala -	Ile -	Val -	Lys -	Asn -	Ala -	His -	Lys -	Lys -	Gly -	
31										
Gln -	OH									

C-terminal

	Aminos uren
Met-Enkephalin	1–5
Leu-Enkephalin	1–5 bei **(5)** Leu anstelle von Met
β-Endorphin	1–31

Abb. 8.3. Aminosäuresequenz des menschlichen β-Endorphins und der darin enthaltenen Endorphine und Enkephaline. (Nach Adler 1980)

Opiatrezeptoren finden sich im ZNS vor allem im limbischen System, in der Medulla oblongata und im Rückenmarkhinterhorn. Entsprechende Rezeptoren finden sich aber auch in der Peripherie, z. B. an vegetativen Nerven, die glattmuskuläre Strukturen versorgen. Die Messung der *Bindungsaffinität* bekannter *Opioide* zu Rezeptorpräparationen aus verschiedenen Organen hat *unterschiedliche Affinitäten* ergeben, weshalb verschiedene Rezeptoren postuliert werden (Tabelle 8.2). Opiatrezeptoren unterteilen sich in μ, δ- und κ-Rezeptorfamilien. Sie können präsynaptisch und postsynaptisch lokalisiert sein. Alle drei Familien sind G-Protein-gekoppelt. Die *präsynaptischen* μ-, δ- und κ-Rezeptoren senken die Öffnungswahrscheinlichkeit eines spannungsabhängigen, präsynaptischen Kalziumkanals durch Phosphorylierung. Damit wird der depolarisationsbedingte Kalziumeinstrom vermindert und es kommt zu einer geringeren Freisetzung von Überträgerstoffen. Viele zentrale und periphere Opioideffekte lassen sich so erklären (vgl. Tabelle 8.2). Zusätzlich kann durch Aktivierung des μ-Rezeptors auf der *postsynaptischen* Membran von Nervenzellen die Kaliumleitfähigkeit erhöht werden, was zur Hyperpolarisation und damit ebenfalls zu einer verminderten Erregbarkeit führt. Die Hemmung der Weiterleitung nozizeptiver Afferenzen stellt die Basis der analgetischen Wirkung dar. Die Hemmung der Ausschüttung z. B. von ACTH und Gonadotropinen ist für eine Reihe hormoneller Effekte der Opioide verantwortlich. Andererseits kann durch die Hemmung der GABA-Freisetzung die Konzentration anderer Überträger-

Tabelle 8.2. Unterschiedliche Wechselwirkungen von Endorphin, Enkephalinen und Opioiden mit verschiedenen Morphinrezeptoren

Rezeptor	μ[1]	δ	κ
Lokalisation	A: μ_1 präsynaptisch B: μ_2 postsynaptisch	Präsynaptisch	Präsynaptisch
Transduktor	G_i-Protein	G_i-Protein	G_i-Protein
Second Messenger	cAMP ↓[2]	cAMP ↓	cAMP ↓
Kanal	A: Ca^{2+} ↓ [3] B: K^+ ↑ [4]	A: Ca^{2+} ↓ ?	A: Ca^{2+} ↓ ?
Zellfunktion	A: Transmitterausschüttung ↓ B: Hyperpolarisation, Erregbarkeit ↓	Transmitterausschüttung ↓	Transmitterausschüttung ↓
Wirkungen	A: supraspinale und spinale Analgesie, Sedation, Hypothermie, Euphorie, Miosis, physische Abhängigkeit B: Atemdepression, Hemmung der gastrointestinalen Propulsivmotorik	Spinale Analgesie	Spinale Analgesie, Atemdepression, Sedation, Dysphorie, Miosis, physische Abhängigkeit
Peptid/Opioid	–	–	–
β-Endorphin	AG	AG	AG
Met-Enkephalin	AG	AG	–
Leu-Enkephalin	AG	AG	–
Morphin	AG	AG	AG
Buprenorphin	pAG	–	–
Pentazocin	ANT	AG	AG
Nalorphin	ANT	pAG	PAG
Naloxon	ANT	ANT	ANT

[1] Bei den μ-Rezeptoren unterscheidet man heute μ_1- und μ_2-Subtypen. Agonisten am δ-Rezeptor sollen eine Potenzierung der Morphinanalgesie bewirken. Jedoch ist zurzeit eine klare Unterscheidung zwischen μ- und δ-Rezeptoren-vermittelten Effekten noch nicht möglich. [2] cAMP ↓: Hemmung der Adenylatzyklase, intrazelluläre Konzentration von cAMP nimmt ab. [3] Ca^{2+}-Kanal ↓ (spannungsabhängiger Kanal): Öffnungswahrscheinlichkeit und intrazelluläre Kalziumkonzentration sinken. [4] K^+-Kanal ↑: Öffnungswahrscheinlichkeit ist erhöht, Kaliumausstrom, Hyperpolarisation. Abkürzungen: *AG* Agonist, *pAG* partieller Agonist, *ANT* Antagonist, – unbekannt.

Tabelle 8.3. Morphinwirkungen

Zentral dämpfende Wirkungen[1]	Mechanismen (Auswahl)
Analgesie (spinal, supraspinal, zentral) und Hemmung spinaler Fluchtreflexe	1. Hyperpolarisation nozizeptiver Bahnen (2. Neuron) 2. Freisetzung von Neurotransmittern ↓ (1. Neuron, z.B. Substanz P) 3. Hemmung der NO-Synthase 4. Aktivierung des serotoninergen Systems (zentral)
Atemdepression [2], [3], [4] (Rhythmus, Minutenvolumen ↓, Frequenz ↓)	Empfindlichkeit der Chemorezeptoren gegenüber pCO_2 ↓ (häufigste Todesursache bei Überdosierung, alleinige O_2-Gabe kann zum Herzstillstand führen !)
Sedation	Formatio reticularis: Hemmung projektiver Bahnen
Anxiolyse	Locus coeruleus: Hemmung noradrenerger Neurone
antitussiv, antiemetisch (Husten- und Brechreflex ↓, Späteffekt)	Hyperpolarisation entsprechender Neurone in Medulla oblongata
Körpertemperatur ↓	Hypothalamus: Aktivität der auf Kälte reagierenden Neurone ↓ (die der auf Wärme reagierenden ↑)
Hormonfreisetzung verändert	GnRH ↓, CRF ↓, LH ↓, FSH ↓, ACTH ↓, ADH ↑
Krampfschwelle ↓ (Überdosierung)	Hemmung der GABA-Freisetzung in hippocampalen Pyramidenzellen
Dysphorie	Hemmung der mesolimbischen Dopaminfreisetzung
Orthostatische Reaktion	Hemmung des Barorezeptorreflexes
Zentral aktivierende Wirkungen[1]	**Mechanismen (Auswahl)**
Euphorie	Aktivierung dopaminerger Projektionsbahnen zum Nucleus accumbens
Miosis	Aktivierung des Nucleus Endinger-Westphal
Nausea und Emesis (individueller Früheffekt)	Aktivierung der Chemorezeptoren in Triggerzone der Area postrema
Bradykardie	Aktivierung des Nucleus dorsalis des Nucleus vagus
Rigidität der Skelettmuskulatur	Stimulation der Basalganglien (andere Hypothesen: Dopamin im Striatum ↓, Stimulation GABA-erger Interneurone im limbischen System)
Hyperalgesie (subtherapeutische Dosen)	scheinbar paradoxe Umkehr der morphininduzierten K^+- und Ca^{2+}-Kanalströme (klinische Relevanz ?)
Periphere Wirkungen	**Mechanismen (Auswahl)**
Bronchosekretion ↑	Aktivierung vegetativer parasympathischer Ganglien
Bronchokonstriktion, Hemmung der Zilienbewegung	Histaminfreisetzung (Baseneffekt des Morphins)
Magenentleerung verzögert, atonische Obstipation	Dehnungsreflex ↓, Propulsivperistaltik ↓
Harn- und Galleverhaltung, spastische Obstipation	Aktivierung vegetativer parasympathischer Ganglien mit Tonuserhöhung glattmuskulärer Strukturen
Wehenhemmung	Oxytocinempfindlichkeit ↓
Blutdruckabfall	Histaminfreisetzung

[1] Die zentralen Wirkungen unterliegen im Gegensatz zu den peripheren der Toleranz.
[2] Analgetisch äquipotente Dosen der Opioide führen zur äquipotenten Atemdepression mit Versagen der automatischen Funktion.
[3] Der Schmerz ist ein harter Atemantrieb. Fällt er durch Medikation weg kann eine Atemdepression resultieren.
[4] Kontraindikation bei globaler Ateminsuffizienz (»blue bloater«).

stoffe und Hormone, wie ADH und Acetylcholin, erhöht werden, was zu Muskelspasmen und zur Tonuserhöhung im Magen-Darm-Kanal und im Urogenitaltrakt führt. Außerdem können diese Analgetika (vorwiegend Morphine), wie viele andere Basen auch, Histamin aus Mastzellen freisetzen und dadurch Blutdruckabfall, fleckige Hautrötungen und Juckreiz provozieren (Tabelle 8.3).

Beachte:

- Die zentralen Wirkungen unterliegen im Gegensatz zu den peripheren der Toleranz.
- Analgetisch equipotente Dosen der Opioide führen zur equipotenten Atemdepression.
- Der Schmerz ist ein starker Atemantrieb. Fällt er durch Medikation weg, kann eine Atemdepression resultieren.
- Kontraindikation bei globaler Ateminsuffizienz (»blue bloater«).

Auf die unterschiedlichen Affinitäten von Opioiden zu μ-, δ- und κ-Rezeptoren begründet sich die Hoffnung, reine δ-(κ)-Agonisten zu finden und damit nichteuphorisierende (keine Abhängigkeit!) *Analgetika*. Derartige Opioide existieren zurzeit nicht. Hingegen wird das geringe Suchtpotential von Pentazocin (s. Tabelle 8.2) mit dem antagonistischen Effekt an μ-Rezeptoren begründet. Wäre aber Pentazocin derartig selektiv, dürfte es nicht zur Atemdepression und Abhängigkeit führen. Beides kommt aber vor und Pentazocin ist nicht mehr im klinischen Gebrauch.

Aufgrund der unterschiedlichen Affinität zu den verschiedenen Opioidrezeptoren und des unterschiedlichen Agonismus-/Antagonismuspotentials zeigen die verschiedenen Opioide im Vergleich zu Morphin ein geringfügig *unterschiedliches Wirkungs-* und *Nebenwirkungsspektrum*. Darüber hinaus existieren noch einige schwach wirksame Opioide, die weder eine ausgeprägte zentrale Analgesie, noch in erheblichem Umfang Opioidnebenwirkungen auslösen. Ihre Indikation ist begrenzt, zumal auch diese Pharmaka nicht harmlos sind. Zu dieser Gruppe gehören das *Dihydrocodein* und das *Codein*

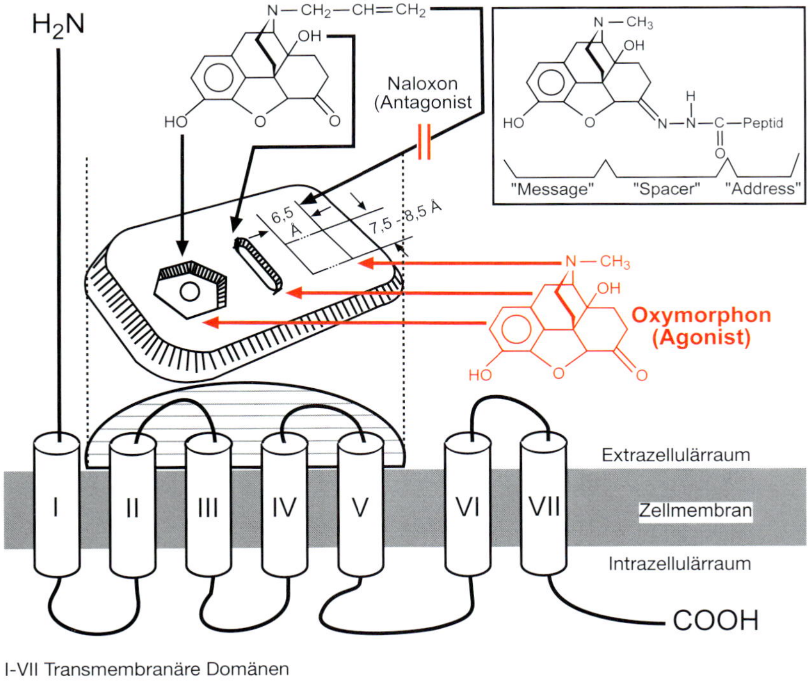

Abb. 8.4. Der »Morphinrezeptor« ist klassiert. Es handelt sich um einen typischen Rezeptor mit 7 transmembranären Domänen. Die Bindungsstelle der Opiate ist nicht exakt lokalisiert. Diese schematische Darstellung nimmt die Opioidbindungsstelle an einer der Domänen II bis V an. Der Agonist Oxymorphon »passt komplett« zur Rezeptorstruktur, während der reine Antagonist Naloxon einen zu großen Substituenten am Stickstoffatom trägt. Naloxon bindet »teilweise« an den Rezeptor (Affinität), führt aber nicht zu einer Konformationsänderung der Struktur (keine intrinsische Aktivität) und löst somit keinen Effekt aus. An die Opiatstruktur (»Message«) kann über einen so genannten »Spacer« eine Peptidkette angehängt werden, die als »Address« funktioniert, d. h. zwischen den verschiedenen Morphinrezeptoren μ, κ und δ selektiv unterscheiden kann

(s. Tabelle 8.5). Letzteres wird nach der Resorption zu ca. 10% in Morphin umgewandelt, das dann vermutlich an der analgetischen und antitussiven Wirkung beteiligt ist.

Naloxon ist ein *reiner Antagonist* in allen bisher untersuchten Rezeptorpräparationen (s. Tabelle 8.2, Abb. 8.4). Das entspricht dem klinischen Befund, dass Naloxon allein praktisch keine pharmakologischen Wirkungen beim Menschen (nach einmaliger Gabe) auslöst, aber in der Lage ist, alle Wirkungen von Morphin und anderen agonistisch wirkenden Opioiden zu antagonisieren.

Im Tierexperiment ist eine *erhöhte nozizeptive* (Schmerz-)*Empfindlichkeit* nach Naloxon beschrieben worden. Entsprechende Untersuchungen beim Menschen sind nicht eindeutig. Hingegen kann Naloxon, am Ende der Neuroleptanalgesie (z. B. durch Droperidol und Fentanyl) gegeben, zu schweren Schmerzen und zum Blutdruckanstieg führen (*Antagonisierung der Fentanylwirkung*).

Wegen der rein antagonistischen Wirkung von Naloxon wird heute zur Opioidantagonisierung (z.B. Aufhebung einer Atemdepression) fast ausschließlich Naloxon und nicht wie früher ein partieller Antagonist wie Nalorphin (vgl. Tabelle 8.2) verwendet.

8.4 Pharmakokinetik (Aufnahme, Verteilung, Elimination)

Alle Opiate und Opioide aktivieren enkephalinerge Rezeptoren (Opioidrezeptoren) im ZNS. Die *Aktivierung der enkephalinergen Rezeptoren* erfolgt normalerweise durch körpereigene Peptide (*Enkephaline, Endorphine*) und soll durch Erhöhung des Kaliumausstroms bei gleichzeitiger Hemmung des Kalziumeinstroms zu einer verminderten Erregbarkeit bestimmter am Schmerzgeschehen beteiligter Neurone führen. Nicht nur Morphin oder andere Opioide können diese enkephalinergen Rezeptoren besetzen, sondern auch einige Metabolite. Solche aktiven Metabolite sind z. B. das *Morphin-6-glucuronid (M-6-G),* das *Nortilidin* und *Norpethidin* (Tabelle 8.4).

Tabelle 8.4. Pharmakokinetische Parameter von narkotischen Analgetika

Arzneistoff	oral F [%]	PB [%]	Cl (ml/min)	Vss (l)	$t^1/_2$ • [h]	$t^1/_2$ (L)/N
Buprenorphin	*50–55 s.l.*	~96	650–1300	200–400	3–6 (-24?)	?
Codein	50–55	4–7	–	210–350[1]	2,5–3,5	akt. z. Morphin (L)[4]
Dihydrocodein	12–34	–	–	80–90[1]	3,3–4,5	?
Fentanyl	–	80–86	600–1000	200-560[1]	3–5(-8,7[2])	?
Methadon	41-99	70-90	50-200	240-330[1]	19-58	Verlängert (N)[3]
Morphin	15–50	20–35	800–2000	70–330	1,5–4,5 (~2)	Verlängert (L/N)[3]
M6G	–	–	150–190	8–30	1–2	Verlängert (N)[3]
Pethidin	48-56	60-80	470-730[1]	260-320[1]	3-7	Verlängert (L)[3]
Norpethidin	–	–	–	–	12-24	Verlängert (N)[3]
Propoxyphen	30–70	80	600–1200	700–1800	11–16	Verlängert (L)[3]
Norpropoxyphen	–	–	220–450	–	23–37	Verlängert (N)[3]
Tilidin	6	–	–	–	–	akt. z. Nortilidin (L)[4]
Nortilidin	99	–	–	–	3,3–4,9	Verlängert (N)[3]
Tramadol	65–75	–	440-490	200-300	5–6	Verlängert (L)[3]
O-demethyl-tramadol	–	–	–	–	~9	Verlängert (L)[3]

[1] normalisiert, 70 kg, Erwachsener; [2] bei ausreichend langer Probengewinnung zur Bestimmung der terminalen Phase; [3] Dosisreduktion sinnvoll; [4] Dosiserhöhung sinnvoll. Abkürzungen und Symbole: *F* Bioverfügbarkeit (oral), *PB* Plasmabindung, *Cl* Clearance, *Vss* Verteilungsvolumen im »steady state«, *L* Leberinsuffizienz, *N* Niereninsuffizienz, $t_{1/2}$ • terminale Halbwertszeit, *s.l.* sublingual

Die Beschreibung dieser aktiven Metaboliten von narkotischen Analgetika geben Anlass, die Bedeutung der pharmakokinetischen Parameter für die Wirksamkeit zu überdenken (s. Tabelle 8.4). So gilt immer noch, dass bei oraler Gabe von Morphin nur 15–50% der verabreichten Dosis *bioverfügbar* und damit systemisch wirksam werden. Ein erheblicher Anteil aber wird in der Leber und möglicherweise auch im ZNS in das (ähnlich aktive) M-6-G umgewandelt. Damit kann Morphin auch über diesen Metaboliten wirksam werden. Neue Untersuchungen zeigen, dass M-6-G bei verminderter Nierenfunktion akkumuliert und zur verlängerten Wirkung, aber auch zur Atemdepression führen kann. Somit kann die Wirkdauer des applizierten Morphins nicht verbindlich angegeben werden. Sie resultiert aus der Eliminationshalbwertszeit der Muttersubstanz Morphin (2–3 Stunden) und zusätzlich derjenigen ihres aktiven Metaboliten (Plasmaeliminationshalbwertszeit von M-6-G ~2 Stunden, im ZNS evtl. länger). Da fast alle Opioide überwiegend metabolisch eliminiert werden (~90%), ist bei Nierenfunktionsstörungen meist nicht mit einer wesentlich verlängerten Wirkungsdauer zu rechnen. Ausnahmen stellen *Morphin*, *Pethidin* und *Tilidin* dar. Die renal eliminierten Metabolite *M-6-G, Norpethidin* und *Nortilidin* sind analgetisch und konvulsiv (Norpethidin) wirksam. Hingegen kann eine deutliche Störung der Leberfunktion (fortgeschrittene Zirrhose) zu relevanten Ausscheidungsproblemen und Wirkungsverlängerungen (Verstärkungen) führen (s. Tabelle 8.4). Alle Opioide passieren die Plazenta und können auch in die Muttermilch übergehen.

8.5 Therapeutische Verwendung

Im Gegensatz zu den antipyretischen Analgetika beeinflussen die narkotischen Analgetika in erster Linie nicht die Empfindlichkeit von Nozizeptoren und schon gar nicht die (z.B. entzündliche) Ursache. Opiate und Opioide hemmen die Schmerzentstehung und -fortleitung. Außerdem wirken sie sedierend, euphorisierend und distanzierend. Der Schmerz ist also evtl. noch »da«, er »belastet« nur weniger.

Dementsprechend liegt die primäre *Indikation* für diese Pharmaka bei Schmerzzuständen, die mit existentieller Angst einhergehen. Applikationsform und Dosierung des *geeignetsten Opioids* bei einem bestimmten Schmerzzustand sollten sich vor allem daran orientieren, ob eine schnelle, aber vermutlich nicht oft zu wiederholende analgetische Wirkung erzielt werden soll oder ob eine langdauernde Therapie erforderlich ist.

Bei *kurzzeitiger Anwendung* liegt eine parenterale Therapie mit einem kurz wirksamen Opioid nahe, z.B. Gallenkolik: *Morphin* (zusammen mit Atropin i.m.) oder *Pethidin*. Bei leichten Schmerzen (Operationsschmerz) kann mit schwach wirksamen (BTM-rezeptfreien) Opioiden oder z.B. *Tramadol* behandelt werden. Bei unbefriedigendem Erfolg ist es geboten, BTM-pflichtige Wirkstoffe zu verwenden (Tabelle 8.5), vgl. auch Kapitel 22 und 23.

Tabelle 8.5. Opiate und Opioide

Substanzen Freiname	Dosierung/ Einzeldosis (mg) parenteral	Dosierung/ Einzeldosis (mg) oral
Schwach wirksam		
Codein	Entfällt	30–60 mg
Dihydrocodein	Entfällt	20–60 mg
Tilidin (+ Naloxon)	–	50
Tramadol	50–100	50–100
Stark wirksam		
Buprenorphin	0,3	0,4 sublingual/ transkutan als Pflaster
Fentanyl	Entfällt	1–3 mg/24 mg als Pflaster
Levomethadon	2,5	2,5
Pentazocin	30	50
Pethidin	50–100	50–100
Piritramid	7,5–30 i.v. u. i.m.	–
Morphin	8–15 (2000 THD)	ca. 25–100 (2000 THD)

THD= Tageshöchstdosis

Eine *längerfristige Therapie* sollte p.o. mit einem lang wirksamen Opioid erfolgen, z.B. bei Tumorschmerzen: *Morphin* (retardiert) oder *Levomethadon* p.o. (hohe Bioverfügbarkeit und lange Wirkdauer). Da alle Opioide die *Plazenta passieren* und mit der Muttermilch weitergegeben werden, ist während der Schwangerschaft, während der Geburt und Laktation der Gebrauch von Opioiden nur bei besonderer Indikation (Präeklampsie, Lungenödem) zulässig (s. Tabelle 8.4). Untrennbar von der analgetischen Wirkung der Opioide ist bisher ihre *antitussive* und ihre *obstipierende* Wirkung. Bei Dauertherapie sollten daher Laxanzien wie z.B. Parrafinöl oder Laktulose gegeben werden. In Valoron N ist das »Prodrug« Tilidin mit Naloxon kombiniert. Nach der Absorption wird Tilidin zu Nortilidin aktiviert, Naloxon aber metabolisch inaktiviert. In der Darmwand liegen demnach während der Absorption der Antagonist Naloxon und das Prodrug Tilidin (+ geringe Mengen bereits gebildeten Nortilidins) vor. Daher soll Valoron N ohne Obstipation angewendet werden können (s. Tabelle 8.5).

Um die *systemischen Nebenwirkungen* der Opioide bei chronischer Zufuhr zu vermeiden, ist man dazu übergegangen, bei ausgewählten Patienten Morphin epidural (peridural) über einen Dauerkatheter zu applizieren. Man nimmt an, dass genügend Morphin in den Liquorraum diffundiert, Rezeptoren des Rückenmarks erreicht und dort die Verarbeitung von analgetischen Afferenzen blockiert. Die für Tage anhaltende »lokale

Indikationen	Kommentare		
Kolikschmerz	Mit Spasmolytika kombinieren		
Infarktschmerz	Nicht mit Benzodiazepinen in der gleichen Spritze injizieren		
Frakturschmerz	Kombination mit antipyretischen Analgetika möglich		
Operationsschmerz	Kombination mit antipyretischen Analgetika möglich		
Tumorschmerz (Stufenschema WHO)	Als Grundlage der Therapie bei Tumorschmerzen weltweit in Gebrauch:		hochpotente Opioide oder Morphin
		niedrigpotente Opioide oder Codein +	+
	Nichtopioidanalgetika + adjuvante Therapie	Nichtopioidanalgetika + adjuvante Therapie	Nichtopioidanalgetika + adjuvante Therapie
Kontraindikation	**Begründung**		
Schwangerschaft	Unklares teratogenes Potential, Abhängigkeit beim Neugeborenen		
Geburt	Atmungsdepression beim Neugeborenen, Verlängerung der Geburt		
Laktation	Atemdepression beim Kleinkind		
Akutes Abdomen	Ileus, Verschleierung der Symptome		
Kopfverletzungen	Atmungsdepression, Verschleierung der Symptome		
Atmungsdepression	Verstärkung		

Abb. 8.5. Indikationen und Kontraindikationen für narkotische Analgetika

Analgesie« unterstützt diese Annahme. Die systemischen Nebenwirkungen des Morphins sind bei dieser Applikation gering. Es kann aber zum Aufsteigen von Morphin mit dem Liquor in den Bereich des Atemzentrums und zum Atemstillstand kommen.

8.6 Kombinierte Anwendung von narkotischen Analgetika mit anderen Wirkstoffen

In Abbildung 8.5 sind Schmerzzustände genannt, bei denen Opiate und Opioide sehr effektiv zur Schmerzlinderung führen. Es gibt andere Schmerzzustände, bei denen die Wirkung dieser narkotischen Analgetika nur begrenzt ist (Schmerzen im muskuloskelettalen System, Knochenschmerzen bei Metastasen) und Schmerzen, bei denen diese Schmerzmittel klinisch kaum wirksam sind (neuropathische Schmerzen). Die Wirksamkeit bei Schmerzzuständen im muskuloskelettalen System kann (wenn nötig) deutlich erhöht werden durch die in diesem Falle manchmal sinnvolle Kombination mit antipyretischen Analgetika (s. unten), insbesondere mit nichtsteroidalen, antiphlogistischen Analgetika. Bei neuropathischen Beschwerden kann der Versuch unternommen werden, Morphin mit Glukokortikoiden, z.B. Dexamethason 4–8 mg/Tag, zu kombinieren. Gelegentlich führt auch die epidurale Koapplikation von Morphin mit einem Lokalanästhetikum (z.B. Bupivacain) zu erheblicher Besserung. In Erprobung befindet sich die Kombination von Morphin mit Ketamin (blockiert den NMDA-Rezeptor-abhängigen Ionenkanal, s. Kap. 10.3).

Die Ursache der sehr selten beobachteten Opioidresistenz ist nicht klar. Die neuere Kombinationstherapie hat zum Verlassen der neurochirurgischen Therapie (Durchtrennung aufsteigender Bahnen) bei bis dahin therapieresistenten Schmerzen geführt.

8.7 Abhängigkeit, Sucht

Der Gebrauch von Opium für medizinische und nichtmedizinische Zwecke ist 6000 Jahre alt. Während dieser Zeit hat es immer wieder Gruppen gegeben, die in großem Umfang den oralen Gebrauch von Opium als Genussmittel praktizierten, ohne dass daraus wesentliche Gesundheitsschäden oder soziale Probleme resultierten. Erst im 18. Jahrhundert entwickelte sich in China das Rauchen von Opium zum sozialen Problem (schnelle Resorption durch die Lunge im Gegensatz zur langsameren und unvollständigen Resorption bei oraler Zufuhr). In Europa schufen die Entwicklung der Injektionsspritze und die Reindarstellung des Morphins die Grundlagen für dessen gezielten Einsatz als Analgetikum. Aber damit traten auch die ersten Fälle psychischer und physischer Abhängigkeit auf, vor allem im Gefolge der Kriege des 19. Jahrhunderts. Aus dieser Zeit stammen auch die ersten Versuche, *Morphinsucht* mit Hilfe anderer Pharmaka zu *entziehen*. Die Erfolge, die auf diesem Gebiet z.B. durch Sigmund Freud mit *Kokain* und von anderen mit Diamorphin (*Heroin*) erzielt wurden, erwiesen sich bald als wertlos. Daraus hat sich die Substitutionstherapie entwickelt, z.B. mit Methadon bzw. *Levomethadon*. Dabei erfolgt der Austausch des Heroins gegen das Substitutionsmittel, das durch den Arzt verordnet, also legal erhältlich, preislich erschwinglich und ein medizinisch einwandfreies Pharmakon ist. Viele Abhängige sind auf eine oral zugeführte Erhaltungsdosis (Levomethadon 30–120 mg p.o. täglich) einstellbar, sodass sie gesundheitlich und sozial stabilisiert werden, u. U. sogar ihren Beruf ausüben und ein verhältnismäßig normales, sozial integriertes Leben führen können. Aber auch bei diesen Abhängigen führt eine Unterbrechung der Zufuhr oder die Injektion von Opioidantagonisten (*Naloxon*) zum Auftreten von Entzugssymptomen, die durch Opioidzufuhr sofort beendet werden können.

Die *Entzugssymptome* dauern nach ihrem Höhepunkt noch für Wochen in gemilderter Form an. Besonders die anhaltenden Bauchkrämpfe machen den abrupten Selbstentzug fast unmöglich. Bei langsamer Dosisverminderung sind die Entzugssymptome deutlich schwächer. Medikamentöse Hilfe beim Entzug besteht in symptomatischer (Elektrolytsubstitution) und sedativer Therapie (Neuroleptika, Sedativa).

Alle Opioide können beim chronischen Gebrauch nicht nur zur *Abhängigkeit,* sondern auch zum Phänomen der *Gewöhnung* (Toleranz) führen, d. h. zum Erreichen des gleichen analgetischen und euphorisierenden Effekts werden mit der Zeit höhere Dosen notwendig.

Gewöhnung tritt vor allem bei kurz wirksamen Opioiden und parenteraler Verabreichung ein (Diamorphin im Vergleich zu Levomethadon). Sie führt zu einer *Dosissteigerung bis zum 20fachen.* Diese Gewöhnung lässt sich nicht durch einen beschleunigten Metabolismus bzw. beschleunigte renale Elimination erklären, sondern sie mag dadurch zustande kommen, dass die körpereigene Enkephalin- (Endorphin-) Produktion in einzelnen Nervenregionen zum Erliegen kommt und die Wirkung der körpereigenen »Opioide« durch externe ersetzt wird (vgl. die Nebennierenrindenatrophie nach externer Glukokortikoidzufuhr). Gewöhnung und Entzugssymptome wären dann die Folgen des relativen *Mangels an Enkephalinen* und *Endorphinen.* Andererseits könnte es auch sein, dass die regelmäßige Zufuhr zu einer *vermehrten Anzahl* und/oder einer *verminderten Empfindlichkeit* der *Opioidrezeptoren* führt. In diesem Fall würde beim Wegfall der Zufuhr ein relativer Mangel an Opioiden an den rezeptortragenden Zellen eintreten. Die heute empfohlene Praxis der Opiat-(Opioid-)gabe im festen zeitlichen Abstand (»to the clock«) in richtiger Dosierung (sodass die Schmerzen nicht durchbrechen) hat das Auftreten von Gewöhnung zurückgedrängt. Es wird vermutet, dass das Fehlen des Wiederauftretens von Schmerzen am Ende des Dosisintervalls ein Faktor auf dem Weg zur Gewöhnung ist. Darum sollte der Patient sein Opiat/Opioid nie »bei Bedarf« einnehmen, sondern in festem Rhythmus.

Literatur

Adler WM (1980) Opioid peptides. Life Sci 26:497–510

Foley KM (1985) The treatment of cancer pain. N Engl J Med 313:84–95

Glare PA, Walsh TD (1991) Clinical pharmacokinetics of morphine. Ther Drug Monit 13:1–23

Herz A (1993) Opioids I–II. Handbook of Experimental Pharmacology, vol 104/1-2. Springer; Berlin Heidelberg New York

Martin WR (1983) Pharmacology of opioids. Pharmacol Rev 35:283–323

Twycross RG (1999) Opioids. In: Wall PD, Melzack R (eds) Textbook of pain, 4th edn. Churchill Livingstone, London

9 Antipyretische Analgetika

K. Brune

9.1 Geschichte

Die Geschichte antientzündlicher Wirkstoffe beginnt bereits mit der Verwendung von Dekokten salicylathaltiger Pflanzen durch griechische und römische Ärzte. So findet die *Weidenrinde* als Mittel gegen Fieber und Schmerzzustände bereits im *Corpus Hippocraticum* Erwähnung. Im Laufe der Jahrhunderte zeitweise in Vergessenheit geraten, erlebte die Weidenrinde im 18. Jahrhundert eine Renaissance durch Reverend *Stone* aus Oxfordshire, der nach sechsjähriger Anwendung der Droge bei Patienten ihre antipyretische Wirkung im Jahre 1863 in einem Brief an die Royal Society of Medicine erörterte. Nach der Identifizierung des Salicylsäurepräkursors Salicin als wirksames Prinzip der Weidenextrakte wurde Salicylsäure durch *Kolbe* – aufbauend auf den Arbeiten von *Piria* in Italien – im Jahre 1859 in Deutschland synthetisiert. Ersten klinischen Publikationen zur antipyretischen Wirkung der Substanz folgend, wurde Salicylsäure seit 1874 in größerem Maßstab industriell hergestellt und fand wenig später auch Einzug in die Therapie der chronischen Polyarthritis. Im Jahre 1897 synthetisierte der Bayer-Chemiker *Hoffmann* Acetylsalicylsäure, die zwei Jahre später durch *Dreser* als antipyretisches Analgetikum in die Klinik eingeführt wurde. Im Unterschied zu ihrer Vorgängersubstanz Salicylsäure weist Acetylsalicylsäure eine stärkere antiphlogistische und aggregationshemmende Wirkung auf. In die gleiche Zeit fällt auch die Entdeckung der nichtsauren antipyretischen Analgetika. Im Jahre 1882 synthetisierte *Knorr* in Erlangen Phenazon (zu diesem Zeitpunkt noch als »Antipyrin« bezeichnet) als Chinolin-Analogon. Phenazon wurde durch den Erlanger Pharmakologen *Filehne* getestet und erwies sich in der Klinik als wirksam. Die Substanz wurde wenig später von der Firma Hoechst als Antipyretikum in die Arzneimitteltherapie eingeführt. Die nichtsaure Verbindung Phenazon verfügt über analgetische und antipyretische Wirkungen, besitzt jedoch nur geringe antiphlogistische Effekte. Phenazon und seine Derivate Propyphenazon und Metamizol (Dipyron) werden bis heute weltweit in großem Umfang als Analgetika verwendet. Metamizol ist als Novalgin seit 1921 in Deutschland im Handel (Abb. 9.1).

Die antipyretische Wirkung von Acetanilid wurde im Jahre 1886 von den Klinikern *Cahn* und *Hepp* in Straßburg beschrieben. Diese Entdeckung erfolgte zufällig, da Acetanilid aufgrund eines Irrtums der versorgenden Apotheke appliziert wurde. Die Substanz wurde als »Antifebrin« in die Pharmakotherapie eingeführt und später durch Phenacetin und schließlich Paracetamol ersetzt. Wie die Phenazonderivate hat Paracetamol als nichtsaures Analgetikum nur geringe entzündungshemmende Eigenschaften. Seine analgetische Wirkung bleibt hinter den Phenazonderivaten zurück.

Wesentliche Details zum Wirkungsmechanismus der genannten Substanzen fehlen noch immer. Nachdem man in den 60er-Jahren zeigen konnte, dass einige saure antipyretische Analgetika Hemmer der oxidativen Phosphorylierung, der Histaminfreisetzung und Leukozytenmigration sind, wurde die erste plausible Erklärung für die antiinflammatorischen, analgetischen und

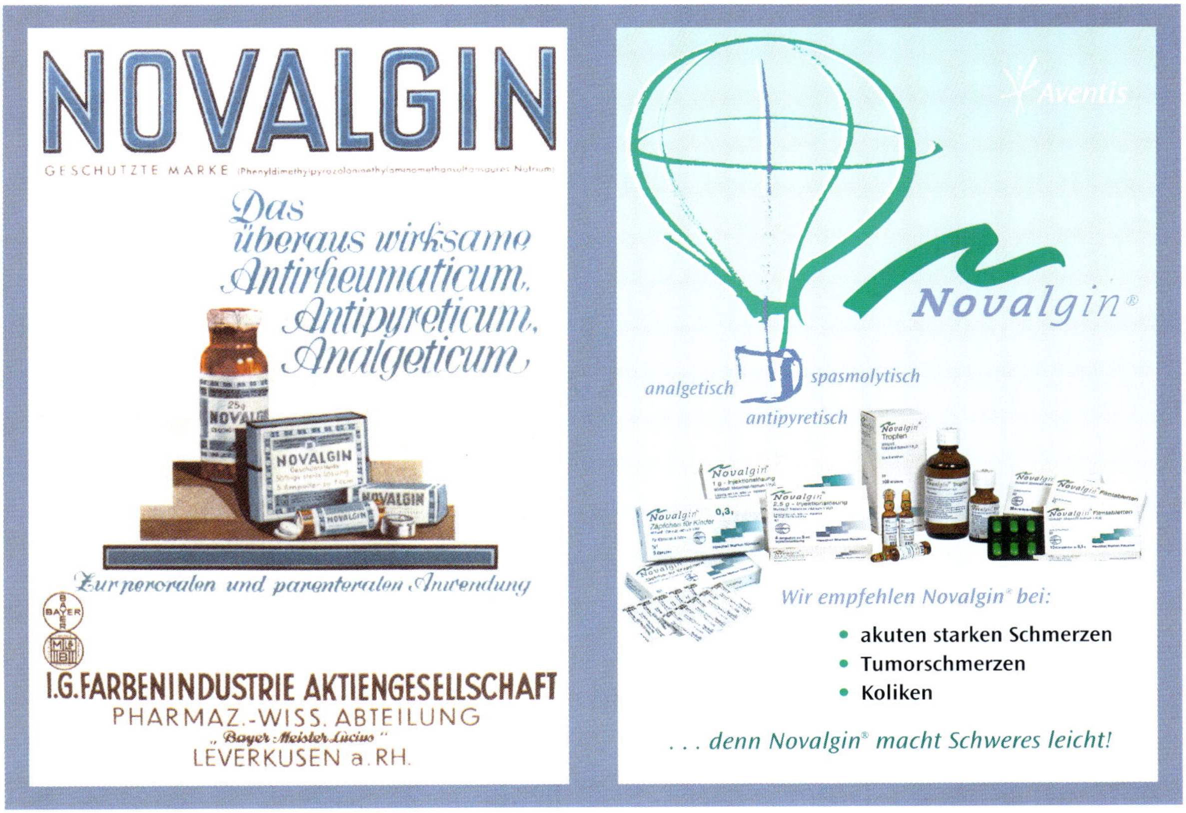

Abb. 9.1. Novalgin, alt – neu

antipyretischen Effekte dieser Substanzen erst im Jahre 1971 von John *Vane* publiziert. Er zeigte, dass die sauren antiphlogistischen Analgetika wie Acetylsalicylsäure und Indometacin durch Hemmung der Cyclooxygenase(n) (COX) zur Reduktion proinflammatorischer Prostaglandine führen. Die Cyclooxygenasen (Prostaglandin-H-Synthasen) sind bifunktionelle Membranproteine, die aus Membranphospholipiden hydrolytisch freigesetzte Arachidonsäure in zwei Reaktionsschritten zu Vorformen von Prostaglandinen überführen. Antipyretische Analgetika hemmen nur die Cyclooxygenasereaktion der Prostaglandin-H-Synthase.

Der Befund einer Hemmung der Prostaglandinsynthese als Wirkungsmechanismus der »aspirin-like drugs« machte insofern Sinn, als die in den 60er-Jahren charakterisierten Prostaglandine über die Erhöhung der Gefäßpermeabilität und die Verstärkung der Wirkung anderer Entzündungsmediatoren (Kinine, Serotonin, Histamin) maßgeblich an Entstehung und Unterhaltung von Entzündungsprozessen beteiligt sind. Diese einfache, monokausale Erklärung ließ sich jedoch nicht mit allen experimentellen Befunden in Einklang bringen. Salicylsäure und Paracetamol (Acetaminophen) rufen beispielsweise keine Hemmung der Prostaglandinsynthese im entzündeten Gewebe in pharmakologisch sinnvollen Konzentrationen hervor. Sie sind aber in der Lage – direkt oder indirekt – die Menge der bei akuten Schmerzen im ZNS freigesetzten Prostaglandine zu vermindern (s. unten).

9.2 Stoffeigenschaften

Innerhalb der sauren antipyretischen Analgetika besteht eine deutliche pharmakologische und physikochemische Ähnlichkeit. Die sauren nichtsteroidalen antiphlogistischen/analgetischen Wirkstoffe zeigen aufgrund eines hydrophilen und eines lipophilen Molekülteils eine ausgeprägte hydrophile/lipophile Polarität, besitzen Säurecharakter (pK_A-Werte 3–5,5) und werden im Plasma hochgradig (>90%) an Eiweiße gebunden. Unsere Arbeitsgruppe zeigte anhand autoradiographischer Studien, dass sich die *sauren* Analgetika besonders im Blut, in Leber, Milz und Kno-

Name	Struktur	PKa (F)	Schematische Darstellung der Verteilung saurer antipyretischer Analgetika im Organismus[2]
Salicylate			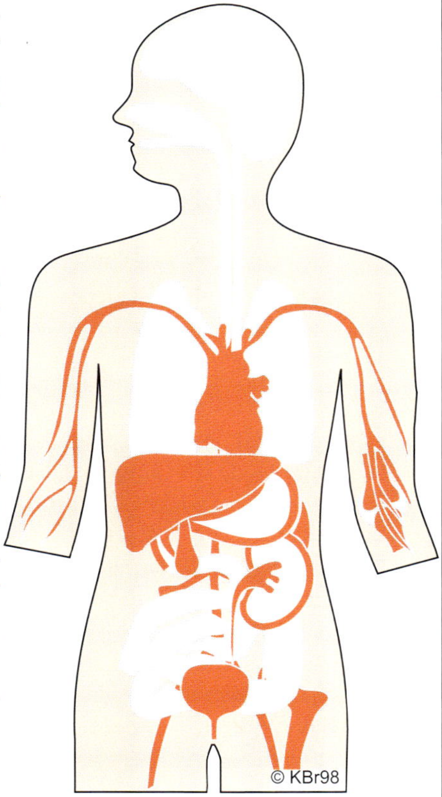
Acetylsalizylsäure	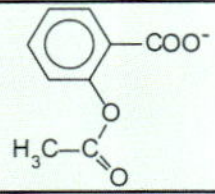	3,5 (50-70)	
Arylpropionsäuren (Profene)			
Ibuprofen	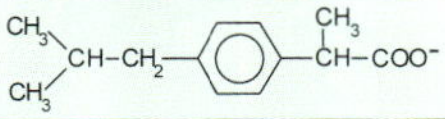	~ 4,5 > 99%	
Ketoprofen	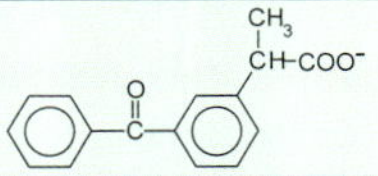	~ 5,5 > 99%	
Naproxen	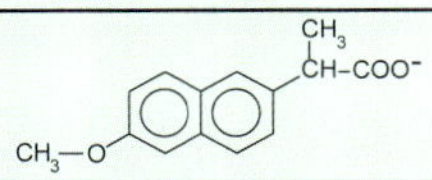	~ 4 > 99%	
Aryl- und Heteroarylessigsäuren			
Indometacin	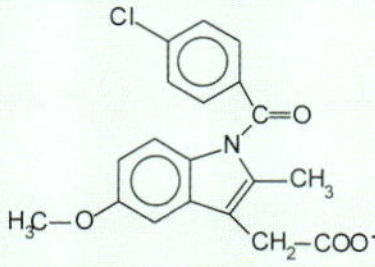	~ 4,5 90-99%	
Diclofenac	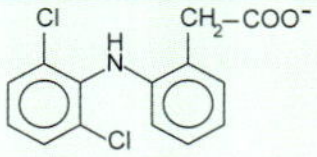	~ 4 > 99%	
Keto-Enolsäuren			
Piroxicam	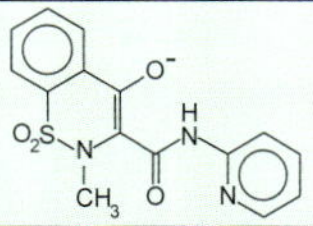	~ 6 > 99%	
Meloxicam	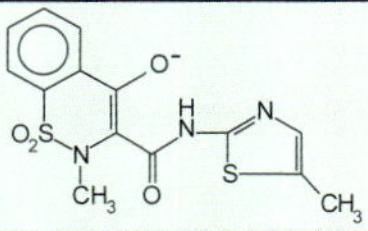	~ 5,5 > 99%	
Phenylbutazon	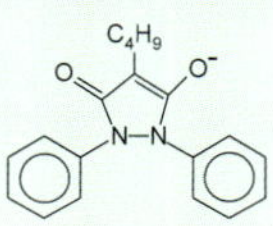	5 ~95-99%	

Abb. 9.2. Antiphlogistische (antipyretische) Analgetika (saure Analgetika[1]): Namen, Strukturen.

[1] Zu den sauren Analgetika gehören auch die Fenamate, z.B. Mefenaminsäure. Ihre Anwendung verliert z.Zt. an Bedeutung. Die Absorptionsquote sowie die Absorptionsgeschwindigkeit des Wirkstoffes hängen i.A. von der galenischen Zubereitung, also dem jeweiligen Arzneimittelpräparat, ab. Insbesondere bei Diclofenac muss mit erheblichen Schwankungen gerechnet werden. So erreicht Diclofenac in Brauseform verabreicht innerhalb von 15 min maximale Plasmaspiegel; bei magensaftresistenten verkapseltem Diclofenac kann die Absorption extrem verzögert (bis zu 20 Stunden!) einsetzen. Aber auch bei anderen NSAID (z.B. Acetylsalicylsäure und Ibuprofen) muss in Abhängigkeit von der Galenik mit einer gewissen Variabilität der Absorptionsgeschwindigkeit gerechnet werden.

[2] Schematische Darstellung der Verteilung saurer antipyretischer Analgetika im Organismus (Übertragung tierexperimenteller Daten auf den Menschen). *Dunkel* dargestellt sind die Gebiete, in denen hohe Konzentrationen saurer antipyretischer Analgetika erreicht werden: z.B. Magen, Wand des oberen Gastrointestinaltraktes, Blut, Leber, Knochenmark, Milz, entzündetes Gewebe (z.B. Gelenke) und die Niere (Kortex > Medulla). Einige saure antipyretische Analgetika werden teilweise unverändert über den Urin ausgeschieden und erreichen hohe Konzentrationen in dieser Körperflüssigkeit, andere unterliegen einer enterohepatischen Zirkulation und werden in Form von Konjugaten in hohen Konzentrationen in der Galle gefunden

chenmark, aber auch in Kompartimenten mit saurem extrazellulärem pH-Wert anreichern, während sich die nichtsauren Wirkstoffe weitgehend homogen im Körper verteilen.

Zu letzterem Kompartimenttyp zählen insbesondere das entzündete Gewebe, die Wand des oberen Gastrointestinaltrakts und die Sammelrohre der Nieren (Abb. 9.2). Die Akkumulation saurer Analgetika im entzündeten Gewebe wird als entscheidender Faktor ihrer antiinflammatorischen Effekte angesehen. Bei schmerzhaft-inflammatorischen Reaktionen kommt es im entzündeten Gewebe zu Kapillarschäden und zu einem Austritt von Plasmaeiweißen mit gebundenen Arzneistoffen in den Extravasalraum. Aufgrund des im entzündeten Gewebe üblicherweise erniedrigten pH-Wertes können die analgetischen Säuren aus dem Extrazellularraum leichter in die Zelle eindringen. Auf diese Weise lässt sich auch erklären, warum die Wirkdauer der sauren Analgetika im Allgemeinen länger ist als man aufgrund ihrer Plasmahalbwertszeit vermuten könnte. Das entzündete Gewebe verhält sich vermutlich wie ein »tiefes« Kompartiment, dessen Auffüllung und Entleerung sich mit erheblicher Verzögerung der Konzentration im Plasma anpasst.

Auf der anderen Seite lässt sich auch eine Reihe unerwünschter Effekte saurer antipyretischer Analgetika im Gastrointestinaltrakt (Ulzerationen), in der Niere (Flüssigkeits- und Kalium-Ionen-Retention) und bei der Blutgerinnung (Hemmung der Plättchenaggregation) mit der charakteristischen Verteilung analgetischer Säuren erklären. Im chronisch entzündeten Gewebe der Lunge führen saure antipyretische Analgetika durch Hemmung der Prostaglandinsynthese zur erhöhten Bildung von Leukotrienen und damit zu asthmaähnlichen Reaktionen.

Für neutrale (Paracetamol) bzw. schwach basische (Phenazon und Derivate) nichtsaure antipyretische Analgetika mit nur geringgradiger Plasmaproteinbindung konnte hingegen eine schnelle und homogene Distribution im Organismus nachgewiesen werden. Wie erwartet zeigten diese Verbindungen eine gute Penetration der Blut-Hirn-Schranke. Im Einklang mit diesen Befunden erwiesen sich die nicht antiinflammatorisch wirkenden (nicht im entzündeten Gewebe akkumulierenden) Substanzen Paracetamol und Phenazon in der Peripherie nur als schwache Inhibitoren der Prostaglandinsynthese. Ebenso wurden nach Gabe von Paracetamol und Phenazon nicht die für saure Analgetika typischen unerwünschten Effekte im Magen-Darm-Trakt, an der Niere und der Blutgerinnung registriert.

9.3 Pharmakodynamik – Hemmung der Cyclooxygenase-Isoformen

Bis Mitte der 80er-Jahre vermutete man, dass die Bildung von Prostaglandinen allein von der zellulären Verfügbarkeit des Substrats Arachidonsäure abhängt. Die Metabolisierung erfolgte offensichtlich durch die ubiquitäre »Cyclooxygenasen«, die zuerst aus Blutplättchen isoliert wurde (*COX-1*). Erste Hinweise auf die Existenz einer weiteren, induzierbaren COX-Isoform wurden im Jahre 1990 durch die Gruppe um Needleman publiziert, die nach Stimulation von Monozyten mit Lipopolysaccharid (LPS) eine Neusynthese eines COX-Proteins fanden. Diese Induktion konnte durch Präinkubation der Zellen mit Dexamethason verhindert werden. Wenig später gelang verschiedenen Arbeitsgruppen die Identifizierung der neuen Isoform (*COX-2*). Strukturanalysen zeigten, dass die COX-Isoenzyme eine Homologie von ca. 60% in ihrer Aminosäuresequenz aufweisen. Die von unterschiedlichen Genen kodierten Isoformen unterscheiden sich hinsichtlich Gewebeverteilung und Expressionsregulation. COX-1 ist in fast allen Zelltypen, unter anderem in Niere, Magen, Thrombozyten und Gefäßendothel, konstitutiv exprimiert und wirkt als so genanntes »house-keeping enzyme« bei physiologischen Adaptationen mit. Die Induktion von COX-2 erfolgt bei besonderen Belastungen, z.B. im Rahmen von Gewebeschädigungen und Entzündungen. Eine COX-2-Induktion wurde unter anderem in Makrophagen/Monozyten, Endothelzellen,

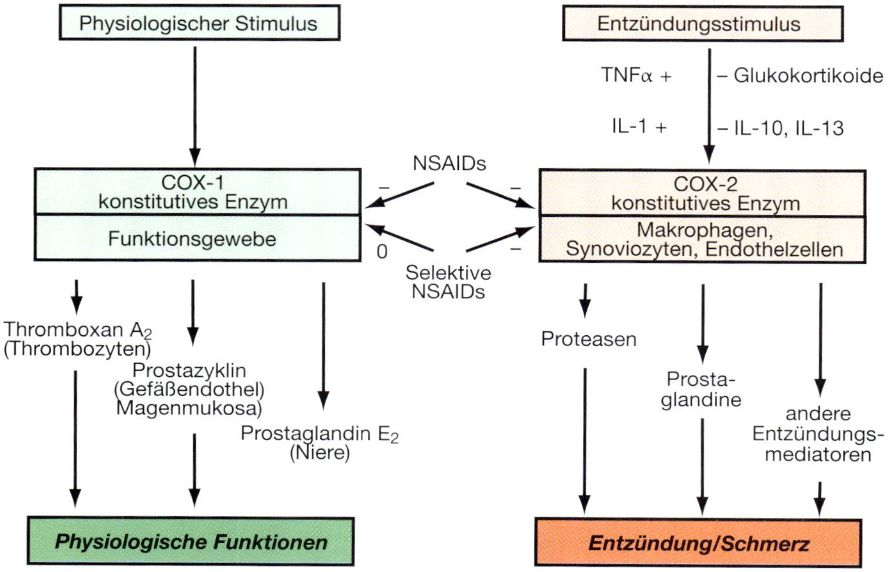

Abb. 9.3. Schematische hypothetische Darstellung der physiologischen und pathophysiologischen Funktionen der Cyclooxygenase-Isoenzyme. (Nach Vane 1994)

Chondrozyten und Osteoblasten beschrieben. Erhöhte COX-2-Konzentrationen sind auch im Synovialgewebe von Patienten mit Rheumatoider- und Osteoarthritis registriert worden. Diese Befunde führten zur Hypothese, dass eine selektive Hemmung der COX-2 zur Inhibition von Entzündung und Schmerz bei fehlender Beeinträchtigung der COX-1-abhängigen Schutzwirkungen im Magen-Darm-Trakt, in der Niere und bei der Blutgerinnung führen müsste (Abb. 9.3).

Spätere Studien zeigten, dass die Induktion der COX-2-Expression nicht nur durch Glukokortikoide, sondern – zelltypabhängig – auch durch die antiinflammatorischen Zytokine IL-4, IL-10 und IL-13 gehemmt wird. Im Übrigen wurde in diesem Zusammenhang auch das in manchen Lehrbüchern noch vorhandene Dogma, dass Glukokortikoide die Prostaglandinsynthese hauptsächlich über die Induktion von »Lipocortin 1« hemmen, durch eine plausiblere Erklärung ersetzt: Glukokortikoide hemmen die Bildung proinflammatorischer, die COX-2 induzierender Zytokine (TNFα, IL-1, IL-6 u.a.m.) und unterdrücken die Bildung der COX-2 im Entzündungsgewebe.

9.4 Selektive Hemmung der Cyclooxygenase (COX-2)

Die Idee einer Möglichkeit, die COX selektiv zu hemmen, war attraktiv, sodass viele Arzneimittelhersteller umgehend ihre antipyretischen Analgetika auf eine Wirkung an der COX-2 testeten. In einigen experimentellen Systemen erwiesen sich einige längst bekannte Substanzen (Etodolac, Meloxicam, Nabumeton) als scheinbar selektiv. Eine gründliche Nachuntersuchung der behaupteten COX-2-Spezifität der genannten Arzneistoffe zeigte jedoch, dass die COX-2-Selektivität der jeweils untersuchten Substanz je nach Testsystem (isoliertes Enzym, Zellhomogenate, Zellinien, isolierte Zellen) und Versuchsbedingungen (Inkubationszeit, verwandte Stimuli) erheblich variiert. Als relevante Alternative erwies sich daher der sog. beschriebene »*Vollblutassay*«, mit dem die COX-1/COX-2-Selektivität einer Verbindung an klinisch relevanten humanen Blutzellen (z. B. ex vivo) bestimmt wird, die COX-1 (Thrombozyten) oder COX-2 (Monozyten nach LPS-Stimulation) exprimieren. Diese Methode erlaubt festzustellen, ob ein Arzneistoff unter den Bedingungen der Therapie beim Menschen die COX-1 funktionsfähig lässt, während die COX-2 gehemmt wird. Untersuchungen mit diesem Versuchssystem zeigten, dass keines der derzeit therapeutisch eingesetzten sauren antipyretischen Analgetika die COX-2 selektiv hemmt. Einige Substanzen (Diclofenac, Meloxicam, Nimesulid) lassen sich bestenfalls als »präferentielle« Hemmer der COX-2 bezeichnen, wobei das im Mai 1996 in Deutschland zur Therapie der rheumatoiden Arthritis und aktivierten Arthrose zugelassene Meloxicam bei vergleichbarer Dosierung mit z. B. Diclofenac durchaus vergleichbare Magen-Darm-Schäden hervorruft.

Die Aufklärung der Kristallstrukturen der beiden Isoenzyme ergab, dass beide COX-Isoenzyme sehr ähnlich gebaut sind. Die katalytischen Zentren beider Enzymproteine liegen am Ende eines hydrophoben Kanals, der bei der COX-2-Isoform ein etwa 20% größeres Volumen aufweist. Neben dem hydrophoben Tunnel befindet sich ein zweiter Kanal (»side pocket«), der sich nur bei der COX-2-Isoform im geöffneten Zustand befindet und bei der COX-1 durch einen voluminösen Isoleucin-Rest (bei COX-2 nimmt Valin die entsprechende Aminosäure-Position 523 ein) verschlossen bleibt. Dieser geringe strukturelle Unterschied gilt als Basis der COX-2-selektiven Hemmwirkung von 1,2-Diarylheterocyclen mit Sulfon- bzw. Sulfonamid-Seitenkette, die eine etwa 100- bis 1000fach höhere Affinität zur COX-2 als zur COX-1-Isoform aufweisen. Dank der heute vorhandenen Strukturkenntnisse wird es in Zukunft möglich sein, zahlreiche spezifische COX-2-Hemmer herzustellen. Unterschiede in der Größe der Substratbindungsstellen könnten dar-

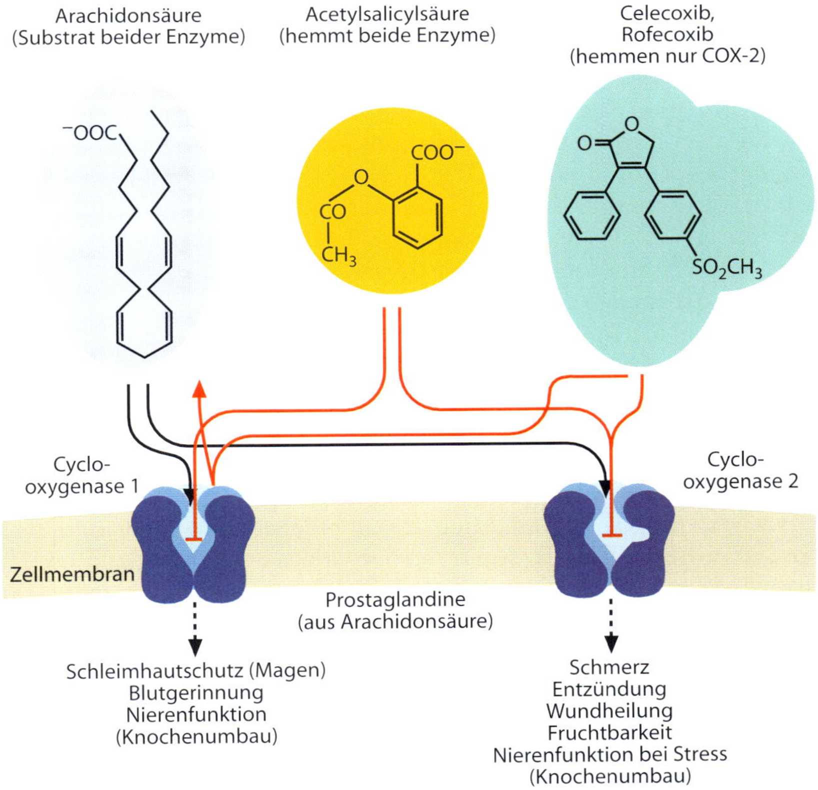

Abb. 9.4. Von der Kristallstruktur der Cyclooxygenasen abgeleitete Strukturannahmen

über hinaus auch die unterschiedliche Substratspezifität der COX-Isoformen erklären: Während COX-1 spezifisch Arachidonsäure und Dihomo-γ-linolensäure umsetzt, wird durch COX-2 ein größeres Spektrum an Fettsäuren (Arachidonsäure, Dihomo-γ-linolensäure, Eicosapentaensäure, γ-Linolensäure, α-Linolensäure, Linolsäure) metabolisiert.

9.5 Funktionen der Cyclooxygenase-Isoformen

Die Annahme, COX-2 sei ein ausschließlich bei Entzündung und Schmerz auftretendes Enzym (s. Abb. 9.3), lässt sich heute nicht mehr halten. So wird das COX-2-Isoenzym unter anderem konstitutiv in Gehirn und Rückenmark exprimiert. Weiterhin tritt COX-2 konstitutiv in der Niere auf, wo sie an der Regulation des Wasser- und Elektrolythaushalts mitwirkt. COX-2 wird im Uterusepithel zu verschiedenen Zeitpunkten der Frühschwangerschaft exprimiert und spielt eine Rolle bei der Nidation des befruchteten Eies sowie bei der für den Aufbau der Plazenta notwendigen Angiogenese (Abb. 9.4).

Eine konstitutive COX-2-Expression wurde auch im unstimulierten Magengewebe des Menschen und verschiedener Versuchstiere gefunden. Weitere Experimente ergaben, dass selektive COX-2-Inhibitoren den Vorgang der Wundheilung chronischer Ulzera bei Maus und Ratte verzögern. Ob dieser Befund auf den Menschen übertragbar ist, wird z.Zt. untersucht.

Studien der letzten Jahre schreiben der endothelialen COX-2 eine vasoprotektive und antiatherogene Wirkung zu. Die Induktion des endothelialen COX-2-Gens wird als vasoprotektiver Mechanismus diskutiert, der die Progression atherosklerotischer Läsionen begrenzen und ihre Regression fördern soll. Auch bei diesem Befund bleibt die klinische Bedeutung zunächst unklar (Tabelle 9.1).

Versuche mit Knock-out-Mäusen, die infolge selektiver Gendeletierung das jeweilige Isoenzym

Tabelle 9.1. Unterschiede und Ähnlichkeiten der Cyclooxygenasen

	COX-1	COX-2
Homologie (AS-Segment)		ca. 60%
mRNA (kiloBasen)	2,8 kB	4,5 kB
Protein (kiloDalton)	71 kDa	71 kDa
Expressionsrate (Variabilität)	2- bis 4fach	10- bis 80fach
Gewebe-verteilung	Thrombozyten, Endothelzellen, Magen, Niere, glatte Muskulatur	In den meisten Geweben, bes. ZNS, Niere, Gefäße, entzündete Gewebe
Lokalisation	ER	ER, Kernmembran
Hemmung der Expression	derzeit keine Angaben mögl.	Glukokortikoide IL-4, IL-10, IL-13
Induktion der Expression	(Östrogene?)	Zytokine, TNFα, IL-1 etc., LPS, Wachstumsfaktoren

nicht exprimieren, brachten ebenfalls überraschende Befunde. So erwiesen sich COX-1-Knock-out-Mäuse als gut lebensfähig. Die Tiere bekamen keine spontanen Magenulzera, entwickelten aber nach Indometacingabe Ulzerationen. Folglich scheinen neben einer COX-1-Hemmung auch Prostaglandin-unabhängige Mechanismen bei der durch saure antipyretische Analgetika induzierten Ulkusgenese eine Rolle zu spielen (z. B. lokal irritierende Substanzwirkung auf die Mukosa). Als Ursache für das Ausbleiben spontaner Magenulzera bei COX-1-Knock-out-Mäusen wird eine kompensatorische Hochregulierung anderer gastroprotektiver Mechanismen (erhöhte Synthese von zytoprotektivem Stickstoffmonoxid und »calcitonin gene-related peptide«) diskutiert. Offensichtlich sind auch von der COX-1 generierte Prostaglandine in das akute Entzündungsgeschehen involviert. So zeigten COX-1-Knock-out-Mäuse eine geringere Ausbildung von akuten Entzündungsreaktionen. Auf der anderen Seite hätte man von COX-2-Knock-out-Mäusen keine wesentliche Funktionsbeeinträchtigung erwartet, da ihnen, der Hypothese nach, nur die am Entzündungsgeschehen beteiligten »pathologischen«

Prostaglandine fehlen sollten. Diese Tiere entwickelten jedoch schwere Nephropathien, die prä- und postnatal häufig zum Tode führten. Die Befunde legen nahe, dass die COX-2 regulatorische Funktionen während der Embryo- bzw. Organogenese ausübt. COX-2-Knock-out-Mäuse leiden unter kardialer Fibrose und fehlender Ovulation. Andererseits lassen sich auch verschiedene experimentelle Entzündungen an COX-2-Knock-out-Mäusen induzieren. Trotzdem kann postuliert werden, dass die selektive Hemmung nur der COX-2 einen Fortschritt im Vergleich zu der bisher üblichen Hemmung beider Enzyme darstellen muss – vorausgesetzt, die alleinige Hemmung der COX-2 ist therapeutisch ausreichend.

9.6 Prostaglandine als Mediatoren der Hyperalgesie

Cyclooxygenaseprodukte (Prostaglandine) spielen offensichtlich auch eine wesentliche Rolle bei der Schmerzentstehung. Nach einer Gewebeschädigung werden sie nicht nur im betroffenen Gewebe, sondern auch im Rückenmark gebildet. Sie modulieren dort die Übertragung schmerzrelevanter Informationen vom geschädigten Gewebe zum Großhirn. Die in Nerven- und Gliazellen produzierten Prostaglandine fördern in bisher noch unbekannter Weise die Glutamat- und Substanz-

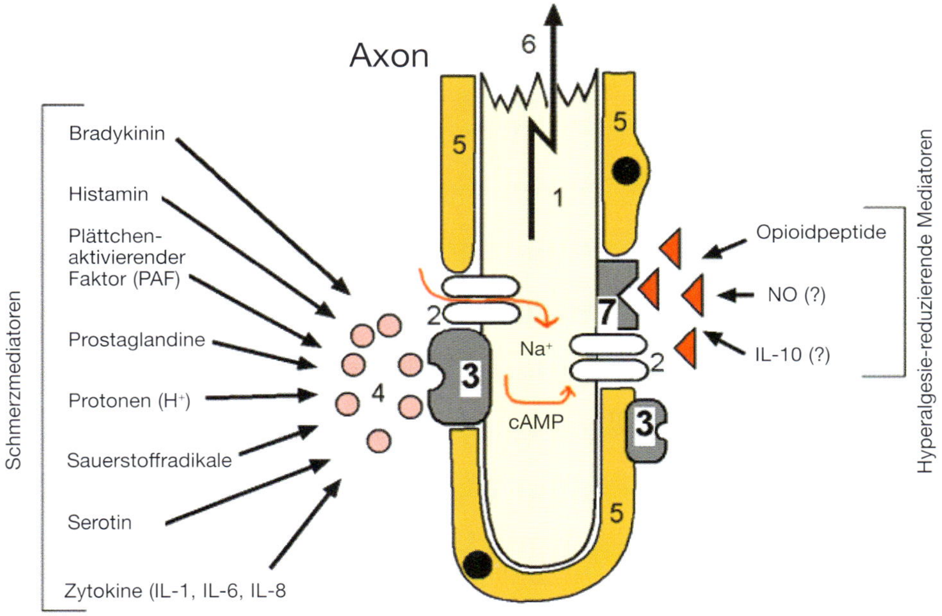

1 Axon, C-Faser-Nervenendigung
2 Na-Kanäle
3 Rezeptoren von Schmerzmediatoren (z. B. Prostaglandinrezeptor, EP-3)
4 Schmerzmediatoren
5 Schwann-Zellen (bedecken C-Faserendigungen)
6 Depolarisationsweiterleitung
7 Rezeptoren antinozizeptiver Mediatoren (z. B. μ-Rezeptor)

Abb. 9.5. Aktivatoren und Modulatoren polymodaler (»wide-dynamic range«) Nozizeptoren. Gewebeschädigende Noxen führen zu einer Freisetzung von Kaliumionen, Protonen und Bradykinin sowie zur Synthese von Prostaglandinen. Neuropeptide (Bradykinin) und Ionen erregen die Nozizeptoren, während Prostaglandine eine Erhöhung der Empfindlichkeit der Nozizeptoren hervorrufen. Die aus Mastzellen, Blutplättchen und anderen Zellen freigesetzten Mediatoren Histamin, Prostaglandine und Serotonin begünstigen Vasodilatation und Plasmaextravasation. Proinflammatorische (hyperalgetische) Mediatoren erhöhen die Sensitivität nozizeptiver C-Faser-Nervenendigungen durch Erhöhung der Anzahl rezeptorgekoppelter Ionenkanäle oder durch Kontraktion von Schwann-Zellen und Freilegung von Na^+-Kanälen: Für Opioidpeptide wird eine inhibitorische Wirkung auf die Nozizeptoren diskutiert. Die Bedeutung von Stickstoffmonoxid (NO) und Zytokinen ist Gegenstand derzeitiger Untersuchungen

P-mediierte synaptische Übertragung nozizeptiver Informationen in der Substantia gelatinosa des spinalen Hinterhorns, d. h. vom 1. (Nozizeption) auf das 2., dessen Neuriten im Vorderseitenstrang zum Gehirn aufsteigen.

Im traumatisierten Gewebe stellen Prostaglandine per se keine bedeutenden Schmerzmediatoren dar, sondern erhöhen nur die Empfindlichkeit von Nozizeptoren für andere Stimuli, indem sie normalerweise kaum erregbare, polymodale Rezeptoren (»silent nociceptors«) in einen Zustand leichter Erregbarkeit überführen (Abb. 9.5). Diese fast ubiquitär vorhandenen Nozizeptoren sind im gesunden Gewebe mechanoinsensitiv (»schlafende« Nozizeptoren) und werden erst infolge einer pathophysiologischen Alteration (postoperativer oder traumatischer Gewebeschaden) »aufgeweckt«, d.h. ihre Schwellen für mechanische und/oder thermische Reize werden so weit gesenkt, dass nicht schmerzhafte Reize eine Erregung der Nozizeptoren hervorrufen. Für den Prozess der Nozizeptorsensitivierung werden gegenwärtig zwei Mechanismen diskutiert. Die erste Hypothese geht davon aus, dass unter dem Einfluss von Prostaglandinen mehr stressabhängige (mechanisch aktivierbare) Ionenkanäle am Nozizeptor verfügbar werden. Im zweiten Modell wird die Kontraktion der Schwann-Zellen (s. Abb. 9.5) im entzündeten Gewebe als Ursache einer vergrößerten Nozizeptoroberfläche angesehen. In jüngsten Studien konnte gezeigt werden, dass Prostaglandin E_2 und andere inflammatorische Mediatoren die Aktivierung Tetrodotoxin- (TTX-)resistenter Natriumkanäle in Neuronen der Hinterwurzelganglien (DRG: »dorsal root ganglion«) fördern. Ein TTX-resistenter Natriumionenkanal konnte kürzlich geklont werden, der selektiv in kleinen und mittleren DRG-Neuronen exprimiert wird. Eine Reihe experimenteller Befunde spricht dafür, dass DRG-Neurone die Somata der dünnen und unmyelinisierten C- und Aδ-Nervenfasern sind, die nozizeptive Informationen ins ZNS transportieren. Die Modulation der Leitfähigkeit der Natriumkanäle verläuft über die Aktivierung der Adenylatcyclase und eine Erhöhung des intrazellulären cAMP-Spiegels, der möglicherweise zu einer Proteinkinase-A-abhängigen Phosphorylierung dieser Kanäle führt.

Es gilt heute als gesichert, dass die wesentlichste Wirkung der sauren antiphlogistisch/analgetischen Substanzen in der Normalisierung der (PG-abhängig) erhöhten Empfindlichkeit der Nozizeptoren im geschädigten Gewebe besteht. Die entsprechenden Wirkstoffe (Cyclooxygenasehemmer) lösen im strengen Sinne keinen analgetischen Effekt aus, sondern wirken durch Normalisierung der Sensitivität polymodaler Nozizeptoren »antihyperalgetisch«.

Aber auch die Blockade der Prostaglandinsynthese im Hinterhorn des Rückenmarks führt zur Antihyperanalgesie. So konnte in verschiedenen Studien demonstriert werden, dass in entzündete Gewebe applizierte COX-Inhibitoren neben einer Blockade der COX im entzündeten Gewebe auch zu einer Hemmung der spinalen Prostaglandinfreisetzung führen. Unsere Arbeitsgruppe konnte zeigen, dass gerade in der analgetischen »Filterstation«, dem Hinterhorn des Rückenmarks, COX-2 konstitutiv vorhanden ist und dort die vorherrschende COX-Isoform darstellt. Eine periphere Gewebeschädigung führte zur zusätzlichen Expression dieses Enzyms im Rückenmark. Die Prostaglandinfreisetzung fiel parallel zur »analgetischen« Wirkung von COX-Hemmern ab. Die intrazerebroventrikuläre Applikation dieser Substanzen hat analgetische Effekte. Schließlich konnte kürzlich gezeigt werden, dass der spezifische COX-2-Inhibitor Celecoxib zu einer Senkung der durch eine periphere Entzündung induzierten Prostaglandin-E_2-Synthese in der Zerebrospinalflüssigkeit führt, während ein entsprechender Hemmeffekt nach Gabe eines selektiven COX-1-Hemmers ausblieb. Daher kommt neben den peripher generierten Prostaglandinen auch den von der COX-2 im Zentralnervensystem synthetisierten Prostaglandinen eine bedeutende Rolle bei der »Antihyperalgesie« zu.

Neuere Befunde sprechen dafür, dass die analgetische Wirkung von antipyretischen Analgetika im Rückenmark nicht ausschließlich auf eine Verminderung der Prostaglandinsynthese, sondern darüber hinaus auf eine erhöhte

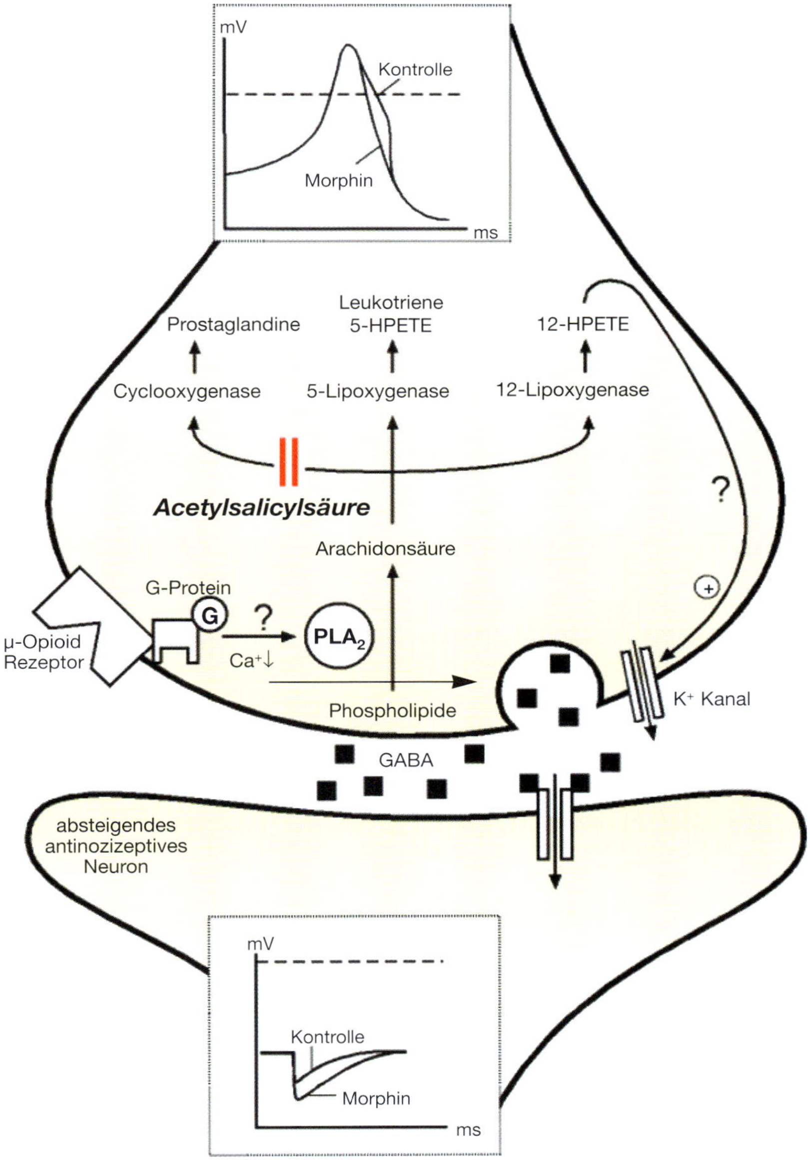

Abb. 9.6. Schematische Darstellung GABA-freisetzender Nervenendigungen im Mittelhirn (nach Vaughan et al. 1997; Williams et al. 1997). µ-Opioidagonisten aktivieren an präsynaptischen Nervenendigungen inhibitorischer GABAerger Interneurone das Enzym Phospholipase A_2. Die infolgedessen erhöhten Arachidonsäurespiegel werden via Cyclooxygenase, 5-Lipoxygenase und 12-Lipoxygenase metabolisiert. Die über den 12-Lipoxygenaseweg entstehende 12-HETE aktiviert präsynaptische Kaliumkanäle und erniedrigt die Aktionspotentialdauer. Ein verkürztes Aktionspotential reduziert die GABA-Freisetzung in den synaptischen Spalt und damit die GABA-induzierte inhibitorische Wirkung auf absteigende antinozizeptive Neurone. Antipyretische Analgetika wie Acetylsalicylsäure können die beschriebene Opioidwirkung erhöhten, indem sie über Hemmung der Cyclooxygenase einen verstärkten Abbau der Arachidonsäure über den 12-Lipoxygenaseweg hervorrufen und auf diese Weise die Bildung von 12-HPETE erhöhen. µ-Opioidagonisten hemmen darüber hinaus den Ca^+-Einstrom (vgl. 8.3)

Konzentration anderer Arachidonsäuremetabolite zurückzuführen sein könnte. In diesem Zusammenhang wurde gezeigt, dass die Aktivierung von μ-Rezeptoren durch Opioide zu einer Aktivierung der Phospholipase A2 führt (Abb. 9.6). Der infolgedessen vermehrt synthetisierte Metabolit des 12-Lipoxygenase-Weges, 12-Hydroperoxyeicosatetraensäure (12-HPETE) aktiviert spannungsabhängige Kaliumkanäle und führen über die Verminderung der Dauer des Aktionspotentials zu einer Hemmung der Transmitterfreisetzung. Saure antipyretische Analgetika könnten diesen Effekt verstärken, indem sie über Hemmung der COX-1/COX-2 eine verstärkte Bildung von Lipoxygenaseprodukten bewirken. Auf der Basis dieser Befunde ließe sich die klinisch bei bestimmten Schmerzen beobachtete Verstärkung der Opioidwirkung durch antipyretische Analgetika erklären. Dies gilt z.B. für Metamizol bei Tumorschmerz oder postoperativem Schmerz.

Schließlich ließ sich nachweisen, dass das Rückenmark der Hauptwirkort antipyretischer Analgetika ist. Elektrophysiologische Studien sprechen dafür, dass Metamizol, i.v.-appliziert, die infolge einer peripheren Entzündung erhöhte Aktivität von spinalen Neuronen senkt. Dieser Effekt geht mit einer Reduktion der Prostaglandinsynthese im Zentralnervensystem einher. So führen hohe Dosen von Paracetamol zur Verminderung der Prostaglandinsynthese im Zentralnervensystem. Da Paracetamol kein direkter Hemmer der COX-1/2 ist, bleibt offen, wie dieser (indirekte?) Effekt zustande kommt.

9.7 Prostaglandine als Mediatoren der Fieberentstehung

Die Körpertemperatur wird durch hypothalamische Zentren reguliert. Sie erhalten über den Tractus spinothalamicus Afferenzen von peripheren und zentralen Thermorezeptoren. Entsprechende Efferenzen werden an Hypophyse, Vasomotorenzentrum, quer gestreifte Muskulatur und Arrectores pilorum weitergeleitet. Das zu den »zirkumventrikulären Organen« zählende, hochvaskularisierte, mit fenestrierten Kapillaren und weitem, flüssigkeitsgefülltem Perivaskularraum versehene Organum vasculosum laminae terminalis (OVLT) ist ein Sensorsystem für im Blut zirkulierende endogene Pyrogene sowie für die Kommunikation zwischen peripherem Immunsystem und Zentralnervensystem. Die im Bereich des OVLT modifizierte Blut-Hirn-Schranke ist für Stoffe mit einem Molekulargewicht bis 17.000 und somit auch für das endogene Pyrogen IL-1β (MG 17.000) zugängig. Die hier lokalisierten Zellen setzen unter dem Einfluss vom *IL-1* und *TNFα* Prostaglandine frei.

Im Tierversuch konnte nach intrazerebroventrikulärer Injektion von Prostaglandinen Fieber erzeugt werden. Die verantwortlichen ZNS-Regionen sind die präoptische Region sowie die benachbarte OVLT. Die zentrale Fieberreaktion erfolgt wahrscheinlich über 2 Stufen. Zuerst wird die Freisetzung von Zytokinen durch exogene Pyrogene (z. B. LPS) induziert (IL-1, IL-6, TNFα und IFN-γ).

Diese Zytokine stimulieren die Synthese von Prostaglandin E_2. Das im OVLT produzierte Prostaglandin E_2 beeinflusst das thermoregulatorische Zentrum im präoptischen Bereich des vorderen Hypothalamus. Das in die Fieberentstehung involvierte Prostaglandin E_2 entstammt der in nichtneuronalen Zellen induzierten COX-2. Neueren Untersuchungen zufolge wird COX-2 nach LPS-Stimulation in subarachnoidalen Endothelzellen exprimiert. Auf Proteinebene konnte nach 1,5 Stunden eine COX-2-Expression nachgewiesen werden, die sich – parallel zur Fieberreaktion – innerhalb von 5 Stunden voll ausbildete. Eine signifikante Unterdrückung der Fieberreaktion ist nach Mikroinjektion von Metamizol und Ketorolac in die anteroventrale präoptische Region nachgewiesen worden. Als Signalstoff für die Fieberentstehung wird zentralproduziertes Prostaglandin E_2 angesehen.

Das Prostaglandinsystem beeinflusst die Thermoregulation beim gesunden, afebrilen Tier nicht. So zeigen gegenüber Kälte oder Hitze exponierte

Versuchstiere keinen Anstieg der zentralen Prostaglandinsynthese. Ebenso konnte nach Gabe antipyretischer Analgetika keine nennenswerte Senkung der Körpertemperatur gesunder, afebriler Probanden registriert werden.

Insbesondere nichtsaure antipyretisch wirksame Analgetika treten relativ leicht in das Zentralnervensystem über. Ein Teil der antipyretischen Wirkung erfolgt wahrscheinlich über Hemmung der zentralen Prostaglandinsynthese im Bereich des vorderen Hypothalamus und ist somit zentraler Art. Das unterschiedliche antipyretische Profil der einzelnen Substanzen wird an späterer Stelle diskutiert.

Tabelle 9.2. Pharmakokinetische Eigenschaften saurer antipyretischer Analgetika. (Nach Brune u. Lanz 1985)

Pharmakokinetische/ Chemische Subklassen	Orale F [%]	$t_{1/2}{}^{2}$ $(t_{max})^{1}$	Einzeldosis (maximale Tagesdosis) bei Erwachsenen
a) Geringe Potenz/schnelle Elimination			
Salicylate:			
Acetylsalicylsäure	~50 dosisabhängig	~15 min	0,05–1 g[3] (~6 g)
Salicylsäure	80–100	2,5–4,5 h dosisabhängig	0,5–1 g (6 g)
2-Arylpropionsäuren:			
Ibuprofen	100	2 h (~ 1 h)	200–800 mg (2,4 g)
Anthranilsäuren:			
Mefenaminsäure	70	1–2 h (~ 1 h)	250–500 mg (1,5 g)
b) Mittlere Potenz/mittlere Eliminationsgeschwindigkeit			
Salicylate:			
Diflunisal	80–100	8–12 h dosisabhängig (~ 2–4 h)	250–500 mg (1 g)
2-Arylpropionsäuren:			
Naproxen	90–100	12–15 h[4] (~1 h)	250–500 mg (1,25 g)
Arylessigsäuren:			
6-Methoxy-2-naphthyl- essigsäure (aktiver Nabumetonmetabolit)	20–50	20–24 h (~ 2–3 h)	0,5–1 g (1,5 g)
c) Hohe Potenz/schnelle Elimination			
2-Arylpropionsäuren:			
Flurbiprofen	Keine Daten	2,5–4 (~1 h)	50–100 mg (200 mg)
Ketoprofen	~90	2–4 h (~1 h)	25–100 mg (200 mg)
Aryl-/Heteroarylessigsäuren:			
Diclofenac	~50 dosisabhängig	1–2 h (1–24 h)[5]	25–75 mg (150 mg)
Indometacin	~100	2–3 (~1–24 h)[5]	25–75 mg (200 mg)
Oxicame:			
Lornoxicam	~100	4–10 h (~1 h)	4–12 mg
d) Hohe Potenz/langsame Elimination			
Oxicame:			
Piroxicam	~100	14–160 h[4] (~1 h)	20–40 mg; initial: 40 mg
Tenoxicam	~100	25–175 h[4] (~1 h)	20–40 mg; initial: 40 mg
Meloxicam	~90	20 h[5] (~1 h)	7,5–15 mg

[1] Zeit bis zum Erreichen der maximalen Plasmakonzentration nach oraler Applikation; [2] terminale Eliminationshalbwertszeit; [3] thrombozytenaggregationshemmende Einzeldosis: 50–100 mg; analgetische Einzeldosis: 0,5–1 g; [4] enterohepatischer Kreislauf; [5] monolithische säurefeste Tabletten oder ähnliche galenische Zubereitungen.

Tabelle 9.3. Indikationen und Dosierungen von antipyretischen Analgetika

Wirkstoff	ASS	Diclofenac	Ibuprofen	Naproxen	Ketoprofen	Piroxicam	Metamizol	Paracetamol	Propyphenazon
Fieber	1- bis 3-mal tgl. ~10 mg/kg	?[a]	1- bis 3-mal tgl. 10 mg/kg[b]	?	?	?	1- bis 3-mal tgl. 15 mg/kg	1- bis 3-mal tgl. 15 mg/kg[b]	1- bis 3-mal tgl. 15 mg/kg[b]
Kopfschmerz	0,5–1 g	?	0,2–0,6 g[c]	?	20–50 mg[c]	?	0,5–1 g[c]	0,5–1 g[c]	0,5–1 g[c]
Dysmenorrhoe	?	?	0,2–0,6 g[c]	0,25–0,5 g[d]	20–50 mg[c]	?	?	(0,5–1 g[c])	(0,5–1 g[c])
Kolik	?	75 mg, p.e.	?	?	?	?	1,5 g i.v.	?	?
Arthrose	0,5–1 g[c]	25–50 mg[c]	0,2–0,6 g[c]	0,25–0,5 g[d]	25–50 mg[c]	(20 mg[e])	?	(0,5–1 g[c])	(0,5–1 g[c])
rheumatoide Arthritis	?	50 mg[c]	0,8 g[c]	0,5 g[c]	50–100 mg[c]	20 mg[e]	?	?[f]	?[f]
Gichtanfall	?	50 mg[c]	0,8 g[c]	0,5 g[c]	50–100 mg[c]	20 mg[e]	?	?	?
Metastasen-schmerz	?[a]	50 mg[c]	0,8 g[c]	0,5 g[c]	100 mg[c]	20 mg[e]	1 g[c]	1 g[c]	1 g[c]

[a] ? Keine Indikation der 1. Wahl (Ansicht des Autors); [b] Kinderdosierungen sind gleich; [c] Einzeldosen (bis zu 4-mal tgl. wiederholbar); [d] Einzeldosis (bis zu 2-mal tgl. wiederholbar); [e] einmal täglich (Initialdosis mgl.), keine besonders geeignete Indikation; [f] evtl. als Zusatzmedikation zur Kupierung von Schmerzspitzen.

9.8 Pharmakokinetik (Aufnahme, Verteilung, Elimination, Arzneimittelinteraktionen)

9.8.1 Saure antipyretische Analgetika

Basierend auf Befunden, dass Acetylsalicylsäure in hoher Dosierung (>3 g/Tag) nicht nur zur Reduzierung von Fieber und Schmerz, sondern darüber hinaus auch zur Hemmung entzündlicher Reaktionen führt, beschrieb Winter im Jahre 1962 mit dem Carrageeninödem ein Assay zur Erfassung der antiinflammatorischen Aktivität einer Verbindung. Überraschenderweise zeigten alle den Test erfolgreich durchlaufenden Substanzen ein ähnliches physikochemisches Profil (lipophile/hydrophile Polarität, ähnliche pK_A-Werte sowie eine hochgradige Plasmaproteinbindung, vgl. Tabelle 9.2). Die sauren antipyretischen Analgetika lassen sich hinsichtlich zweier Charakteristika differenzieren: nach ihrer Potenz, d. h. der Einzeldosis, die zur Erzielung eines antiinflammatorischen Effektes notwendig ist, sowie nach ihren pharmakokinetischen Eigenschaften (Tabelle 9.2). Im Folgenden werden diese wichtigen Gruppen besprochen (Tabelle 9.3 enthält eine Zusammenstellung ihrer Indikationen):

- saure antipyretische Analgetika mit geringer Potenz und kurzer Eliminationshalbwertszeit,
- saure antipyretische Analgetika mit hoher Potenz und kurzer Eliminationshalbwertszeit,
- saure antipyretische Analgetika mit mittlerer Potenz und mittlerer Eliminationshalbwertszeit,
- saure antipyretische Analgetika mit hoher Potenz und kurzer Eliminationshalbwertszeit,
- saure antipyretische Analgetika mit hoher Potenz und langer Eliminationshalbwertszeit.

Saure antipyretische Analgetika mit geringer Potenz und kurzer Eliminationshalbwertszeit

Als ein Kriterium für die optimale therapeutische Auswahl eines antipyretischen Analgetikums hat sich ihr pharmakokinetisches Profil erwiesen (pharmakokinetische Kenndaten saurer antipyretischer Analgetika s. Tabelle 9.2). So sind bei akuten Schmerzzuständen (Kopfschmerzen, Zahnschmerzen, Dysmenorrhoe, Schmerzen nach

Bagatellverletzungen) zuverlässig und schnell anflutende, auf der anderen Seite aber auch schnell eliminierbare saure Analgetika indiziert (s. Tabelle 9.3). Prototypen dieser Gruppe sind Ibuprofen und Acetylsalicylsäure.

Ibuprofen ist ein Vertreter der 2-Arylpropionsäuren – chiralen Substanzen mit asymmetrischem Kohlenstoffatom in α-Stellung zur Carboxylgruppe. Sie bestehen aus einer R- und einer S-Form, die sich hinsichtlich ihrer optischen Aktivität, d.h. der Fähigkeit, die Ebene des linear polarisierten Lichtes zu drehen, unterscheiden. Diese Unterscheidung ist von Bedeutung, da nur die S-Formen – zumindest peripher – die COX-Isoformen substantiell hemmen und auf dieser Basis ihre antiphlogistische, zum Teil wohl auch analgetische Wirkung auszuüben scheinen. Ibuprofen ist in Deutschland (wie auch Flurbiprofen und Ketoprofen) als Racemat (1:1-Gemisch der Enantiomere) zugelassen. Da R-Ibuprofen in vivo fast vollständig in die stärker COX-hemmende S-Form umgewandelt wird, kann von einer protrahierten Wirkung des Racemats ausgegangen werden. S-Ibuprofen (in A und Ch auf dem Markt) hat keine gesicherten Vorteile, ist aber teurer. In Abhängigkeit von seiner galenischen Formulierung zeigt Ibuprofen ein unterschiedliches Absorptionsverhalten. Eine schnelle Absorption ist bei Gabe von Salzen, z. B. Lysinsalz, gewährleistet. Die Bioverfügbarkeit von Ibuprofen beträgt nahezu 100%. Ibuprofen wird in Einzeldosen von 200–800 mg verabreicht.

Ibuprofen zeigt in analgetischer Dosierung (bis 1,2 g pro Tag) kein messbar erhöhtes Risiko von Ulzerationen und ist hinsichtlich gastrointestinaler Beschwerden und Blutgerinnungsstörungen der Acetylsalicylsäure vorzuziehen. Nach Einnahme von Ibuprofen wurden einige Fälle von Pseudotumor cerebri, Kopfschmerz, Sehstörungen sowie Meningitis beschrieben (meist LE-Patienten). Ibuprofen kann in einigen seltenen Fällen zur Retention von Lithium sowie zu einer verminderten renalen Elimination von Methotrexat führen.

Acetylsalicylsäure wird in einer Einzeldosis von 0,5–1 g als Analgetikum und Antipyretikum, in höherer Dosierung (Einzeldosis >1 g) als Antiphlogistikum eingesetzt. Acetylsalicylsäure wird z.T. bereits im Magen resorbiert und in Plasma und Gewebe mit einer Eliminationshalbwertszeit von ca. 15 min (bei Dosen <1 g) deazetyliert.

Acetylsalicylsäure führt oft zu unerwünschten Wirkungen im Gastrointestinaltrakt. Dabei wird die Häufigkeit von Magenulzera und schweren Blutungen bei regelmäßiger Gabe analgetischer Dosen mit 1:5000 angegeben. In die gastrointestinale Toxizität der Substanz scheint neben einer Hemmung der Synthese zytoprotektiver Prostanoide auch ein Prostaglandin-unabhängiger irritierender Effekt der Substanz involviert zu sein: Acetylsalicylsäure liegt im Magensaft überwiegend in nichtdissoziierter Form vor, wird bei der Mukosapassage in Salicylsäure und Essigsäure gespalten und kann auf diese Weise die Epithelzellen direkt schädigen. Acetylsalicylsäure führt bei ca. 10% aller Patienten mit Asthma bronchiale zum so genannten »Analgetika-Asthma«. Als Mechanismus des dabei ausgelösten Bronchospasmus wird ein Konzentrationsabfall von bronchodilatierendem Prostaglandin E_2 sowie eine vermehrte Bildung proinflammatorischer und bronchokonstriktorischer Leukotriene (»Lipoxygenase-Shift«) diskutiert. Hohe Salicylatdosen (>5 g/Tag) verstärken die Wirkung von indirekten Antikoagulanzien (4-Hydroxycumarin-Derivate) und oralen Antidiabetika (Sulfonylharnstoffe). Acetylsalicylsäure ist kontraindiziert bei Patienten mit Magen-Darm-Ulzera, erhöhter Blutungsneigung und Asthma bronchiale. Das Reye-Syndrom (Meningoenzephalopathie mit fettiger Degeneration von Leber und anderen parenchymatösen Organen) kann nach Acetylsalicylsäure-Einnahme durch Kinder mit fieberhaften Virusinfekten (z.B. Windpocken) entstehen. Kinder vor der Pubertät, die an Virusinfektionen erkrankt sind, dürfen daher nicht mit Acetylsalicylsäure behandelt werden. Aufgrund von Blutungsneigung und vorzeitigem Verschluss des Ductus botalli sollte Acetylsalicylsäure nicht im 2. und 3. Trimenon der Schwangerschaft verwandt werden. Bei der Reinfarktprophylaxe wird die thrombozytenaggregationshemmende Wirkung niedriger Acetylsalicylsäure-Dosierungen (50–100 mg/Tag) therapeutisch ausgenutzt. Die irreversible Hemmung der thrombozytären COX-1 bedingt die lang anhaltende Verminderung der Blutgerinnungsfähigkeit nach Gabe der Substanz. Da Thrombozyten das geschädigte Enzymsystem nicht regenerieren können, hält dieser Effekt trotz der geringen Halbwertszeit der Acetylsalicylsäure bis zu 7 Tage an.

Anthranilsäurederivate (Fenamate), die eine dem Ibuprofen äquivalente analgetische Wirkung besitzen, haben heute wegen ihrer unerwünschten Wirkungen (Diarrhoen, Nephrotoxität, Krämpfe) in der Schmerztherapie kaum noch einen Platz.

Saure antipyretische Analgetika mit mittlerer Potenz und mittlerer Eliminationshalbwertszeit

Zu Vertretern dieser Gruppe gehören Naproxen und Diflunisal. Das als reine S-Form zugelassene Naproxen ist bei schmerzhaften Regelblutungen, nach der Geburt und bei Migräne indiziert. Diflunisal (Difluorphenylsalicylat) verfügt im Vergleich zu Acetylsalicylsäure über eine längere Halbwertszeit (8–12 h; vgl. Tabelle 9.2).

Saure antipyretische Analgetika mit hoher Potenz und kurzer Eliminationshalbwertszeit

Antipyretische Analgetika dieser Gruppe werden bevorzugt zur Therapie entzündlicher Schmerzen (chronische Polyarthritis, Wundschmerzen nach operativen Eingriffen an Muskulatur und Knochen) eingesetzt. Das für diese Indikationen weltweit am häufigsten eingesetzte Diclofenac hemmt die COX-2-Isoform etwas stärker als das COX-1-Enzym und besitzt eine im Vergleich zu anderen sauren Analgetika relativ geringe Inzidenz unerwünschter gastrointestinaler Ereignisse. Die Schwachstellen des Diclofenac liegen in seinen pharmakokinetischen Eigenschaften begründet (s. Tabelle 9.2). Die klassische, magensaftresistentummantelte (monolithische) Diclofenac-Natrium-Tablette kann gelegentlich viele Stunden im Magenlumen verweilen, was eine Absorption des Wirkstoffs und das Eintreten der gewünschten analgetischen und antiphlogistischen Effekte verhindert. Zusätzlich kommt es nach der Absorption von Diclofenac durch eine unterschiedlich intensive Extraktion und Metabolisierung in der Leber zu einem First-Pass-Verlust des Wirkstoffs. Deshalb erscheint Diclofenac zur Therapie akuter passagerer Schmerzen und Fieberzustände weniger geeignet, da die Substanz aufgrund ihrer geringen und variablen Bioverfügbarkeit sowie ihres späten Absorptionsbeginns keine zuverlässige analgetische Wirkung in niedriger Dosierung erwarten lässt. Durch die Einführung neuer galenischer Formen (dispergiertes oder an Ionenaustauscherharz gebundenes Diclofenac) ist es möglich, die pharmakokinetischen Schwächen des Wirkstoffs in den bisher üblichen galenischen Formen zu überwinden. Diclofenac bedingt bei ca. 5% der Patienten einen (meist passageren) Anstieg der Transaminasen.

Weitere Vertreter hochpotenter saurer Analgetika mit kurzer Eliminationshalbwertszeit sind Flurbiprofen, Indometacin und Lornoxicam sowie die etwas geringer potenten Substanzen Fenoprofen und Ketoprofen. Die genannten Substanzen weisen bei hoher oraler Bioverfügbarkeit jedoch ein relativ hohes Risiko unerwünschter Wirkungen auf.

Saure antipyretische Analgetika mit hoher Potenz und langer Eliminationshalbwertszeit

Viele Oxicame (Meloxicam, Piroxicam, Tenoxicam) werden aufgrund ihrer langen Halbwertszeit (s. Tabelle 9.2) bei chronischen, den ganzen Tag über andauernden intensiven Schmerzen (z. B. bei chronischer Polyarthritis und Knochenmetastasen) eingesetzt, erfüllen jedoch nicht die Anforderungen für die Therapie akuter passagerer Schmerzen und Fieberzustände. Die genannten Substanzen werden langsam eliminiert und metabolisiert und zeigen eine ausgeprägte enterohepatische Zirkulation. Grundsätzlich besteht bei diesen länger im Organismus verweilenden Substanzen auch ein größeres Risiko unerwünschter Wirkungen im Gastrointestinaltrakt und in der Niere. In Vergleichsstudien mit Indometacin weist Piroxicam schwerwiegendere unerwünschte Wir-

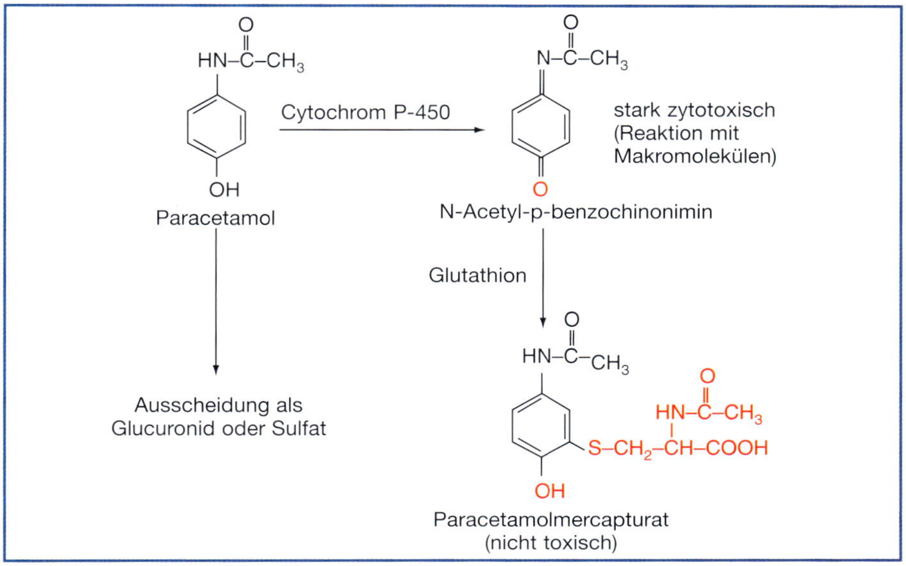

Abb. 9.7. Schematische Darstellung des Paracetamolmetabolismus

kungen im Gastrointestinaltrakt auf und zeigt eine Reihe weiterer unerwünschter Wirkungen (Leukopenie, Transaminasenanstieg, Nierenfunktionsstörung, Phototoxizität, schwere Hautschäden). Saure antipyretische Analgetika mit langer Halbwertszeit sollten aufgrund der bestehenden Kumulationsgefahr nicht bei Patienten mit eingeschränkter Leberfunktion angewendet werden.

9.8.2 Nichtsaure antipyretische Analgetika

Anilinderivate

Von den Anilinderivaten findet heute nur noch Paracetamol (pharmakokinetische Kenndaten in Tabelle 9.4) therapeutische Anwendung. Para-

Tabelle 9.4. Pharmakokinetische Eigenschaften nichtsaurer antipyretischer Analgetika

Subklassen	PB[a] [%]	Orale F [%][b]	t_{max} [h][c] (time)	$t^2_{1/2}\,\beta$ [h][d]	Einzeldosis (maximale Tagesdosis)
Anilinderivate:					
Paracetamol	5–50 dosisabhängig	70–100 dosisabhängig	(~1)	1,5–2,5	0,5–1 g (4 g)
Pyrazolinon-Derivate:					
Phenazon	<10	~100 dosisabhängig	(~1)	5–15	0,5–1 g (4 g)
Propyphenazon	~10	~100 dosisabhängig	(~1)	1–2,5	0,5–1 g (4 g)
Metamizol-Natrium[e]	<20	Variabel/Prodrug	(Tropfen ~0,3; Tabl. ~1)	–	0,5–1 g (4 g)
4-Methylamino-phenazon[f]	58	~100		2–4	–
4-Aminophenazon[f]	48	–		4–5,5	–
Selektive COX-2-Inhibitoren:					
Celecoxib[e]	~97	~60 (2–4)		11	100–200 mg (400 mg)
Rofecoxib[f]	~98	~100 (2–4)		~17	12,5–25 mg (50 mg)

[a] Plasmabindung; [b] Bioverfügbarkeit; [c] Zeit bis zum Erreichen der maximalen Plasmakonzentration nach oraler Applikation; [d] terminale Eliminationshalbwertszeit; [e] Noraminopyrinmethansulfonat-Natrium; [f] Metamizolmetaboliten.

cetamol ist der Hauptmetabolit des aufgrund nephrotoxischer Effekte aus dem Verkehr gezogenen Phenacetins (interstitielle Nephritis). Paracetamol findet Anwendung bei leichten bis mittelstarken Schmerzen nichtviszeralen Ursprungs sowie bei den meisten febrilen Zuständen. Die Substanz weist in den üblichen Dosierungen selten unerwünschte Wirkungen auf. Paracetamol wird erst im Dünndarm resorbiert und sollte bei Pylorospasmen (bei Migräne auftretend) rektal appliziert werden. Paracetamol wird hauptsächlich in Phase-II-Reaktionen zum Glucuronid und Sulfat metabolisiert (Abb. 9.7). Der in geringem Ausmaß (≤3%) via Cytochrom P-450 entstehende reaktive elektrophile Metabolit N-Acetyl-p-benzochinonimin wird normalerweise via Konjugation mit Glutathion inaktiviert (s. Abb. 9.7).

Eine Erschöpfung der hepatischen Glutathionreserven tritt jedoch bei Paracetamolüberdosierung (>6–8 g/Tag) auf, so dass unter diesen Umständen der reaktive Metabolit kovalente Bindungen mit zellulären Proteinen eingehen kann. Dadurch kann es dosisabhängig zu reversiblen funktionellen Störungen, Leberzellnekrosen und Leberkoma kommen. Im Falle einer vorgeschädigten Leber sollen entsprechende lebensbedrohliche Leberzellschädigungen auch bereits bei noch zugelassener hoher Dosierung evident geworden sein. Ein hohes Risiko beim Alkoholiker wird behauptet. Es ist aber nicht belegt. Zur Behandlung von Paracetamolintoxikationen wird vor allem der Sulfhydryldonor N-Acetylcystein eingesetzt. Paracetamol sollte aufgrund der beschriebenen möglichen unerwünschten Effekte nicht bei Leberkranken und Alkoholikern angewendet werden. Paracetamol ist oft nicht ausreichend wirksam. Dadurch kommt es zur Überdosierung, die gerade auch bei Kindern zum akuten Leberversagen führt, wenn nicht innerhalb der ersten 12 Stunden nach Überdosierung N-Acetylcystein appliziert wird.

Pyrazolinonderivate (Pyrazolone)

Pyrazolinone (pharmakokinetische Kenndaten s. Tabelle 9.4) verfügen über gute analgetische Effekte und werden bei mäßigen bis mittelstarken Schmerzen eingesetzt. Metamizol, Phenazon und Propyphenazon stellen die vorherrschend eingesetzten antipyretischen Analgetika in Lateinamerika, vielen Ländern Asiens sowie Ost- und Mitteleuropas dar. Phenazon und Propyphenazon sind Bestandteil einer großen Anzahl analgetischer Kombinationspräparate.

Das auch bei schweren Fieberzuständen indizierte Metamizol ist hinsichtlich seiner analgetischen und antipyretischen Potenz Phenazon, Paracetamol und Acetylsalicylsäure überlegen. Es ist als Novalgin bereits seit 1921 im Handel. Metamizol hat eine direkte spasmolytische Wirkung an der glatten Muskulatur, und zwar sowohl auf die ableitenden Harnwege als auch auf Gallenblase und Sphincter Oddi. Daher findet es auch – intravenös appliziert, da gut wasserlöslich – Anwendung bei der Therapie akuter Ureter- und Gallenkoliken. Da nach schneller intravenöser Injektion von Metamizol Schockreaktionen mit tödlichem Ausgang und (häufiger) Schockfragmente beschrieben worden sind, sollte die Injektion – unter strenger Indikationsstellung – nur langsam erfolgen. Zum Risiko einer Schockreaktion gibt es nur Schätzungen. Dabei zeigt sich, dass Schock und Schockfragmente bei allen COX-Hemmern – insbesondere bei parenteraler Applikation – auftreten (The International Collaborative Study of Severe Anaphylaxis 1998). Das Risiko einer allergisch bedingten Agranulozytose nach Metamizolgabe wird inzwischen mit einer Größenordnung von 1:1 Million angegeben. Diese ist bei rechtzeitiger Gabe von GMCSF reversibel.

Pyrazolinonderivate führen – wie auch COX-Hemmer – sehr selten zu schweren allergischen Hauterkrankungen oder zu Blutdruckabfällen.

Im Gegensatz zu dem inzwischen aus dem Verkehr gezogenen Aminophenazon wirken die heute therapeutisch eingesetzten Pyrazolinonderivate nicht nitrosaminbildend und sind daher nicht karzinogen im Magen. Trotz unselektiver Hemmung der COX-1 und COX-2 kommt es unter der Therapie mit Pyrozolinonderivaten nicht zu Magen-Darm-Schäden, Flüssigkeitsretention und Hemmung der Blutgerinnung – dahingegen unter

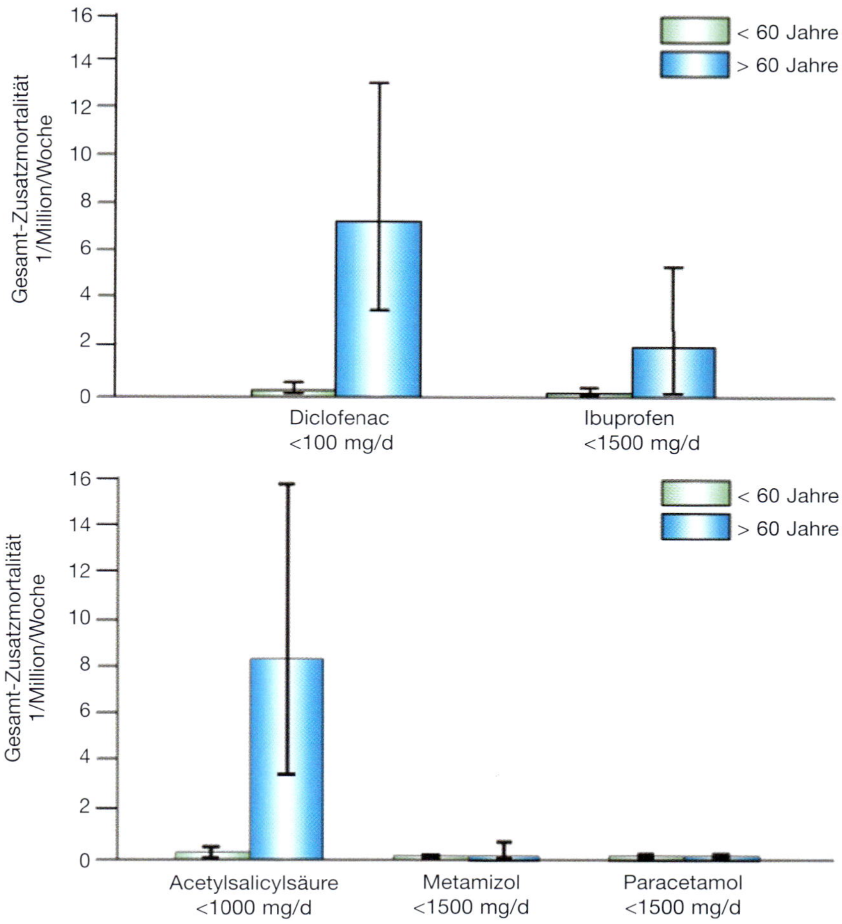

Abb. 9.8. Gesamtzusatzmortalität für antipyretische Analgetika, getrennt nach den Altersgruppen unter 60 Jahre und über 60 Jahre. (Aus Andrade et al. 1998)

den sauren antiphlogistischen Analgetika (s. Abb. 9.8).

Betrachtet man das Zusatzrisiko, nach Einnahme eines Analgetikums an einer schweren Nebenwirkung zu versterben, so ist das Risiko bei ASS, Diclofenac und auch Ibuprofen aufgrund der gastrointestinalen Blutungen deutlich höher als bei Metamizol!

Kontraindikationen für Pyrazolinone stellen Blutbildungsstörungen, hepatische Porphyrie, Glucose-6-phosphat-Dehydrogenase-Mangel und Nierenfunktionsstörungen dar.

Selektive COX-2-Inhibitoren

Seit der Entdeckung der COX-2-Isoform ist eine Reihe neuer Verbindungen synthetisiert und hinsichtlich ihrer COX-2-Selektivität getestet worden. Wie bereits an früherer Stelle erwähnt, wird als Basis der COX-2-selektiven Hemmwirkung von 1,2-Diarylheterocyclen mit Sulfon- bzw. Sulfonamidseitenkette (z. B. Celecoxib) eine spezifische Einlagerung in die »side pocket« im hydrophoben Tunnel der COX-2-Isoform diskutiert (s. Abb. 9.3).

Der selektive COX-2-Hemmstoff Celecoxib wurde Anfang 1999 zur Anwendung bei rheumatoider Arthritis und Arthroseschmerzen auf dem US-amerikanischen Arzneimittelmarkt zugelassen. Der selektive COX-2-Inhibitor Rofecoxib ist seit 1999 in D im Handel. In einer klinischen Studie an Patienten mit Kniegelenksarthrose zeigte Celecoxib analgetische und antiphlogistische Effekte in Dosen von 100–200 mg (2-mal täglich), ohne schwere gastrointestinale Komplikationen und Störungen der Blutgerinnung hervorzurufen. Die Substanz zeigt in vitro eine 375fach höhere Affinität zu COX-2 als zu COX-1. Sowohl Celecoxib als auch Rofecoxib erwiesen sich beim Menschen weiterhin als effektive Analgetika bei moderaten bis schweren Schmerzzuständen nach Zahnoperationen.

Ersten klinischen Berichten zufolge scheinen selektive COX-2-Hemmer wenig gravierende Nebenwirkungen aufzuweisen (v. a. fehlen Magen-Darm-Ulzerationen). Wasser- und Elektrolytretentionen treten allerdings ebenfalls auf. Allerdings sind diese Substanzen bisher nur an selektionierten Patientenkollektiven getestet worden. Des Weiteren kann zum jetzigen Zeitpunkt noch keine befriedigende Antwort zu möglichen Langzeitwirkungen der entsprechenden Testsubstanzen gegeben werden. Zur Therapie postoperativer Schmerzen eingesetzte selektive COX-2-Inhibitoren könnten – theoretisch – die Wundheilung über Hemmung der Angiogenese verzögern. Wenngleich bisher keine am Menschen erhobenen Befunde vorliegen, lässt sich aufgrund der Versuche mit Mäusen, denen man das COX-2-Gen deletiert hat, eine mögliche Beeinträchtigung der fetalen Entwicklung oder weiblichen Fertilität durch selektive COX-2-Hemmer nicht ausschließen. Einflüsse auf den Wasser- und Elektrolythaushalt sind typisch. Eine endgültige Beurteilung möglicher Risiken wird auch dadurch erschwert, dass die Rolle der COX-Isoformen bei einer Reihe physiologischer Prozesse (z. B. Kontrolle des Gefäßtonus) nicht vollständig aufgeklärt ist.

Auf der anderen Seite könnte der Einsatz selektiver COX-2-Inhibitoren ein Spektrum neuer Indikationen eröffnen. Spezifische COX-2-Inhibitoren könnten in der Therapie kolorektaler Karzinome Einsatz finden. Auch die Möglichkeit, selektive COX-2-Hemmer zur Verzögerung des Auftretens des Alzheimer-Krankheit einzusetzen, wird diskutiert.

9.9 Analgetische Mischpräparate

Die analgetischen Mischpräparate sind in Deutschland ungewöhnlich weit verbreitet, wobei unklar bleibt, warum das so ist. Pharmakologisch bieten diese Kombinationen keinen Vorteil, denn sie sind weder in ihrer Wirksamkeit den besprochenen Monosubstanzen überlegen, noch verursachen sie weniger Nebenwirkungen oder sind preiswerter als die inzwischen patentfreien Monosubstanzen. Es scheint vielmehr so, als ob Fälle psychischer Abhängigkeit außer bei den Opioiden vor allem bei Kombinationspräparaten auftreten.

In Tabelle 9.5 sind fünf häufig gebrauchte Mischpräparate beschrieben, die von Abhängigen eingenommen werden. Der Zusatz von Koffein hat keinen die analgetische Gesamtwirkung direkt verstärkenden Effekt. Diese Zusätze werden von einigen Autoren aber mit einer gewissen Stimmungshebung in Verbindung gebracht. Auch eine

Tabelle 9.5. Beispiele für analgetische Mischpräparate, die zu psychischer Abhängigkeit führen können

Wirkstoff	A	B	C	D	E
Acetylsalicylsäure	250 mg	–	–	–	–
Paracetamol	200 mg	350 mg	500 mg	200 mg	–
Propyphenazon	–	–	–	150 mg	220 mg
Codeinphosphat 1/2H20	–	30 mg	20 mg	–	20 mg
Coffein	50 mg	50 mg	–	–	–
Ergotamintartrat[1]	–	–	–	0,75 mg	–
Drofenin-HCl[2]	–	–	–	–	25 mg

[1] Vasokonstriktor, [2] Spasmolytikum. Die Wirkstoffkombinationen sind z. B. enthalten in: Thomapyrin Schmerztabletten (A), Azur compositum, Tabletten (B), Talvosilen, Tabletten, Dragées (C), Ergo-Kranit, Tabletten, Dragées (D), Spasmo-Cibalgin compositum S, Dragées (E).

Beschleunigung der Resorption durch Koffein ist beschrieben worden. Für den Pharmakologen ist auch der Sinn weiterer Zusätze, wie Vitamine (z.B. in Dolo-Neurobion forte) und Arzneipflanzenextrakte, nicht evident. Der Zusatz von 30 mg Codein führt bei zahlreichen Patienten zu Obstipation.

Die früher geäußerte Hoffnung, dass zentral und peripher wirksame Analgetika in Kombinationen überadditiv wirksam wären, konnte bisher klinisch nicht bewiesen werden.

Dennoch gibt es experimentelle Hinweise auf eine Wirkungsverstärkung bei gleichzeitiger Gabe von Acetylsalicylsäure und Morphin (s. Abb. 9.6). Nach dieser Hypothese ist Morphin in der Lage, die Phospholipase A zu aktivieren. Die entstehende Arachidonsäure wird durch die Gegenwart von Acetylsalicylsäure in Richtung der Lipoxygenaseprodukte verschoben. Die entstehende 12-Hydroperoxyeicosatetraensäure aktiviert einen spannungsabhängigen K^+-Kanal, der die Potentialdauer inhibitorischer GABA-Neurone am postsynaptischen Neuron vermindert und damit antinozizeptive Schmerzbahnen aktivieren soll.

Literatur

Andrade SE, Martinez C, Walker AM (1998) Comparative safety evaluation of non-narcotic analgesics. J Clin Epidemiol 51(12): 1357–1365

Brogden RN (1986) Pyrazolone derivatives. Drugs 4:60–70

Brune K (1997) The early history of non-opioid analgesics. Acute Pain 1:33–40

Brune K, Lanz R (1985) Pharmacokinetics of non-steroidal antiinflammatory drugs. In: Bonta IL, Bray MA, Parnham MJ (eds) Handbook of inflammation, vol 5. The pharmacology of inflammation. Elsevier Science Publishers, Amsterdam New York Oxford, pp 413–449

Brune K, Zeilhofer K (1999) Non-Opioids. In Wall PD, Melzack R (eds), Textbook of pain, 4th edn. Churchill Livingstone, London

Chakraborty I, Das SK, Wang J, Dey SK (1996) Developmental expression of the cyclo-oxygenase-1 and cyclo-oxygenase-2 genes in the peri-implantation mouse uterus and their differential regulation by the blastocyst and ovarian steroids. J Mol Endocrinol 16:107–122

Forster C, Maglerl W, Beck A et al. (1992) Differential effects of dipyrone, ibuprofen, and paracetamol on experimentally induced pain in man. Agents Actions 35:112–121

Henry D, Lim LL, Garcia Rodriguez LA et al. (1996) Variability in risk of gastrointestinal complications with indivudual non-steroidal anti-inflammatory drugs: results of a collaborative meta-analysis. Br Med J 312:1563–1566

Heppelmann B, Messlinger K, Neiss W F et al. (1990) Ultrastructural three-dimensional reconstruction of group III and group IV, sensory nerve endings (»free nerve endings«) in the knee joint capsule of the cat: evidence for multiple receptive sites. J Comp Neurol 292:103–116

Kurumbail RG, Stevens AM, Gierse JK et al. (1996) Structural basis for selective inhibition of cyclooxygenase-2 by anti-inflammatory agents. Nature 384:644–648

Langenbach R, Morham SG, Tiano HF et al. (1995) Prostaglandin synthase 1 gene disruption in mice reduces arachidonic acid-induced inflammation and indomethacin-induced gastric ulceration. Cell 83:483–492

Lipsky PE, Isakson PC (1997) Outcome of specific COX-2 inhibition in rheumatoid arthritis. J Rheumatol 49:9–14

Masferrer JL, Zweifel BS (1994) Selective inhibition of inducible cyclooxygenase-2 in vivo is anti-inflammatory and nonulcerogenic. Proc Natl Acad Sci USA 91:3228–3232

Mizuno H, Sakamoto C, Matsuda K et al. (1997) Induction of cyclooxygenase 2 in gastric mucosal lesions and its inhibition by the specific antagonist delays healing in mice. Gastroenterology 112:387–397

Patrignani P, Panara MR, Sciulli MG et al. (1997) Differential inhibition of human prostaglandin endoperoxide synthase-1 and -2 by nonsteroidal anti-inflammatory drugs. J Physiol Pharmacol 48:623–631

The International Collaborative Study of Severe Anaphylaxis (1998) Epidemiology 9:141–146

Vane JR, Botting RM (1998) Mechanism of action of non-steroidal anti-inflammatory drugs. Am J Med 104(3A): 2S–8S; discussion 21S–22S

Vaughan CW, Ingram SL, Connor MA et al. (1997) How opioids inhibit GABA-mediated neurotransmission. Nature 390: 611–614

10 Nichtopioidanalgetika ohne antipyretische und antiphlogistische Wirkung: Flupirtin, Ketamin und Nefopam

K. Brune

10.1 Stoffeigenschaften

Neben den zwei großen Gruppen der antipyretischen (z. T. auch antiphlogistischen) Analgetika und narkotischen Analgetika (Opiate, Opioide) gibt es noch einzelne, gelegentlich in der Schmerztherapie verwendete Pharmaka, die nicht einer dieser Gruppen zugeordnet werden können. Es handelt sich dabei um das Pyridylcarbamat Flupirtin und das Benzoxazocin Nefopam sowie das aus der Narkose stammende Ketamin (chemische Strukturen in Abb. 10.1).

10.2 Pharmakodynamik

Flupirtin, *Ketamin* und *Nefopam* zeigen *analgetische*, aber keine antipyretische oder antiphlogistische Wirkung. Flupirtin soll zusätzlich einen *relaxierenden* Effekt auf die Skelettmuskulatur haben. Der *Wirkungsmechanismus* von Flupirtin und Nefopam ist nicht aufgeklärt. Bekannt ist, dass sie ihren Angriffsort nicht an den sensiblen Nervenendigungen (Nozizeptoren) im geschädigten Gewebe haben. Vielmehr wird vermutet, dass sie die *Aktivität der deszendierenden antinozizeptiven Bahnen im Rückenmark verstärken*. Adrenerge, serotoninerge und GABAerge Mechanismen werden mit der analgetischen Aktivität dieser Pharmaka in Verbindung gebracht. Jedenfalls bindet Flupirtin nicht an Opioid- oder aminerge Rezeptoren, reichert sich aber nach oraler und parenteraler Applikation schnell in der Substantia gelatinosa und in der gesamten grauen Substanz des Rückenmarks sowie den paravertebralen Ganglien an. Die Entleerung monoaminerger Speichergranula durch Reserpin, die Zerstörung noradrenerger Neurone durch 6-Hydroxy-Dopamin oder die Hemmung der Synthese von Noradrenalin durch α-Methyl-p-Tyrosin vermindert jeweils die analgetischen Effekte von Flupirtin im Tierversuch. Diese Befunde liefern Hinweise, dass der analgetische Effekt von Flupirtin im Zusammenhang mit absteigenden Rückenmarksbahnen steht, die über aminerge Neurotransmitter verfügen. Neuerdings wird eine selektive Öffnung von K^+-Kanälen im ZNS diskutiert. Dadurch soll es – wie bei Morphin – zu einer Hyperpolarisation kommen.

Ketamin (s. Abb. 10.1) unterscheidet sich in seinen pharmakodynamischen Eigenschaften sehr deutlich von den anderen Injektionsnarkotika. Es erzeugt einen Zustand der Immobilität und Amnesie; der Patient scheint mehr abwesend als bewusstlos zu sein (»dissoziative Anästhesie«).

Ketamin blockiert NMDA-Rezeptoren-gekoppelte Ionenkanäle im Rückenmark. Sie sind für die Fortleitung nozizeptiver Erregungen verantwortlich. Besonders hervorzuheben ist die starke analgetische Wirkung. Nach einer Einzelinjektion (2 mg/kg i.v.) dauert die Bewusstlosigkeit etwa 15 min, während die analgetische Wirkung viel länger anhält. Diese Eigenschaften favorisieren Ketamin besonders für kurzzeitige und schmerzhafte Eingriffe.

Unerwünschte Wirkungen. Trotz der begrenzten Anwendung von Flupirtin und Nefopam gibt es einige Erkenntnisse zu ihren unerwünschten Wirkungen. Beim *Flupirtin* muss in erster Linie mit sedierenden Effekten gerechnet werden. Bereits bei Dosen oberhalb von 200 mg nimmt die Konzentrationsfähigkeit ab, treten Unruhe, Benommenheit und Bewegungsstörungen auf. *Nefopam* führt auch beim Gesunden häufig zu Herzfrequenz- und Blutdruckanstieg, aber ebenso kann es zu einem Blutdruckabfall kommen. Schweißausbrüche treten regelmäßig auf. Hautveränderungen sind beschrieben worden. Ferner wurden Harnverhalt sowie Konfusionen und Halluzinationen bei älteren Patienten beobachtet. Blutdruck und Herzfrequenz steigen zu Beginn der Narkose durch eine Katecholaminausschüttung an. In der Aufwachphase können Übelkeit, Erbrechen und Kopfschmerzen auftreten. Besonders unangenehm können aber psychische Erscheinungen wie unangenehme Träume, Verwirrtheitszustände und Halluzinationen sein, die manchmal sogar nach Tagen oder Wochen wiederkehren. Diese Ereignisse sind bei Kindern und Jugendlichen seltener und weniger ausgeprägt. Sie können auch durch eine Prämedikation mit Diazepam oder Thiopental vermindert werden.

Ketamin ist nur unter ärztlicher Überwachung (Intensivstation) zur Sedierung und Analgesie anwendbar.

Interaktionen. Inzidenz und klinische Relevanz von Arzneimittelinteraktionen mit Flupirtin und Nefopam sind bisher noch nicht abgeklärt. Flupirtin kann über eine Verdrängung aus der Plasmaproteinbindung die sedierende Wirkung von *Diazepam* bzw. den hypothrombinämischen Effekt von *Warfarin* verstärken. Für Nefopam scheint festzustehen, dass bei gleichzeitiger Anwendung mit einem *anticholinergen* Wirkstoff das Risiko einer Harnretention bei älteren Menschen erhöht wird; es handelt sich damit um einen additiven Effekt beider Pharmaka. Bedingt durch eine verminderte zelluläre Aufnahme von Monoaminen kann die zentrale Wirkung von *trizyklischen Antidepressiva* und *MAO-Hemmstoffen* durch Nefopam gesteigert werden. Ferner scheint Nefopam die Lebertoxizität von Paracetamol zu erhöhen.

	pK_a	Proteinbindung [%]	Orale Bioverfügbarkeit	V_Dl/kg	$t_{1/2}$ [h]	Dosierung
Flupirtin 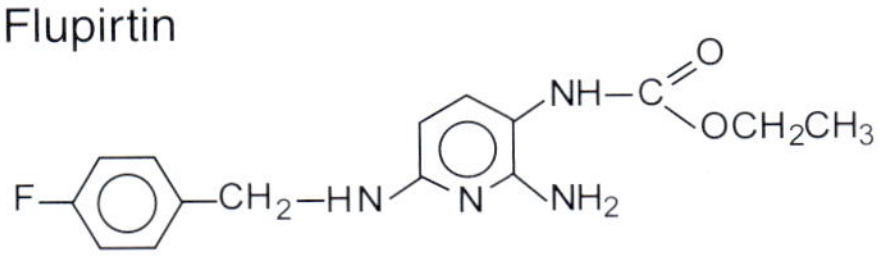	5,05	85	90 %	1	10	100 mg (3-mal tgl.)
Nefopam 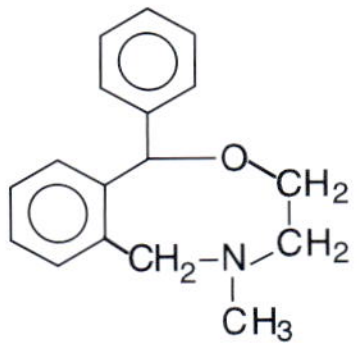	–	70–75	?	?	4	30–90 mg
Ketamin 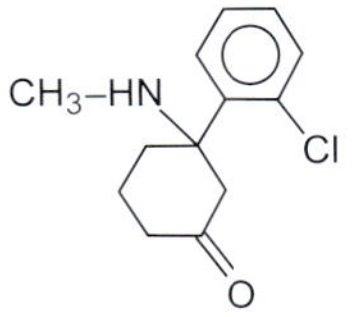	~7,5	~10	20	1,8	2,5	50 mg

Abb. 10.1. Pharmakokinetische Daten und Dosierungen von Flupirtin, Nefopam und Ketamin

10.3 Pharmakokinetik

Pharmakokinetische Daten von Flupirtin, Nefopam und Ketamin sind in Abbildung 10.1 zusammengestellt. *Flupirtin* wird nach oraler Applikation schnell und nahezu vollständig *resorbiert*. Maximale *Plasmakonzentrationen* werden nach 1,5–2,5 Stunden erreicht. Seine terminale *Plasmaeliminationshalbwertszeit* ist mit etwa 10 Stunden als mittellang zu beurteilen. Die *Elimination* der Substanz und ihrer Metabolite erfolgt größtenteils renal (etwa 70% der Dosis). Ob Flupirtin selbst oder einer seiner Metabolite Träger der Hauptwirkung ist, bedarf noch der Aufklärung.

Für die *orale Bioverfügbarkeit* von *Nefopam* liegen keine Daten vor; maximale Plasmaspiegel werden nach rund 2 Stunden erreicht. Die *Elimination* erfolgt fast ausschließlich über die Niere (95% der Dosis).

Ketamin wird parenteral appliziert.

10.4 Therapeutische Verwendung

Die Voraussetzungen zur Festlegung geeigneter Indikationen für diese Analgetika erscheinen zurzeit noch nicht gegeben. Jedenfalls ist Flupirtin in den vergangenen Jahren in der *Therapie von muskuloskelettalen Schmerzen* eingesetzt worden (vgl. 18.5). Da aber bei beiden Pharmaka die Wirkungsweise unklar und die klinischen Erfahrungen gering sind, bleibt noch offen, bei welchen Schmerzzuständen sie mit Erfolg eingesetzt werden können. Allerdings wurde in jüngster Zeit behauptet, dass Flupirtin insbesondere bei neuropathischen Schmerzen mit Muskelverspannungen wirksam sei. Für Nefopam lässt sich keine besondere Indikation festlegen. Ketamin hat seinen Platz in der Analgosedierung der Intensivtherapie.

Dosierung. Die oralen Einzeldosen von Flupirtin werden mit 100–200 mg (Tagesdosis bis zu 600 mg), die von Nefopam mit 30–90 mg (Tagesdosis bis zu 270 mg) angegeben. Ob diese Dosierungen auch bei der Langzeittherapie chronischer Schmerzen sinnvoll sind, ist nicht bekannt.

11 Antidepressiva

K. Brune

Antidepressiva werden in der Schmerztherapie gelegentlich als akzessorische Pharmaka eingenommen. Ihre Wirksamkeit ist umstritten. Antidepressiva hemmen die Wiederaufnahme von Serotonin, Adrenalin und Noradrenalin im Gehirn. Sie erhöhen daher die Konzentration dieser Wirkstoffe im synaptischen Spalt (Abb. 11.1) und führen dadurch zu einer Erhöhung der Aufmerksamkeit, Erregbarkeit, Kommunikationsfähigkeit etc. Ihre Wirkung tritt im Allgemeinen erst im

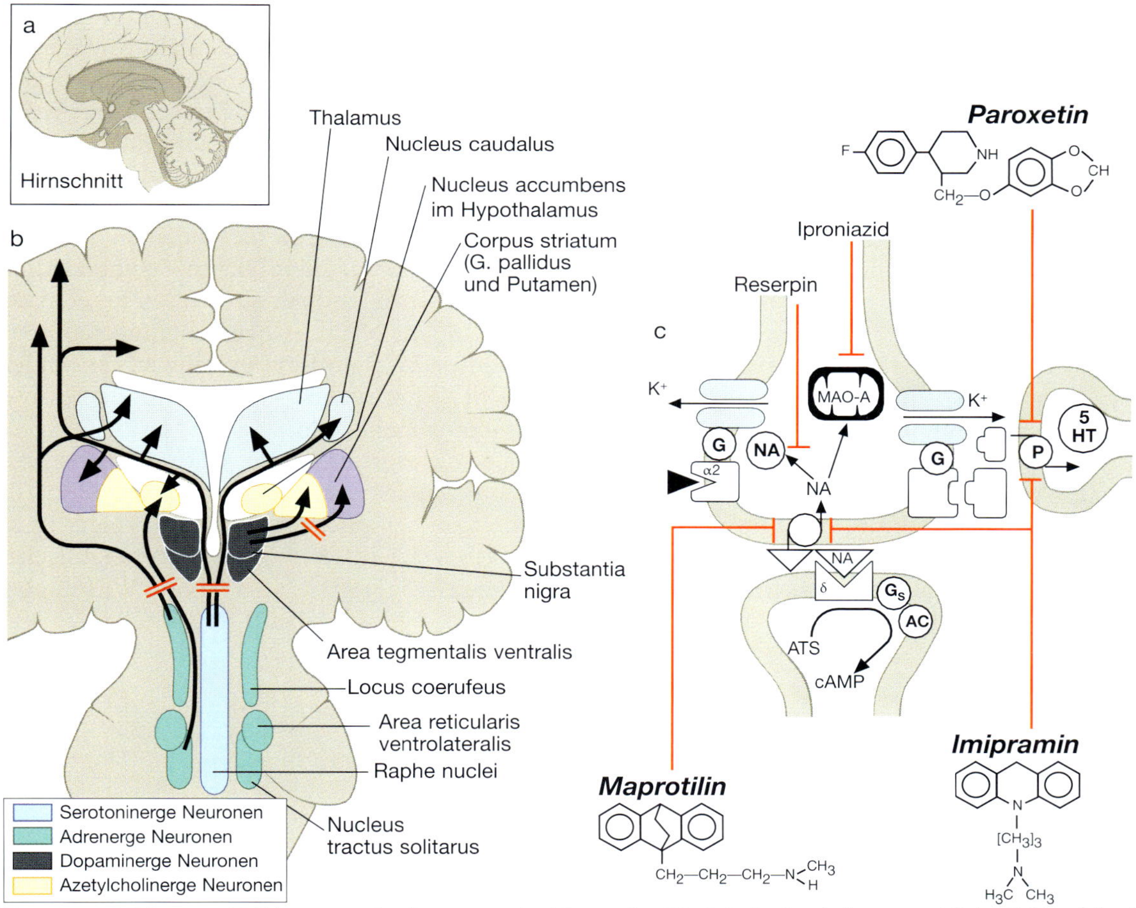

Abb. 11.1 a–c. Wirkort und Wirkungsmechanismen von Antidepressiva. Ein Schnitt durch das menschliche Gehirn (**a**) zeigt die Lokalisation aminerger Kerne des Stammhirns (**b**), in denen Wiederaufnahmehemmer wirken (**c**)

Tabelle 11.1. Pharmakodynamische Unterschiede

Pharmaka	Antihistaminische Wirkung	Antimuskarinische Wirkung	Serotonin-Re-Uptake	Noradrenalin-Re-Uptake
Amitryptilin[a]	+++	+++	+++	+
Desipramin[a]	+	+	0	+++
Doxepin[a]	+++	+++	++	+
Imipramin[a]	++	++	+++	++
Maprotilin[b]	++	++	0	+++
Trazodon[b]	+++	0	++	0
Fluoxetin[c]	+	+	+++	0,+
Paroxetin[c]	+	0	+++	0
Sertralin[c]	+	0	+++	0

[a] Trizyklische Antidepressiva; [b] heterozyklische Antidepressiva; [c] Serotoninwiederaufnahmehemmer.

Verlauf einer längeren Therapie ein. Die Ursachen dafür sind z.Zt. noch unbekannt. Die trizyklischen und heterozyklischen Antidepressiva haben gleichzeitig anticholinerge und antihistaminische Wirkungen (s. Abb. 11.1). Daraus erklärt sich ihr Nebenwirkungsspektrum (s. Tabelle 11.1). Aufgrund der Wiederaufnahmehemmung von Noradrenalin, Adrenalin und Serotonin kommt es vor allem zu Schlafstörungen, aufgrund der anticholinergen und antihistaminergen Wirkungen treten Miktionsstörungen, Glaukomanfälle, Obstipation und komplexe Schlaf-Wach-Rhythmusstörungen auf. Die modernen Serotoninwiederaufnahmehemmer sollen aufgrund der selektiven Erhöhung von Serotonin im synaptischen Spalt zu einem positiven Lebensgefühl und parallel dazu zu einer besseren Akzeptanz chronischer Schmerzen führen. Wegen des geringen Nebenwirkungsspektrums von Serotoninwiederaufnahmehemmern (Tabelle 11.1) können auch diese Wirkstoffe als akzessorische Pharmaka bei chronischen, z.B. neuropathischen, Schmerzen eingesetzt werden.

Im Vordergrund der Anwendung von Antidepressiva steht die Zusatzmedikation bei Angstzuständen, psychomotorischer Übererregbarkeit und Schlaflosigkeit. Eine große Zahl von kontrollierten Studien hat die Anwendung von trizyklischen Antidepressiva und Serotoninwiederaufnahmehemmern untersucht. Dabei ging es sowohl um akute als auch um chronische Schmerzzustände. Eine einheitliche Indikation lässt sich nicht ableiten, da viele dieser Studien ungenügend kontrolliert waren, keine klaren Schmerzindikationen aufwiesen und nur zu diffusen Ergebnissen führten. Somit bleibt es dem Therapeuten überlassen, diese Wirkstoffgruppe dann zu verwenden, wenn der chronische Schmerz mit depressiven Symptomen einhergeht.

Im Vordergrund der Anwendung sollten Serotoninwiederaufnahmehemmer stehen, da ihr Nebenwirkungsspektrum deutlich geringer ist als das der trizyklischen und heterozyklischen Antidepressiva. Andererseits ist ihre Wirksamkeit anscheinend geringer (SSRI, vgl. 19.6.1).

12 Serotoninagonisten

K. Brune

Im Gefolge der Differenzierung unterschiedlicher Serotoninrezeptorklassen werden serotoninrezeptoraktive Substanzen in den vergangenen Jahren für eine Reihe neuer Indikationen verwendet. Ihr Einsatz in der Migränetherapie resultiert aus der Möglichkeit, selektiv $5HT_{1D}$-Rezeptoren zu aktivieren. Zwei Erklärungshypothesen werden zum Verständnis der Wirkung von Triptanen ($5HT_{1D}$-Rezeptoragonisten) angeführt. Einerseits sollen diese Wirkstoffe zu einer Konstriktion der Nozizeptoren enthaltenden meningialen Arterien führen und dadurch die Auslösung des Migränekopfschmerzes blockieren. Diese Hypothese erscheint nicht sehr plausibel, da andere Vasokonstriktoren nur von geringem therapeutischen Wert sind. Darüber hinaus wird angenommen, dass $5HT_{1D}$-Rezeptoragonisten die Freisetzung von Entzündungsmediatoren aus sensiblen Nervenendigungen in Meningen und in der Wand zerebraler Gefäße blockieren. Diese Wirkung ist belegt und erscheint plausibel. Trotzdem bleiben einige Fragen offen. Die auf dem Markt befindlichen Triptane sind in Tabelle 12.1 zusammengestellt. Sie unterscheiden sich im Wesentlichen nur in ihren pharmakokinetischen Eigenschaften. Ein klarer Vorteil der einen oder anderen Substanz ist zurzeit nicht ersichtlich, wenn man vom Preis absieht. Es bleibt anzumerken, dass sie vermutlich auch im Wesentlichen als Aktivator von $5HT_{1D}$-Rezeptoren beim Migräneanfall wirken.

Tabelle 12.1. Kenngrößen einiger Triptane in Standarddosierung

Triptan	t_{max}[1] [h]	$t_{50\%}$[2] [h]	F (oral)[3] [%]	Schmerzfrei nach 2 h[4] [%]
Eletriptan (40 mg)	2,5	5	~50	27
Naratriptan (2,5 mg)	3,5	6	~65	15
Rizatriptan (10 mg)	1	2,5	~42	31
Sumatriptan (100 mg)	2,5	2	~14	22
Zolmitriptan (2,5 mg)	3	3	~40	16

[1] Zeit bis zum Erreichen der Maximalkonzentration; [2] terminale Eliminationshalbwertszeit; [3] oral verfügbare Fraktion; [4] sog. »therapeutic gain«

Wie bei Ergotamin kann es auch unter Triptanen zu peripheren Vasokonstriktionen kommen. Diese Wirkstoffe lösen bei einigen Patienten Engegefühle im Brustkorb und periphere Vasokonstriktionen aus. Ihre Anwendung bei der KHK ist kontraindiziert.

Triptane sind heute die Mittel der ersten Wahl zur Kupierung einer Migräneattacke. Unterschiede ergeben sich aus der Pharmakokinetik. Unerwünschte Arzneimittelwirkungen sind bei Beachtung von Indikationen und Kontraindikationen selten und gering (vgl. 20.1).

13 Antikonvulsiva

K. Brune

Zahlreiche Antikonvulsiva werden bei der Behandlung neuropathischer Schmerzen eingesetzt. Belegt ist die Wirksamkeit dieser Arzneimittelgruppe nur für Carbamazepin. Im Vordergrund der Wirksamkeit scheint die Blockade des spannungsabhängigen Natriumkanals in erregbaren Nervenzellen zu sein. Dadurch wird insgesamt die Erregbarkeit neuronaler Systeme reduziert, möglicherweise auch diejenige neuronaler Membranen, die als Auslöser neuropathischer Schmerzen z. B. bei chronischen Nervenschäden angesehen werden. Auf die Darstellung der zahlreichen bekannten unerwünschten Arzneimittelwirkungen dieser selten zu verwendenden Gruppe wird hier verzichtet (vgl. aber auch 19.6.2).

14 Antihistaminika

K. Brune

Antihistaminika haben keinen wesentlichen Platz in der Schmerztherapie. Sie können bestenfalls als harmlose Sedativa (ältere Antihistaminika) oder bei Übelkeit und Erbrechen, wie sie bei der Therapie mit Strahlen oder Zytostatika auftreten können, verwendet werden.

15 Lokalanästhetika

K. Brune

Lokalanästhetika blockieren die Leitfähigkeit spannungsabhängiger Natriumkanäle. Dieser Effekt steht im Vordergrund der lokalanästhetischen Wirkung bei topischer Applikation. Darüber hinaus hat die Forschung der vergangenen Jahre ergeben, dass Lokalanästhetika auch im begrenzten Umfang die Erregbarkeit peripherer Nervenendigungen (Nozizeptoren) reduzieren können. Ob dieser Effekt eine rationale Basis für die parenterale – systemische – Anwendung von Lokalanästhetika bei chronischen Schmerzen ist, bleibt abzuwarten. Entsprechende kontrollierte Studien, die eine »Evidence-based-Therapie« zulassen, gibt es nicht.

Alle Lokalanästhetika sind chemisch nach dem gleichen Prinzip aufgebaut. Die Moleküle bestehen aus einem lipophilen und einem hydrophilen Rest, die beide durch eine Zwischenkette verbunden sind. Die Art dieser Zwischenkette entscheidet darüber, welcher Gruppe von Lokalanästhetika die einzelnen Substanzen zuzuordnen sind: dem Estertyp oder dem Säureamidtyp.

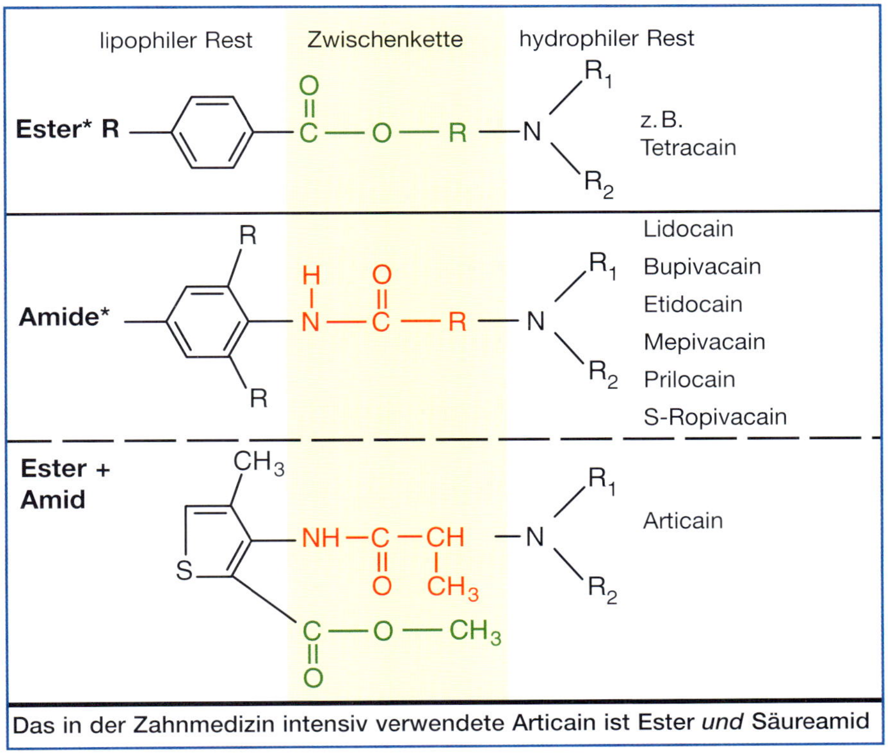

Abb. 15.1. Lokalanästhetika

Ester werden bereits im Gewebe und im Blut durch die Pseudocholinesterase metabolisiert, wirken nur kurz und haben eine sehr kurze Serumeliminationshalbwertszeit. Bei den Lokalanästhetika spricht man von schneller Entgiftung.

Säureamide werden in der Leber abgebaut und haben eine erheblich längere Halbwertszeit. Eine Sonderstellung nimmt das Articain ein, das chemisch den Säureamiden zuzuordnen ist, im lipophilen Molekülteil aber auch eine Estergruppe besitzt und daher sehr schnell zu der pharmakologisch inerten Articaincarbonsäure abgebaut wird.

Verwendung finden heute vorwiegend die Lokalanästhetika vom Säureamidtyp, die sich untereinander hauptsächlich durch die unterschiedliche Wirkdauer unterscheiden. Mittellang wirksamen Substanzen wie Lidocain, Mepivacain und Articain stehen die langwirkenden Lokalanästhetika Bupivacain und S-Ropivacain gegenüber.

Weitere Besonderheiten ergeben sich aus der Abbildung 15.1. Lokalanästhetika werden bei akuten, schmerzhaften Eingriffen genauso verwendet wie zur Verminderung chronischer Schmerzen bei epiduraler Applikation. Die zweite Indikation führt zu länger dauernder Anwendung in der Nähe eines hochsensiblen Gewebes (Rückenmark) und damit auch zum Risiko erheblicher unerwünschter Arzneimittelwirkungen. Störungen der Blasen- und Uretrafunktion sowie periphere Vasodilatation und orthostatische Hypotension kommen v. a. bei epiduraler Applikation vor. Insgesamt ist die Frage, ob langfristige neuronale Blockaden therapeutisch sinnvoll sind, nicht endgültig geklärt (vgl. auch 18.4.2).

16 Neuroleptika

K. Brune

Wie die Antidepressiva und die Antikonvulsiva sollten Neuroleptika nur in Sonderfällen zur Komedikation eingesetzt werden. Im Vordergrund steht ihre Anwendung bei mit anderen Methoden nicht kontrollierbaren Schmerzzuständen, z. B. bei Clusterkopfschmerz oder persistierender frühmorgendlicher Migräne. Versuche bei Thalamusschmerz, Kausalgie, bestimmten Neuralgien und neuropathischen Schmerzen erscheinen gerechtfertigt. Trotzdem sollte die Therapie mit Neuroleptika nur passager geschehen, da diese Wirkstoffe zahlreiche unerwünschte Arzneimittelwirkungen aufweisen. Eine Zusammenstellung und Analyse der durchgeführten, zum großen Teil wenig erfolgreichen kontrollierten und nichtkontrollierten Studien findet sich bei Monks u. Merskey (1999). Eine Reihe pharmakokinetischer Eigenschaften ergibt sich aus der Tabelle 16.1. Allen Neuroleptika eigen ist das Problem der variablen Metabolisierung durch P450-Enzymsysteme. Überdosierungen und Unterdosierungen sind dadurch leicht möglich.

Tabelle 16.1. Pharmakokinetische Eigenschaften von Neuroleptika

Neuroleptikum	Klinische Potenz (Dosis Ø)	Extrapyramidale Toxizität	Sedierung	Hypotensiver Effekt	Bioverf. oral [%]	$t_{50\%}$ [h]	V_D [l/kg]
Chlorpromazin	Niedrig	Mittel	Stark	Stark	~30[a]	30±7[a]	~20
Clozapin	Mittel	Sehr gering	Gering	Mittel	~50[a]	12±4[a]	~6
Fluphenazin	Hoch	Hoch	Gering	Sehr gering	?[a]	?[a]	?
Haloperidol	Hoch	Sehr hoch	Gering	Sehr gering	~60[a]	18±5[a]	~20
Olanzapin	Hoch	Sehr gering	Mäßig	Sehr gering	?	?	?
Pimozid	Hoch	Hoch	Sehr gering	Sehr gering	<50	>50	~30
Risperdon	Hoch	Gering	Gering	Gering	~60[a]	3±1[a]	~1
Sertindol	Hoch	Sehr gering	Sehr gering	Sehr gering	?	?	?
Lithium	–	Bewegungs-störungen	Bei Über-dosierung	Arrythmien	~100	~22[b]	0,66

[a] Substrat von CYP2D6. Bei schlechten Metabolisierern steigt z. B. bei Risperdon die Bioverfügbarkeit auf 80% und die $t_{50\,\%}$ auf 20 (!) Stunden.
Die Eliminationshalbwertszeit wächst bei Nierenfunktionsstörungen ebenfalls (Lithiumclearance ~20 der Creatininclearance) [b] – allerdings erfolgt die Transformation zum aktiven Metaboliten 9-OH-Risperdon ebenfalls verzögert (Monks und Merskey 1999).

17 Glukokortikoide

K. Brune

Glukokortikoide sind keine Analgetika im engeren Sinne. Dies ist ein wenig überraschend, wenn man bedenkt, dass Glukokortikoide offensichtlich in der Lage sind, die Expression der Cyclooxygenase-2 zu unterdrücken. Allerdings gibt es Hinweise darauf, dass dieser Effekt mehr im peripheren Gewebe in Entzündungszellen zum Tragen kommt und weniger in Nervenzellen, insbesondere im ZNS. Die Ursachen für die geringe Unterdrückung der Cyclooxygenase-2 durch Glukokortikoide in Nervenzellen ist unklar, der Befund konnte aber erklären, warum Glukokortikoide ihren Platz in der Schmerztherapie im Wesentlichen als adjuvante Pharmaka finden und weniger als direkt analgetische Wirkstoffe.

Als Adjuvant bei der Schmerztherapie sind sie gelegentlich von großem Wert aus drei Gründen:

- Glukokortikoide reduzieren die Expression (Induktion) der Cyclooxygenase-2 im entzündeten Gewebe und reduzieren damit die durch Prostaglandin erhöhte Empfindlichkeit der Nozizeptoren.
- Glukokortikoide vermindern die Produktion der proinflammatorischen Zytokine (TNF-α, IL-1, IL-6) und reduzieren damit beides, die Expression der zytokinabhängigen Cyclooxygenase-2 und die unabhängig von der Prostaglandinproduktion mediierten Entzündungsreaktionen.
- Glukokortikoide haben eindeutig zentralnervöse Effekte. Sie bewirken eine optimistische, manchmal sogar euphorische Grundstimmung und helfen so bei der Bewältigung von Schmerzen.

Demgegenüber führen Glukokortikoide in hoher Dosierung oder chronisch appliziert natürlich zu massiven unerwünschten Arzneimittelwirkungen. Dazu gehören u.a. die massiv erhöhte Inzidenz von gastrointestinalen Ulzerationen bei Komedikation mit klassischen NSAID (aber nicht mit Coxiben, Paracetamol und Phenazonderivaten wie Metamizol).

Literatur (zu den Kap. 11–17)

Gray AM et al. (1999) The involvement of opioidergic and noradrenergic mechanims in nefopam antinociception. Eur J Pharmacol 365:149–157 *(zu Kap. 10)*

McQuay HJ, Moore RA (1999) Local anaesthetics and epidurals. In: Wall PD, Melzack R (eds) Textbook of pain, 4th edn. Churchill Livingstone, London *(zu Kap. 14)*

Monks R, Merskey H (1999) Psychotropic drugs. In: Wall PD, Melzack R (eds) Textbook of pain, 4th edn. Churchill Livingstone, London *(zu den Kap. 11 und 15)*

Munglani R, Hill RG (1999) Other drugs including sympathetic blockers. In: Wall PD, Melzack R (eds) Textbook of pain, 4th edn. Churchill Livingstone, London *(zu den Kap. 13, 14 und 15)*

Pillans PI et al. (1995) Adverse reactions associated with nefopam. N Z Med J 108:382–384 *(zu Kap. 10)*

Szelenyi I, Nickel B (1991) Pharmacological profile of flupirtine, a novel centrally acting, non- opioid analgesic drug. Agents Actions Suppl 32:119–123 *(zu Kap. 10)*

Zielmann S et al. (1995) Auswirkungen der Langzeitsedierung auf die intestinale Funktion. Anaesthesist 44 [Suppl 3]:549–558 *(zu Kap. 10)*

III Therapie

18 Schmerzen im Bereich der Wirbelsäule

P. Schöps und J. Hildebrandt

KURZZUSAMMENFASSUNG

Die Mehrheit der Bevölkerung in den Industrienationen leidet mindestens einmal an Rückenschmerzen, was häufig zu Arbeitsunfähigkeit, Krankenhausaufenthalt und andauernder Erwerbsunfähigkeit führt. Daraus ergibt sich eine hohe finanzielle Belastung für das medizinische Versorgungssystem. Unterschieden werden akute mit einer eher günstigen von chronischen Rückenschmerzen mit einer eher ungünstigen Prognose. In ca. 80–90% der Fälle handelt es sich um nichtradikuläre Rückenschmerzen, deren Ursache häufig entzündliche oder degenerative Veränderungen der Wirbelkörper, Wirbelgelenke, der Bänder oder tendomyotischen Muskulatur ist. Bei radikulären Rückenschmerzen handelt es sich häufig um eine entzündliche oder mechanische Irritation (Kompression) einer oder mehrerer Nervenwurzeln. Die Therapie der akuten Rückenschmerzen umfasst die Gabe von Nichtopioid- bzw. schwach wirksamen Opioidanalgetika zusammen mit aktiven physiotherapeutischen Maßnahmen zur frühestmöglichen Mobilisation, während bei den chronischen Rückenschmerzen Antidepressiva und psychosoziale Maßnahmen zusätzlich hilfreich sein können.

18.1 Einleitung

Rückenschmerzen haben im Allgemeinen eine günstige Prognose. Die von einem Bewegungssegment ausgehenden Schmerzen sind dumpf, tiefsitzend, schlecht lokalisierbar und können nach proximal oder weit distal ausstrahlen, häufig ohne dass ein eindeutiger pathologischer Befund zu erheben ist. Die Beschwerden werden einseitig oder beidseitig im Bereich des Rückens, des Gesäßes und der Hinterseite der Oberschenkel empfunden, manchmal auch in der Leiste, seltener im Unterschenkel und Fuß. Es bestehen oft morgens nach dem Aufstehen zunächst Anlaufschwierigkeiten. Die Schmerzen verstärken sich in der Regel bei Lagewechsel und bei längeren einseitigen Haltungen (Sitzen ohne Abstützung, Stehen, Nachvornbeugen), sie treten aber auch im Liegen oder beim nächtlichen Umdrehen auf. Bewegung bessert diese Beschwerden fast immer. Sie klingen meistens innerhalb von 6 Wochen spontan oder mit herkömmlichen therapeutischen Maßnahmen wie Entlastung, Krankengymnastik, physikalischen Therapieverfahren oder durch Einnahme von Nichtopioidanalgetika wieder ab. Die anatomische Lokalisation betrifft mit 70% hauptsächlich die Lendenwirbelsäule. Nur bei 5% der Patienten liegen radikulär bedingte Rücken- bzw. Beinschmerzen vor. In 60% (bei chronischen Beschwerden) bis 80% (bei akuten Rückenproblemen) bleibt die genaue Ursache unklar (Raspe et al. 1990), sodass häufig sichtbare, aber schmerzirrelevante Knochenveränderungen oder Krankheitssymptome als Diagnoseersatz herangezogen werden. Eine einheitliche und differenzierte Nomenklatur fehlt bisher im deutschsprachigen Raum.

18.2 Epidemiologie

Mehr als 80% der Bevölkerung in Industrienationen leiden mindestens einmal im Leben an Rückenschmerzen (Hildebrandt et al. 1996). Dabei sind Männer und Frauen gleichermaßen betroffen. Etwa 7–10% der Patienten, die wegen Rückenschmerzen medizinische Hilfe in Anspruch nehmen, bleiben nach einem akuten Schmerzereignis trotz intensiver Abklärung und Behandlung längere Zeit arbeitsunfähig. Dieser relativ geringe Anteil an Patienten verursacht jedoch nahezu 80% der vom medizinischen Versorgungssystem, dem Arbeitgeber und dem Versicherungsträger zu tragenden Gesamtkosten, die durch das Krankheitsbild Rückenschmerz entstehen. Fünfzig Prozent aller Patienten, die länger als 6 Monate an Rückenschmerzen leiden, kehren nicht mehr in den Arbeitsprozess zurück. Wirbelsäulenbedingte Schmerzen stehen in Deutschland hinsichtlich Arbeitsunfähigkeitstagen derzeit an erster (Männer) bzw. zweiter Stelle (Frauen). Sie führen zu den meisten Krankenhausaufenthalten und machen 17% aller Neuzugänge der Berufs- und Erwerbsunfähigkeitsrenten sowie 40% aller Fälle stationärer Rehabilitationsmaßnahmen aus. Daraus lassen sich die sozialmedizinischen Folgen einfach ableiten. Direkte und indirekte Kosten betragen in Deutschland pro Jahr ca. 32–35 Milliarden DM (Raspe et al. 1990).

18.3 Ätiologie und Pathogenese

Die Ätiologie und Pathogenese von Rückenschmerzen, insbesondere von chronischen Rükkenbeschwerden, ist in vielen Fällen noch unklar und vermutlich auf verschiedene Ursachen und sich überlappende Pathomechanismen zurückzuführen. Als Schmerzquelle kommen die Bandscheibe, die kleinen Wirbelgelenke, die Bänder und die reaktiv veränderte tendomyotische Muskulatur in Frage. Bei den spondylogenen und radikulären Syndromen sind zudem die sensiblen und motorischen Wurzeln am Schmerzgeschehen beteiligt.

Degenerative Veränderungen mit Verletzungen des Bandscheibengewebes können als Ursache für lang anhaltende, vor allem lumbale Rückenschmerzen auftreten. Es wird diskutiert, dass eine intradiskale Druckerhöhung die sensorischen nozizeptiven Nervenendigungen direkt aktiviert oder über biochemische Mediatorstoffe auslöst. Verletzungen der kleinen Wirbelgelenke (Facettengelenke) stellen eine weitere Ursache von Rückenschmerzen dar. Da das Facettengelenk häufig gemeinsam mit der Bandscheibe erkrankt, ist eine sichere Unterscheidung nicht immer möglich. Das so genannte Facettensyndrom als Ausdruck einer aktivierten Arthrose kann kernspinthomographisch durch den erkennbaren Gelenkerguss als selbstständiges Krankheitsbild abgegrenzt werden. Die Rumpfmuskulatur spielt nicht nur eine Rolle bei den Wirbelsäulenbewegungen, sondern besitzt auch eine protektive Funktion. Es ist daher verständlich, dass jede unphysiologische Belastung der Bandscheibe über die Schmerzrezeptoren mit einer Aktivierung der betreffenden Muskulatur beantwortet wird. Bei zunehmender Sensibilisierung von Propriozeptoren kann dies auch zu Muskelverspannungen (Myosen, Myotendoperiostosen) und Schmerzen führen. Darüber hinaus konnte nachgewiesen werden, dass bei Rückenschmerzpatienten eine Dyskoordination und Schwäche der Rumpfmuskulatur vorliegt (Anders et al. 1998).

In neueren Untersuchungen wurde gezeigt, dass nicht nur degenerative Veränderungen bzw. biomechanische Vorgänge, sondern auch biochemische Prozesse für die Schmerzentstehung verantwortlich sind (Garfin et al. 1991). Mit immunhistochemischen Untersuchungstechniken konnte festgestellt werden, dass autologes Bandscheibenmaterial, wenn es lokal oder epidural mit Nervengewebe in Kontakt kommt, immunologisch-entzündliche Prozesse an der angrenzenden Nervenwurzel hervorruft (Olmarker et al. 1993). Diese Vorgänge wurden als immunkompetente zelluläre Reaktionen auf exprimiertes Bandscheibengewebe gedeutet. Der Nachweis monoklonaler Antikörper gegen T-Lymphozyten und Makrophagen scheint diese Auffassung zu stützen. Unter der Hypothese, dass Bandscheibengewebe physiologischerweise aus dem Immunsystem abgegrenzt ist, vermutet man, dass die Exposition von Bandscheibenmaterial eine Autoimmunreaktion in anderen Geweben zu stimulieren vermag. Untersuchungen mit bildgebenden Verfahren wie Myeolographie, Diskographie, Computertomographie und Magnetresonanztomographie ergaben in 20–30% Bandscheibenvorfälle ohne jegliche Schmerzangaben (Boden et al. 1990). Weiter konnte in klinischen Studien gezeigt werden, dass nur bei irritierten oder entzündeten Nervenwurzeln Kompression oder Zug als schmerzhaft empfunden werden (Kuslich et al. 1991). Diese Ergebnisse bestätigen die Vermutung, dass auch bei radikulärer Symptomatik nicht nur mechanische Veränderungen an der Nervenwurzel zur Entstehung schmerzhafter Empfindungen beitragen.

Zusammenfassend kann festgehalten werden, dass der Schmerzentstehung bzw. -unterhaltung kein einheitlicher Mechanismus zugrunde liegt. Es existieren entzündliche und immunologische Vorgänge mit Aktivierung von Nozizeptoren, an denen mechanische Einwirkungen mehr oder weniger vorherrschend beteiligt sind. Die Nervenwurzeln können durch die Bandscheibe, die Facettengelenke oder durch die Foramina intervertebralia komprimiert, deformiert oder gedehnt werden. Diese Deformierungen der Nervenwurzeln oder des dorsalen Spinalganglions führen zu Veränderungen der lokalen Mikrozirkulation des Blutflusses. Gewebe des Nucleus pulposus, das möglicherweise aus einer degenerierten Bandscheibe austritt, bewirkt, wie oben beschrieben, eine chemisch induzierte Radikulitis. Diese Veränderungen, verbunden mit einer gestörten Liquorzirkulation und insuffizienten Fibrinolyse, führen zu einer beeinträchtigten Ernährung der Nervenwurzel, was letztendlich in Veränderungen der Nervenfaser und des Zellkörpers resultiert. Durch eine zunehmende Demyelinisierung kann es zu ektopen Potentialen und bidirektionaler Fortleitung mit daraus resultierender zentral und peripher erhöhter Empfindlichkeit kommen. Auch metabolische Veränderungen wie verringerte oder vermehrte synthetisierte Neuropeptide können auftreten. Darüber hinaus werden Einflüsse des sympathischen Nervensystems diskutiert. Dieses multifaktorielle Geschehen kann schließlich in einer verstärkten Erregbarkeit des zentralen als auch des peripheren Nervensystems resultieren und dadurch lumbale Schmerzsyndrome mit z.T. radikulärer Ausstrahlung verursachen.

18.4 Diagnostik und Differentialtherapie

Die Diagnostik des Symptoms Rückenschmerz erfordert eine differenzierte Indikationsstellung zwischen dem medizinisch Möglichen und den ökonomischen Sachzwängen. Die klinische Erfahrung rechtfertigt in aller Regel ein pragmatisches diagnostisches und therapeutisches Vorgehen, basierend auf den wissenschaftlichen Ergebnissen zahlreicher Studien, dass akute, vorübergehende Lumbalgien und Lumboischialgien nur in Ausnahmen weiter differentialdiagnostisch abgeklärt werden müssen (Schulitz et al. 1998). Grundlage der Diagnostik sind die schmerzspezifische Anamnese sowie die klinische und symptomorientierte neurologische Untersuchung.

18.4.1 Klinische Untersuchungen

Eine Schweizer Arbeitsgruppe mit Experten und Vertretern verschiedener Fachgesellschaften hat im Rahmen eines von der Schweizer Regierung geförderten Präventionsprojektes Empfehlungen für die Untersuchung und Behandlung von

Rückenschmerzen formuliert, die in Form von Algorithmen einen programmierten Untersuchungsablauf anbieten (Keel et al. 1997). Die folgende Darstellung der Algorithmen ist in modifizierter Form der Dokumentation »Kreuzschmerzen: Empfehlungen für Abklärung und Behandlung« entnommen (Abb. 18.1–18.3).

Spezifische Schmerz- und Allgemeinanamnese

Die spezifische Schmerzanamnese beinhaltet detaillierte Fragen zur Lokalisation und zum Beginn der Schmerzen, zu den Schmerzzeiten, zu schmerzauslösenden, -verstärkenden und -lindernden Faktoren, zur Begleitsymptomatik, Schmerzintensität und zum Schmerzcharakter. Die Anamnese der bisherigen Therapie(versuche) betrifft vor allem medikamentöse und anästhesiologische Behandlungen (Applikationsart bzw. -form, Medikament und Dosierung mit Zeitraum, Verträglichkeit, Nebenwirkung), die Akupunktur und vergleichbare Verfahren, operative Eingriffe und physikalisch-medizinische Maßnahmen (z.B. Krankengymnastik, Elektrotherapie, TENS etc.). Nicht zu vergessen ist auch die Befragung nach psychotherapeutischen und psychologischen Verfahren, Schmerzbewältigungsstrategien und Entspannungstechniken. Die Beurteilung des therapeutischen Ergebnisses (gebessert, verschlechtert, unverändert) durch den Patienten ist ebenfalls wichtig für das Ausloten verbleibender therapeutischer Ansätze. Die Erfassung des psychosozialen Umfeldes innerhalb der Eigen- und Sozialanamnese ergänzen die prognostische Einschätzung. Mit der Ursache bzw. dem Verlauf der Schmerzproblematik vermeintlich nicht zusammenhängende Unfälle, Operationen und sonstige Erkrankungen können sich später als relevant herausstellen. Bei den Angaben zur beruflichen Tätigkeit ist zwischen dem erlernten und momentan ausgeübten Beruf zu differenzieren.

Körperliche Untersuchung

Mit der Inspektion werden das individuelle Haltungs- und Bewegungsmuster sowie die sichtbaren Formabweichungen im Seitenvergleich und die Funktionsabläufe der Bewegungen beurteilt. Die Ziele der Palpation sind die genaue Orientierung an der Körperoberfläche mittels knöcher-

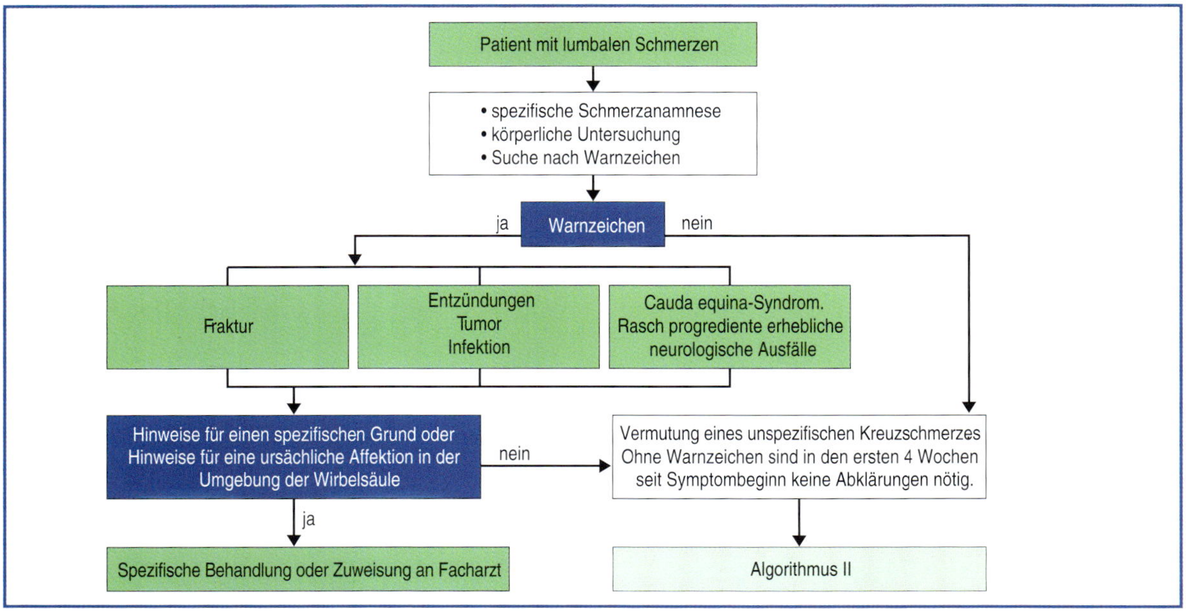

Abb. 18.1. Algorithmus I: akuter Kreuzschmerz (initiale Beurteilung)

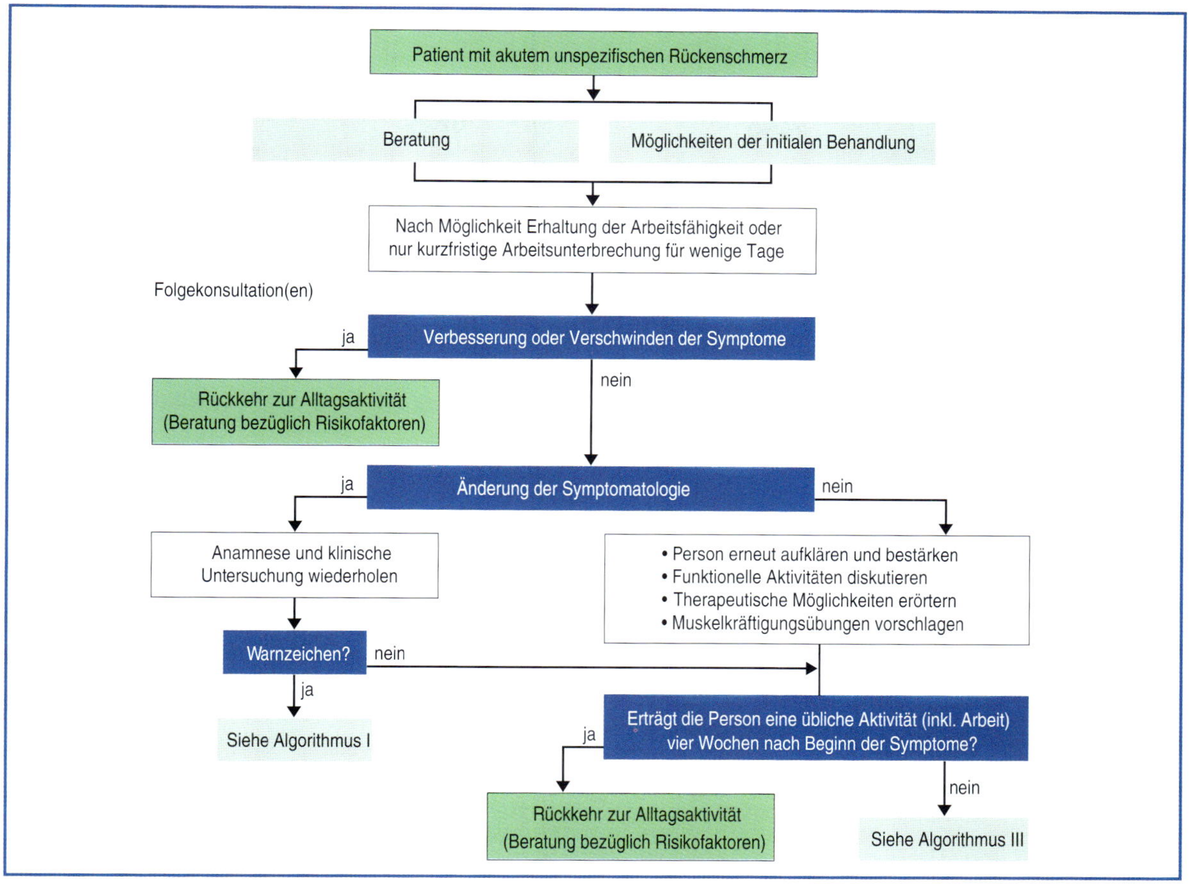

Abb. 18.2. Algorithmus II: akuter unspezifischer Rückenschmerz

ner Landmarken an der Wirbelsäule sowie die Beurteilung von Gewebsqualität und Druckschmerzhaftigkeit tastbarer Formstörungen in Ruhe und bei Bewegungen. Die Untersuchung der Wirbelsäule unterscheidet sich von der Gelenkuntersuchung an den Extremitäten durch komplexere Gelenkstrukturen bzw. komplexere Bewegungsabläufe. Besondere Bedeutung bei der Befundaufnahme der Wirbelsäule wird der so genannten manuellen Diagnostik beigemessen, die eine differenzierte Prüfung der Wirbel- und Rippenwirbelgelenke erlaubt. Die neurologische Untersuchung dient dem Nachweis einer Schädigung zentraler, radikulärer und peripherer nervaler Strukturen sowie des vegetativen Nervensystems. Untersucht werden im Einzelnen:

Tabelle 18.1. Eigen- und Fremdreflexe und deren Beziehungen zu peripheren Nerven und den dazugehörigen Rückenmarksegmenten

Reflex	Nerv	Segment
Eigenreflexe		
Quadrizeps (Patellarsehnenreflex)	Femoralis	L2–L4
Tibilais posterior	Tibialis	L5
Triceps surae (Achillessehnenreflex)	Tibialis	S1–S2
Adduktoren	Obturatorius	L2–L4
Zehenplantarflexoren (Rossolimo-Reflex, Mendel-Bechterew-Reflex)	Tibialis	L5–S2
Fremdreflexe		
Analreflex	Pudendus	S3–S5
Plantarhautreflex	Tibialis	L5–S2

- *Muskeleigen- und Fremdreflexe*: (s. Tabelle 18.1). Die Reflexe der Babinski-Gruppe – Babinski-, Oppenheim- und Gordon-Reflex – sind pathologische Reflexe und weisen auf eine Pyramidenbahnläsion hin.
- *Muskulatur*: Muskelkraft, Muskeltonus, Muskelatrophien.
- *Koordination*: Alltagsbewegungen, Stand, Gang, Sitzen.
- *Oberflächen- und Tiefensensibilität*: Die bewussten Wahrnehmungen, die von Haut, Unterhaut, Knochen, Gelenken und bestimmten Eingeweiden ausgehen und über den ganzen Körper diffus verteilt sind, bezeichnet man als Sensibilität. Bei der Sensibilitätsprüfung werden Berührungs-, Schmerz-, Temperatur-, Bewegungs- und Vibrationsempfindung sowie das räumliche Auflösungsvermögen (besser: Zwei-Punkte-Diskrimination) untersucht.
- *Nervendehnungsempfindlichkeit*: Bei dieser Untersuchung werden Rückenmark, Meningen und bestimmte Nervenwurzeln gedehnt (Tabelle 18.2).

Bei Verdacht auf neuropathische Schmerzen sind weitere Untersuchungen notwendig, die durch neurophysiologische Verfahren mittels elektrodiagnostischer Methoden nach Möglichkeit den direkten Nachweis von Läsionszeichen im motorischen oder sensiblen Nervensystem erbringen sollen.

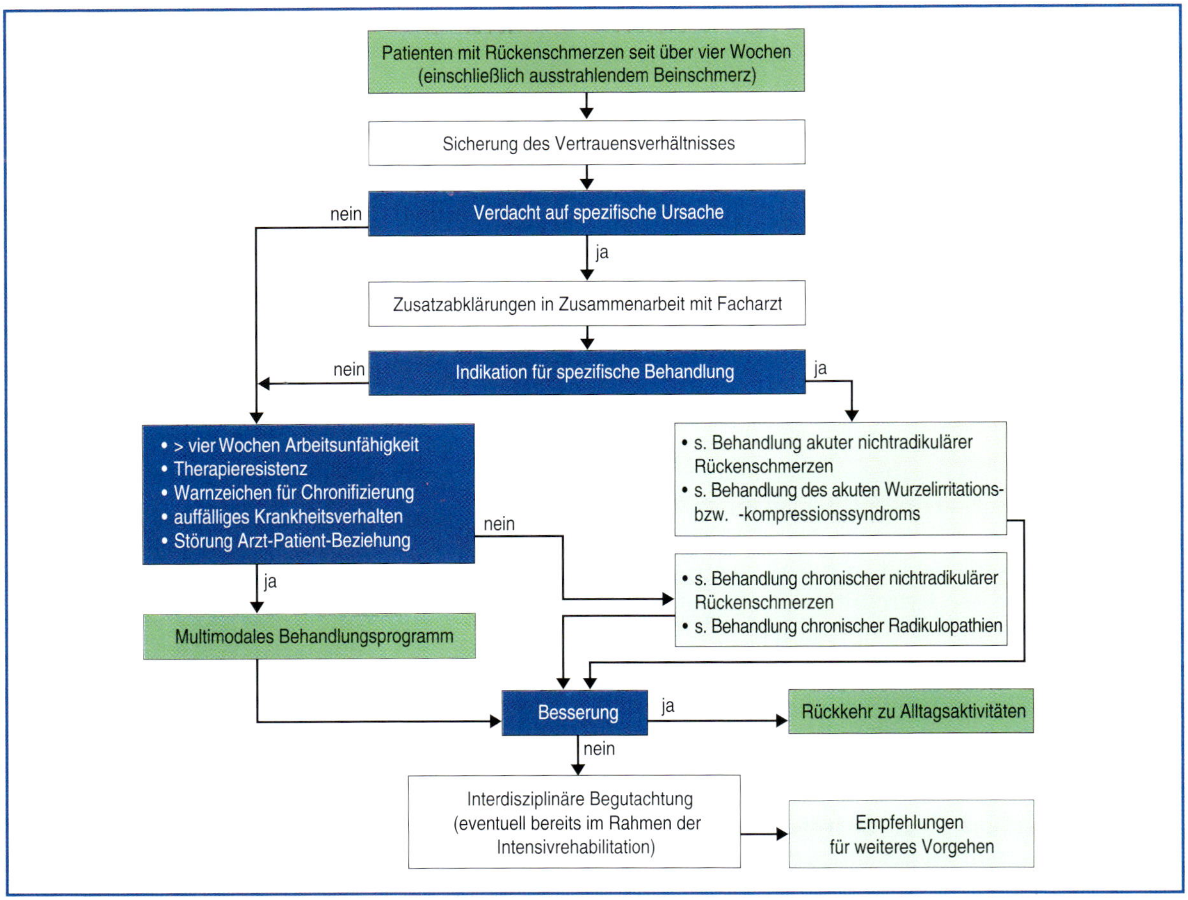

Abb. 18.3. Algorithmus III: Rückenschmerz von über 4 Wochen Dauer

Tabelle 18.2. Nervendehnungsempfindlichkeit

Bezeichnung	Antwort	Bedeutung
Lasegue	Radikuläre Schmerzen	Kompression bzw. Irritation der Wurzeln L4–S1 oder meningeale Reizung
Umgekehrter Lasegue	Radikuläre Schmerzen	Kompression bzw. Irritation der Wurzeln L1–L4
Gekreuzter Lasegue	Schmerzen auf der Gegenseite der Dehnung	Ausgeprägte kontralaterale Wurzelkompression
Bragard	Zunahme der radikulären Schmerzen	Wie Lasegue

Warnzeichen sind:
- <20 Jahre, >50 Jahre
- Malignom in der Anamnese
- Unerklärter Gewichtsverlust
- Adäquates Trauma
- Zunehmender Schmerz
- Keine Besserung durch Bettruhe
- Vorwiegend Nachtschmerz
- Morgensteifigkeit über eine Stunde
- Langdauernde Kortisonbehandlung
- Gleichzeitige Urininfektion
- Gleichzeitige Hautinfektion
- Blasen- und Mastdarmfunktionsstörung

Die Warnzeichen geben Hinweise auf eine spezifische Ursache des Rückenschmerzes. Da sie vorwiegend anamnestisch erhoben werden, führen wenige einfache und gezielte Fragen zum gewünschten Ergebnis. Falls mit den Warnhinweisen sich der Verdacht auf eine zugrunde liegende Pathologie erhärtet, sind weitere diagnostische Schritte notwendig.

Anhand der Anamnese und der klinischen Untersuchung ist es häufig möglich, die Wahrscheinlichkeit einer spezifischen Ursache der Rükkenschmerzen auszuschließen. Es ist wichtig, den Patienten darüber zu informieren und den ungefährlichen Charakter des Problems zu erörtern. Diese Erklärungen müssen meistens wiederholt werden und in der Sprache des Patienten erfolgen, evtl. unter Einbeziehung von einfachen Beispielen.

Folgende Aspekte sind in der Beurteilung zu berücksichtigen:

- Sicherung des Vertrauensverhältnisses
  - Eingehen auf den Patienten
  - Detaillierte Erfassung der Symptomatik
  - Ausführliche Anamnese und Sozialanamnese
  - Umfassende körperliche Untersuchung
  - Klare Übereinkunft bezüglich Zusatzuntersuchungen
- Laboruntersuchungen
  - BSG, CRP
  - Differenziertes Blutbild
  - Kalzium/Phosphor
  - Alkalische Phosphatase
  - SGOT/SGPT
  - Urinstatus
- Indikationen für bildgebende Verfahren
  - Innerhalb von 4 Wochen nicht zwingend nötig, wenn nicht Warnhinweise vorliegen
  - Indiziert bei: Verdacht auf Cauda-equina-Syndrom, Progredienz segmentaler muskulärer Schwäche, Infektion, Tumor, Fraktur
  - Myelographie und Myelo-CT sind nur dann indiziert, wenn bereits eine Operationsindikation besteht
- Indikationen zu elektrophysiologischen Untersuchungen
  - EMG bei persistierenden Schmerzen mit Ausstrahlung in die unteren Extremitäten (länger als 4 Wochen, um eine radikuläre Symptomatik zu objektivieren)
  - Der Nachweis von pathologischen elektrophysiologischen Potentialen kann bei der Untersuchung eines engen Spinalkanals bzw. einer Myelopathie hilfreich sein
- Risikofaktoren für Chronifizierung
  - Schmerzsymptomatik: frühere Schmerzepisoden, Schmerzausstrahlung ins Bein, Zeichen der Nervenwurzelreizung
  - Andere Symptome: schwache Rumpfmuskulatur, schlechter allgemeiner Trainingszustand, allgemein schlechte Gesundheit, starker Nikotinkonsum, Alter über 50 Jahre
  - Psychosoziale Faktoren: Zeichen von Angst und Depressivität, ungünstige Selbstprog-

nose, ungünstiges Coping (Katastrophisieren), belastende Lebensprobleme (Beruf, Familie)
  - Arbeitssituation: geringe Bildung, unqualifizierte Arbeit, Unzufriedenheit mit der Arbeit, unsicherer Arbeitsplatz, Verlust der Arbeitsstelle, Rentenwunsch/Rechtsstreit
- Störung der Arzt-Patient-Beziehung
  - Unzufriedenheit mit der Behandlung
  - Mehrfache Arztkonsultationen
  - Arztwechsel
  - Unterschiedliche Diagnosen für ähnliches Problem
  - Passiver oder aktiver Widerstand in der Behandlung
- Auffälliges Krankheitsverhalten
  - Extreme Schmerzschilderung bezüglich Intensität und Ausdehnung
  - Demonstratives Schmerzverhalten, Diskrepanz zwischen den Befunden und der Beeinträchtigung
  - Diskrepanz oder Inkonsistenz in den Angaben und im Verhalten
  - Schmerz nicht beeinflussbar, keine Modulation (»immer gleich«)
  - Schlechte oder unrealistische Selbstprognose (»immer schlimmer«, »im Rollstuhl landen«)
  - Schmerz ist dominant und beeinträchtigt alle Lebensbereiche
  - Schmerzverhalten wird durch Angehörige unterstützt
- Gefahren des langen Leidens
  - Konditionsverlust durch Schonung
  - Verunsicherung und Depressivität
  - Angst
  - Zusätzliche funktionelle Beschwerden
  - Unzufriedenheit mit dem Arzt

Durch die spezifische Schmerzanamnese und die klinische Untersuchung des Rückenschmerzpatienten sollten folgende Fragen beantwortet werden können:

- Ist der Schmerz durch eine somatische Ursache erklärbar?
- Liegt die Schmerzursache im Bereich der Wirbelsäule oder außerhalb?
- Ist der Schmerz radikulären Ursprungs? Wenn ja, was ist die Ursache des radikulären Schmerzes?
- Welche Wurzel ist betroffen?
- Ist der Schmerz nichtradikulär?
- Welches Bewegungssegment der Wirbelsäule ist betroffen?
- Welche muskuloskeletalen Strukturen sind beteiligt, worin besteht die Funktionsstörung?
- In welchem Maße beeinflussen psychosoziale Faktoren das Geschehen?
- Wie ist das Leistungsvermögen des Patienten?

Diese Fragen müssen durch logische, programmierte Untersuchungsabläufe beantwortet werden. Die klinische Untersuchung von Rückenschmerzen wird durch die Komplexität der spinalen Innervation und biomechanischen Funktionszusammenhänge sowie durch die nur mangelhafte Darstellung schmerzverursachender, dynamischer Veränderungen in bildgebenden Verfahren eingeschränkt.

18.4.2 Therapiestrategien

Für die Wirksamkeit der Therapie ist zwischen akuten und chronischen Rückenschmerzen zu unterscheiden: Akute radikuläre Schmerzsyndrome erfordern im Gegensatz zu nichtradikulären Schmerzen zunächst Entlastung. Bei nichtradikulären Schmerzen sollten Inaktivität und Entlastung in jedem Fall nur kurzzeitig verordnet werden (maximal 2 Tage). In Abhängigkeit von der Schwere der Arbeit ist die schnelle Rückkehr zu einer normalen Tätigkeit die beste Prävention einer Chronifizierung.

Bei der Behandlung *akuter nichtradikulärer* Rückenschmerzen werden angewendet:

- Nichtopioidanalgetika (kurzzeitig) z. B.
  - Diclofenac: bis zu 150 mg/die
  - Ibuprofen: bis zu 1800 mg/die
  - Metamizol: bis zu 4000 mg/die
  - Paracetamol: bis zu 3000 mg/die
  - Piroxicam: bis zu 20 mg/die

- Eventuell schwache Opioidanalgetika und Muskelrelaxanzien
- Erlernen einer wirbelsäulenschonenden Lagerung und der Positionsänderung
- Haltungsschulung
- Frühzeitige Mobilisation
- Muskeldehnung (passiv oder postisometrische Relaxation)
- Manuelle Therapie (z.B. nach Cyriax, Kaltenborn, Maitland)
- Rückenschule

Die Behandlung *akuter Wurzelirritations- bzw. kompressionsyndrome* umfasst:
- Medikamente (evtl. längerfristig)
  - Nichtopioidanalgetika (s. oben)
  - Muskelrelaxanzien: z.B. Tolperison (bis zu 150 mg/die)
  - Schwach wirksame Opioidanalgetika: z.B. Dihydrocodein (Dosisgrenze bei 240 mg/die)
  - Antiepileptika: z.B. Carbamazepin (therapeutischer Bereich der Plasmakonzentration bei 4–10 μg/ml, entsprechend 800–1500 mg/die), Gabapentin (bis zu 2400 mg/die)
- Entlastung, wirbelsäulenschonende Lagerung und Positionsänderung
- Krankengymnastik, Haltungsschulung, rhythmisch-dynamische Stabilisation, Maitland-Konzept
- Periradikuläre Applikation von Kortikosteroiden (unter Röntgenkontrolle)
- Operative Dekompression

Die Behandlung *chronischer nichtradikulärer* Rückenschmerzen setzt sich aus folgenden Punkten zusammen:
- Medikamente (Antidepressiva): z.B. Amitriptylin (20–100 mg/die), Doxepin (30–150 mg/die)
- Transkutane elektrische Nervenstimulation (TENS)
- Kraft-, Ausdauer- und Koordinationstraining der Muskulatur
- Training von Arbeits- und Gebrauchsbewegungen (Work Hardening)
- Veränderung des Arbeitsplatzes
- Kognitive Verhaltenstherapie
- Patienteninformation und Heimübungsprogramme
- Bei vorliegender Instabilität in ausgewählten Fällen Spondylodese

Die Behandlung *chronischer Radikulopathien* (meist postoperativ) umfasst:
- Medikamente
  - Nichtopioidanalgetika (langzeitig, s. oben)
  - Schwach wirksame Opioidanalgetika (s. oben)
  - Antiepileptika (s. oben)
  - Antidepressiva (s. oben)
- Krankengymnastik, muskuläre Stabilisation
- Neurostimulation (TENS, »spinal cord stimulation« = SCS)
- psycho-soziale Maßnahmen (Veränderungen am Arbeitsplatz, Schmerz- und Stressbewältigung).

Die meisten der bisher angewandten Therapieformen sind bei chronischen Rückenschmerzen wenig effektiv, während akute Rückenschmerzen eine gute Prognose haben und mit oder ohne Behandlung besser werden. Die Behandlung chronischer Rückenschmerzen sollte – wie jede Behandlung chronischer Schmerzsyndrome – multimodal erfolgen, d.h. unter Berücksichtigung des somatischen, psychischen und sozialen Anteils. Multimodal heißt nicht, dass diese Einzelbausteine unverbunden nebeneinander stehen und getrennt angewendet werden. Es geht vielmehr darum, ein integratives Gesamtkonzept zu entwickeln, das alle Faktoren gleichzeitig berücksichtigt. Der Grundgedanke dieser Konzepte beruht auf der Hypothese, dass chronische Rückenschmerzen durch die Beeinflussung und Wechselwirkung von biomechanischer Dysfunktion, physischem Konditionsabbau und psychosozialen Stressoren zur chronischen Beeinträchtigung bzw. Behinderung führen. Vordringliches Therapieziel ist, neben der Wiederaufnahme körperlicher Aktivität und der Übernahme von Verantwortung durch die Betroffenen, Analgetika sowie die Inanspruchnahme medizinischer Leistungen zu reduzieren und letztlich die berufliche Tätigkeit wieder aufzunehmen.

Dementsprechend sollen durch das Programm Beweglichkeit, Kraft, Ausdauer und Koordination verbessert, Kenntnisse über ergonomisches Verhalten am Arbeitsplatz und im Alltag vermittelt, die psychische Beeinflussung und Belastung durch den Schmerz und seine Folgen verringert und die allgemeinen Aktivitäten soweit gestärkt werden, dass eine Rückkehr an den Arbeitsplatz möglich wird. Im so genannten »Göttinger Rücken Intensiv Programm« (GRIP) und »Münchner Rücken Intensiv Programm« (MÜRIP) konnte die Effektivität eines solchen Vorgehens insbesondere in Bezug auf die Wiederherstellung der Arbeitsfähigkeit dargelegt werden (Hildebrandt et al. 1996; Schöps et al. 2000). Die Behandlung findet als Gruppenprogramm statt, mit jeweils 8 Teilnehmern, die ganztägig über 4 Wochen im Rahmen einer Tagesklinik aufgenommen werden. Als Ergebnis war festzustellen, dass subjektiven Patientenbewertungen für die Prognose der Krankheitsentwicklung und des Behandlungserfolges eine größere Bedeutung zukommt als z. B. organischen Parametern. Diese Einschätzungen (z. B. die Erwartung in Bezug auf die Rückkehr an den Arbeitsplatz) sind im Wesentlichen nicht von den körperlichen Beschwerden abhängig, sondern vermutlich eher durch die Vorstellungen der Patienten über die Art der Erkrankung, ihre potentiellen Auswirkungen und ihre Behandelbarkeit sowie die psychische Beeinträchtigung und das Krankheitsverhalten beeinflusst. Als sozial- bzw. gesundheitspolitisch relevantes Ergebnis ließ sich des Weiteren festhalten, dass die Rückkehr an den Arbeitsplatz entscheidend von der Dauer der vorherigen Arbeitsunfähigkeit abhängt. Patienten, die länger als 6 Monate aus dem Arbeitsprozess ausgeschieden waren, hatten eine deutlich geringere Chance der Reintegration.

Die Behandlung chronischer Beschwerden muss integrativ erfolgen und ist meist sehr aufwendig. Die Ergebnisse sind bei rechtzeitiger Therapie deutlich besser. Eine frühzeitige Intervention bei gefährdeten Patienten ist deshalb notwendig. Bei nicht bedrohlicher, akuter klinischer Symptomatik ist ein pragmatisches befundorientiertes therapeutisches Vorgehen für einen definierten Zeitraum von 6–8 Wochen gerechtfertigt. Bei Therapieresistenz oder Beschwerdezunahme ist jedoch spätestens nach 12 Wochen eine forcierte Differentialdiagnostik anzustreben.

18.4.3 Differentialdiagnostik

Zur differentialdiagnostischen Einteilung der Rückenschmerzen hat die Deutsche Klinik für Diagnostik (DKD) ein Diagnostikprogramm entwickelt, das folgende Rückenschmerzgruppen unterscheidet (Bandilla et al. 1992):

Gruppe I: Entzündlich-rheumatische Erkrankungen der Wirbelsäule

In dieser Gruppe sind zusammengefasst: die rheumatischen Spondylitiden und die »seronegativen« Spondylarthropathien wie der M. Bechterew und die Spondylitis bei Enteropathien (Colitis ulcerosa, M. Crohn, M. Whipple), M. Reiter, M. Behçet, Psoriasis und durch Mikroorganismen verursachte Spondylitiden. Diese Erkrankungen zeichnen sich neben den typischen anamnestischen Angaben durch den klinischen Befund, durch eine in der Regel beschleunigte BSG und den Nachweis entsprechender Histokompatibilitätsantigene (z. B. HLA-DR 4 bei PcP, HLA-DR 27 bei M. Bechterew) aus.

Gruppe II: Lumbale Wurzelreiz- und -kompressionssymptome

Die neurologischen Reiz- bzw. Ausfallsymptome müssen dem Ausbreitungsgebiet der betroffenen Wurzel zuzuordnen sein. Die klinische Symptomatik der Wurzelreizsymptome ist charakterisiert durch neurogene, in das Gesäß bzw. Bein ausstrahlende Schmerzen, Parästhesien sowie Faszikulationen und Krampi.

Bei den Wurzelkompressionssyndromen findet man zusätzlich eine Störung der Oberflächensensibilität und der Algesie, Steigerung der Schmerzintensität durch mechanische Provokation, Dehnungsschmerz der entsprechenden Wurzel bzw. des peripheren Nervs (z.B. positiver Lasegue), Herabsetzung der Kraft in den Kennmuskeln sowie eine Abschwächung bzw. den Ausfall des Muskeleigenreflexes.

Gruppe III: Statisch bedingte oder durch degenerative Veränderungen verursachte Rückenschmerzen

Diese Gruppe umfasst die Statikstörungen und degenerativen Veränderungen an der Wirbelsäule ohne und mit Folgesyndromen seitens der Rumpfmuskulatur und des diskoligamentären Bindegewebes. Diese Patienten überwiegen in der Praxis. Die klinische Symptomatologie ist nicht immer abgrenzbar, spezifische Laboruntersuchungen fehlen, Röntgenbilder und CT bzw. MRT sind wenig aussagekräftig.

Gruppe IV: Rückenschmerzen aufgrund maligner Erkrankungen und metabolischer Knochenerkrankungen

Hierzu zählen die Osteoporose, die Osteomalazie, der Hyperparathyreoidismus, der M. Paget sowie die Spondylosis hyperostotica. Die Laboruntersuchungen sollen mindestens BSG, CRP, Blutbild, Kalzium, Eisen, alkalische Phosphatase Gesamteiweiß, α-2, β-, γ-Globuline und eine HLA-Typisierung umfassen. Entsprechend der Fragestellung sind konventionelle Röntgenaufnahmen, Knochenszintigraphie, MRT oder CT notwendig.

Gruppe V: Rückenschmerzen als Ausdruck vorwiegend psychosomatischer Störungen

Bei diesen Patienten wird die geklagte Intensität der Rückenschmerzen nicht durch den erhobenen körperlichen Befund erklärt, jedoch durch eine gezielt erhobene Anamnese und den psychosomatischen Befund verständlich. Hier kommt es häufig zu Überschneidungen mit der Gruppe III.

Bei der Gruppenzuordnung haben anamnestische Angaben den höchsten Unterscheidungswert, gefolgt vom klinischen Befund. Die wenigen Laborparameter haben einen ausschließenden Charakter. Nativ-Röntgenaufnahmen haben nur einen zusätzlichen Entscheidungswert von 1,5%. International wird in den meisten Leitlinien, nach klinischem Ausschluss von Risikofaktoren, abgeraten, in den ersten 4 Wochen der Behandlung Röntgen- oder MRT-Untersuchungen durchzuführen.

18.5 Kasuistik

Anamnese

Bei der jetzt 38-jährigen Patientin (Frau M.) sind im Sommer 1992 zum ersten Mal Kreuzschmerzen mit Ausstrahlung in den rechten vorderen Unterschenkel, ohne neurologische Defizite, aufgetreten. Besserung bis zur nahezu vollständigen Beschwerdefreiheit wurde durch einen vierwöchigen stationären Aufenthalt in einer orthopädischen Klinik erreicht, wo im Wesentlichen physikalische Therapiemaßnahmen durchgeführt wurden. Im Dezember 1998 traten erneut Rückenschmerzen mit peripherer Schmerzausstrahlung in die rechte Oberschenkelseite und -vorderseite auf, wiederum ohne neurologische Ausfallsymptome. Der lumbale Schmerz wurde auf der visuellen Analogskala (VAS) mit 5, der ausstrahlende Schmerz ins Bein mit 5–7 (VAS) angegeben. Die Schmerzen nahmen im Laufe des Tages zu, wobei längeres Sitzen (ab ca. 20 min), längeres Gehen (ab ca. 10 min), Bücken und Rückenlage sich verstärkend auswirkten; lindernd war die Bauchlage mit einem Kissen unter dem Bauch (Entlordosierungsstellung).

Allgemeine Sozialanamnese. Frau M. ist verheiratet und hat ein Kind. Sie ist von Beruf Buchhalterin und zurzeit aufgrund der Rückenschmerzen arbeitsunfähig.

Diagnostik

Körperliche Untersuchung. Es fanden sich ein diskreter interskapulärer Flachrücken sowie Kopf- und Schulterprotraktion, eine leichte Lendenwirbelsäulenhyperlordose und ein Schultertiefstand rechts um ca. 1 cm. Am Halsbereich konnten diskrete Tendomyosen des M. trapezius bds. und des M. levator skapulae bds. palpiert werden. Der Finger-Boden-Abstand betrug 25 cm, das Schober-Zeichen 10/15 cm, die Wirbelsäulenflexion und Rotation bds. war schmerzhaft und bewegungseingeschränkt. Die paravertebrale Rückenmuskulatur war verhärtet und im lumbalen Bereich druckdolent. Die Valleix-Druckpunkte waren rechts positiv. Die symptomorientierende neurologische Untersuchung war unauffällig, insbesondere fanden sich keine Sensibilitätsstörungen, Muskelschwächen der Kennmuskeln oder Reflexabschwächungen bzw. -differenzen. Das Lasegue-Zeichen war rechts ab 40° und links ab 60° positiv. Chronifizierungsgrad (nach Gerbershagen): Stadium II.

Der internistische Untersuchungsbefund zeigte einen guten Allgemein- und Ernährungszustand, eine Größe von 165 cm, ein Gewicht von 63 kg; der Blutdruck betrug 125/70 mmHg, der Puls 76 Schläge/min, der übrige internistische Status war unauffällig.

Magnetresonanztomographie von 1/99. Es zeigte sich eine Steilstellung der Lendenwirbelsäule, in den Segmenten L4/5 und L5/S1 eine Dehydratation der Bandscheiben, bei L5/S1 ausgeprägte degenerative Veränderungen mit ventralen spondolyphytären Randzacken. Im Segment L4/5 fand sich ein großer medialer bis links mediolateraler Bandscheibenprolaps mit deutlicher Duralsackimpression und relativer spinaler Enge (minimaler Sagittaldurchmesser des Spinalkanals etwa 12 mm) sowie eine Foraminabeteiligung links mit leichter Einengung, jedoch ohne höhergradige Foramenstenose beidseits. Im Segment L5/S1 war ein kleiner, medialer, beginnend sequestrierender Bandscheibenvorfall erkennbar. Zusätzlich ergaben sich deutliche Hinweise für eine akute erosive Osteochondrose im Segment L5/S1.

Labor. Bis auf eine leichte Erhöhung des Eisens mit 168 mg/dl lagen sämtliche Routinelaborparameter sowie Magnesium, Eiweißelektrophorese und Urinsediment im Normbereich.

Schmerzkonsil. Es wurde eine diagnostische Facettengelenksblockade in Höhe LWK5/SWK1 rechts jeweils unter Durchleuchtung mit 2 mg Ropivacain und 2,5 mg Dexamethason durchgeführt, wodurch die Patientin über mehrere Tage deutlich schmerzgelindert war.

Therapie

Nach der Diagnostik wurden der Patientin für 6 Wochen ein physikalisch-medizinisches Therapieprogramm mit Krankengymnastik, Stabilisierung der Wirbelsäule nach Brunkow, vorsichtige manuelle Mobilisation der Lendenwirbelsäule, insbesondere des lumbosakralen Übergangs nach Maitland, Haltungs- und Verhaltensschulung, Muskeldehnprogramm sowie Lasegue-Übungen und passive Maßnahmen wie detonisierende Muskelmassagen, milde Kühle und postisometrische Relaxation verordnet. Als unterstützende medikamentöse Therapie erhielt die Patientin Flupirtin 3-mal 100 mg oral. Die Therapien sollten nach Möglichkeit täglich, mindestens jedoch 3-mal pro Woche stattfinden. Mit Hilfe dieser Maßnahmen konnte nach 8 Wochen zwar ein befriedigendes, jedoch für die Patientin noch nicht endgültig beschwerdefreies Ergebnis erzielt werden, sodass Frau M. nach Abschluss ihrer Einzelbehandlungen noch am Münchner Rücken Intensiv Programm teilnahm.

Nach der vierwöchigen Teilnahme (August 1999) war Frau M. so weit gebessert, dass auch für sie das Ergebnis annehmbar war und die medikamentöse Therapie auf eine Bedarfsmedikation reduziert werden konnte. Frau M. konnte wieder ihren Beruf vollständig ausführen und ihre Arbeit wieder aufnehmen. Sie ist bis jetzt schmerz- und beschwerdegelindert.

Literatur

Anders C, Kankaanpää M, Airaksinen O, Scholle C, Hänninen O (1998) Koordination der lumbalen Rückenmuskulatur bei dynamischer Belastung. Man Med 36:61–65

Bandilla K, Greif F, Schimsheimer G, Schicketanz KH (1992) Untersuchung von Entscheidungsabläufen von Problempatienten am Beispiel Rückenschmerz. Forschungsvorhaben »Datenverarbeitung im Gesundheitswesen« (DVM 651) gefördert durch das Bundesministerium für Forschung und Technologie

Boden SD, Davis DO, Dina TS (1990) Abnormal magnetic resonance scans of the lumbar spine in asymptomatic subjects. J Bone Jt Surg 72-A:403–438

Hildebrandt J, Pfingsten M, Franz C, Saur P, Seeger D (1996) Das Göttinger Rücken Intensiv Programm (GRIP) – ein multimodales Behandlungsprogramm für Patienten mit chronischen Rückenschmerzen, Teil 1. Der Schmerz 10: 190–203

Keel P, Ackermann D, Aeschlimann A, Buchs B, Dalvit G, de Kalbermatten J-P, Dick W, Dubois J-A, Dvorak J, Gauchat M-H, Marti C, Roffler J, Roux E, Schären S, Wchwarz H, Spring H, Steiner U, Vannotti M, Vischer Th, Weber M, Weil B (1997) Kreuzschmerzen: Empfehlungen für Abklärung und Behandlung. FMH

Kuslich SD, Ulstrom CL, Michael CJ (1991) The tissue origin of low back pain and sciatica. Orthop Clin North Am 22:181–187

Olmarker K, Rydevik B, Nordborg C (1993) Autologous nucleus pulposus induces neurophysiologic and histologic changes in porcine cauda equina nerve roots. Spine 18:1425–1432

Raspe HH, Wasmus A, Greif G, Kohlmann T, Kindel P, Mahrenholtz M (1990) Rückenschmerzen in Hannover. Aktuel Rheumatol 15:32–37

Schöps P, Azad SC, Beyer A, Friedle AM, Lade B, Pfingsten M (im Druck) Das Münchner Rücken Intensiv Programm (MÜRIP). Eine prospektive Studie zur Evaluation eines ambulanten, multimodalen Rehabilitationsprogramms für Patienten mit chronischen Rückenschmerzen. Z Orthop

Schulitz KP, Koch H, Wehling P (1998) Aktuelle Erkenntnisse zur somatischen Ätiologie und Diagnostik des Rückenschmerzes. In: Pfingsten M, Hildebrandt J (Hrsg) Chronischer Rückenschmerz. Huber, Bern

19 Neurogene Schmerzen

A. Beyer

KURZZUSAMMENFASSUNG

Neurogene Schmerzen beruhen auf einer Verletzung oder Schädigung peripherer bzw. zentraler Nerven und gehen durch die dadurch kontinuierlich fortgeleiteten Schmerzimpulse häufig in ein chronisches Stadium über. Typische Kennzeichen sind ein »brennender« Schmerz, eine Hypästhesie, Hyperalgesie, Allodynie und Hyperpathie. Neurophysiologische Untersuchungen (wie NLG, EMG oder SEP) können die Nervenschädigung objektivieren. Behandlungsziel ist die Unterdrückung der neuronalen Sensibilisierung durch die frühzeitige Anwendung geeigneter Medikamente, nämlich Antidepressiva, Antikonvulsiva, Lokalanästhetika und Opioide. Führt deren Anwendung in angemessener Zeit (2–3 Wochen) nicht zu einer Besserung der Schmerzsymptomatik, muss eine weitergehende Versorgung, z. B. in Form von Nervenblockaden erfolgen.

19.1 Einleitung

Die internationale Gesellschaft zum Studium des Schmerzes (IASP) definiert Schmerzen als solche neurogenen Ursprungs, wenn sie durch eine Nervenläsion hervorgerufen werden oder in Zusammenhang mit Funktionsstörungen peripherer Nerven stehen. Im Gegensatz zu anderen Formen chronischer Schmerzen signalisiert chronischer neurogener Schmerz nicht immer einen aktiven, zugrunde liegenden (gewebe)schädlichen Prozess, der durch Identifizieren und Abstellen der Ursache beseitigt werden kann. So vermag eine bessere Diabeteseinstellung bei diabetischer Polyneuropathie (PNP) manchmal – aber durchaus nicht in allen Fällen – die Schmerzen zu bessern oder zu beseitigen. Stumpfschmerzen nach Amputationen bleiben in 30–50% der Fälle bestehen, obwohl die Wunde gut verheilt ist. Prinzipiell kann man zwischen peripheren Neuropathien und zentralen neurogenen Schmerzsyndromen (z. B. nach Rückenmarksverletzung) unterscheiden. Im Folgenden soll von der peripheren Neuropathie die Rede sein. Mögliche Ursachen schmerzhafter peripherer Neuropathien sind in der folgenden Übersicht aufgeführt.

ÜBERSICHT

Schmerzhafte periphere Neuropathien

1. Symmetrische Polyneuropathie
   - Entzündlich
     - Erregerbedingt (HIV, Lyme etc.)
     - Immunologisch
     - Vaskulär
   - Exogen-toxisch/medikamentös
   - Metabolisch (endogen-toxisch)
     - Diabetisch
     - Urämisch
     - Hepatisch
     - Nutritiv (Avitaminose, Alkohol, Malabsorption)
     - Porphyrie
   - Endokrin (Schilddrüse)
   - Genetisch

2. Multifokale Neuropathie
   - Diabetes mellitus
   - Rheumatischer Formenkreis (pcP, Kollagenosen)
   - Vaskulitiden
   - Plexopathien (Schulteramyotrophie)
3. Mononeuropathie
   - Engpasssyndrome
   - Kompressionssyndrome (z. B. Tumor)
   - Posttraumatische Neuropathien/Stumpfschmerzen
   - Postzosterneuropathien (PZN)
   - Neuralgien
     - Trigeminusneuralgie
     - Glossopharyngeusneuralgie
4. Komplexes Regionales Schmerzsyndrom (CRPS)
   - Typ I (Synonyme: sympathische Reflexdystrophie, M. Sudeck)
   - Typ II (Synonym: Kausalgie)

19.2 Epidemiologie

Die diabetische Polyneuropathie und die postherpetische Neuropathie sind nach einer amerikanischen Statistik bei den Neuropathien die häufigste Ursache, gefolgt von tumorassoziierten Neuropathien. Zahlenmäßig am stärksten vertreten sind Radikulopathien bei Rückenschmerzen, allerdings besteht hier ein großer Unsicherheitsfaktor, da Rückenschmerzen auch viele andere Ursachen haben. Ihre Häufigkeit wird mit 10% unter allen Rückenschmerzpatienten geschätzt (Tabelle 19.1). Man kann sagen, dass schmerzhafte periphere Neuropathien selten sind, aber nicht außergewöhnlich. Jeder Hausarzt wird mit ihnen konfrontiert und sollte daher über Therapiemöglichkeiten Bescheid wissen.

Tabelle 19.1. Geschätzte Inzidenz neurogener Schmerzsyndrome in den USA (zugrunde gelegte Einwohnerzahl von 270 Millionen). (Aus Benett 1997)

Schmerzsyndrome	Fallzahl
Schmerzhafte diabetische Neuropathie	600.000
Postherpetische Neuralgie	500.000
Tumorassoziierte Neuropathie	200.000
Rückenmarksverletzungen	120.000
Multiple Sklerose	51.000
Kausalgie und sympathische Reflexdystrophie	100.000 ~
Phantomschmerzen	50.000 ~
Thalamusschmerz	30.000
HIV-assoziiert	15.000
Trigeminusneuralgie	15.000 ~
Chronische Radikulopathie bei Rückenschmerzen (10% von 21 Mio.)	2.100.000

19.3 Pathophysiologie

Eine Vielzahl pathophysiologischer Prozesse ist nach Verletzung oder Schädigung peripherer Nerven für die Entstehung und Aufrechterhaltung des Schmerzes verantwortlich. Unterschiedliche, wahrscheinlich krankheitsunspezifische Mechanismen können neurogenen Schmerzen zugrunde liegen (Abb. 19.1). Danach wäre es möglich, dass ein Patient mit Postzosterneuralgie den gleichen Schmerzmechanismus hat wie ein Patient mit Polyneuropathie, dass also die Schmerzmecha-

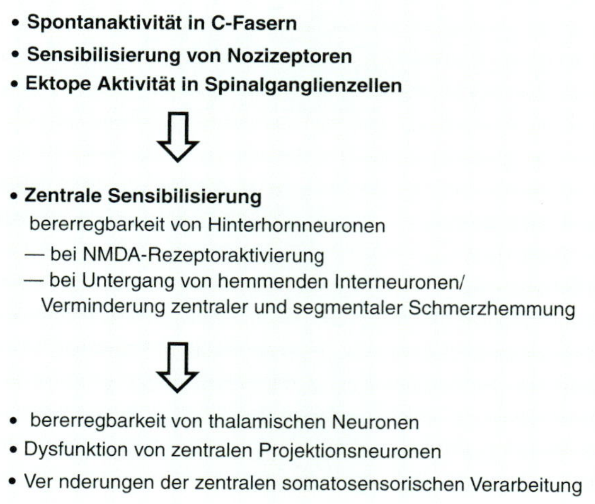

Abb. 19.1. Mechanismen neurogener Schmerzen (Periphere und zentrale Sensibilisierung)

nismen nicht krankheitsbezogen sind, sondern vielmehr die auslösenden Mechanismen die Hauptrolle spielen. Diese Heterogenität ist vermutlich die Ursache dafür, dass Patienten so unterschiedlich auf das gleiche Medikament bzw. die gleiche Therapie reagieren, was die Behandlung neurogener Schmerzen außerordentlich schwierig macht. Zu den zugrunde liegenden Pathomechanismen neurogener Schmerzen wird im Kapitel »Pathophysiologie des Schmerzes« detaillierter Stellung genommen.

19.4 Diagnose

Die Diagnose neurogener Schmerzen wird durch die Anamnese und die klinische sowie apparative Untersuchung der Patienten gestellt. Sie wird in der Regel durch eine fachkundige neurologische, ggf. auch internistische Untersuchung ergänzt. Hierbei wird die Notwendigkeit zusätzlicher Untersuchungen wie EMG, NLG, SEP, Liquorpunktion, ggf. Zuckerbelastung, Schilddrüsendiagnostik und Rheumaserologie festgelegt.

Patienten berichten über ihre schmerzhaften Symptome oft mit Temperaturbeschreibungen wie »brennend oder eiskalt« (obwohl äußerlich oft kein Temperaturunterschied feststellbar ist) oder sie sprechen von »blitzartig einschießendem, stechendem Schmerz«. Ebenso werden Missempfindungen berichtet, wie Kribbeln, Ameisenlaufen, Elektrisieren oder auch Druck-/Engegefühl im Bereich der Extremitäten. In der Regel beschreiben Patienten mehrere Symptome. Bewegung und die Reibung der Kleidung auf der Haut können in einigen Fällen den Schmerz verstärken. Neurogener Schmerz tritt häufig nachts verstärkt auf.

19.4.1 Klinische Untersuchung

Die jeweilige Verdachtsdiagnose wird durch objektivierende Untersuchungen erhärtet, die den Nachweis von sensiblen Störungen, mit und ohne motorische Ausfälle, umfassen muss. Wichtig ist, bei der Erstuntersuchung festzustellen, ob die Symptome im Projektionsgebiet eines peripheren Nerven oder der Wurzel zu lokalisieren sind, ob sie mehrere verschiedene Nerven involvieren und ob sie symmetrisch die Hände und/oder Füße betreffen. Reflexe können symmetrisch oder asymmetrisch vermindert sein. Muskeln müssen auf ihren Kraftzustand und auf ihre Schmerzhaftigkeit geprüft werden. Nicht selten entwickeln Patienten mit Neuropathien, z.B. bei der Postzosterneuropathie (PZN), ein sekundäres myofasziales Schmerzsyndrom mit Triggerpunkten in der betroffenen Muskulatur, das zur Schmerzperpetuierung beitragen kann. Die Untersuchung der Sensibilität darf nicht nur der Überprüfung von Ausfällen dienen (Spitz/Stumpf-, Warm/Kalt-, Vibrationsempfinden), sondern muss auch gestörte Funktionen im Sinne einer so genannten Plus-Symptomatik erfassen. Hierunter versteht man eine erhöhte Empfindlichkeit auf physiologische Reize. *Allodynie* bezeichnet eine Schmerzwahrnehmung auf einen normalerweise nicht schmerzhaften Reiz, *Hyperalgesie* eine vermehrte Schmerzwahrnehmung auf einen schmerzhaften Reiz und *Hyperpathie* einen explosionsartig einsetzenden Schmerz, der verzögert eintritt und nur langsam wieder abklingt. Allodynie kann durch mechanische Reize (z.B. leichte Berührung) oder Temperaturreize ausgelöst werden. Dynamische Allodynie bezeichnet einen Schmerz, der durch Bestreichen der schmerzhaften Region, z.B. mit einem Wattebausch ausgelöst werden kann, während statische Allodynie Schmerz auf leichten Druck bezeichnet. Zur Überprüfung von Allodynie auf Temperaturreize eignet sich das Auflegen von Eis und gewärmten Sonden. Die klinische Testung auf Hyperpathie kann durch Stimulation mit Nadelstichen geprüft werden: Einzelne Nadelstiche und sich wiederholende Nadelstiche einmal pro Sekunde für ca. 10 sec werden verabreicht. Die Reaktion darauf kann verstärkt, vermindert oder normal ausfallen. Bei Hyperpathie wird der Patient auf einen Stimulus nach anfänglicher Verzögerung explosionsartig zunehmend starke Schmerzen verspüren, die sich auch außerhalb der betroffenen Region ausbreiten und nur langsam abklingen. Allgemein können bei Neuropathien die sensiblen Störungen weit über die bekannten Projektionszonen von Nervenwurzeln und peripheren Nerven hinausgehen. Dies ist besonders häufig bei der Postzosterneuralgie festzustellen.

19.4.2 Apparative Untersuchungen

Neurophysiologische Untersuchungen dienen dem Zweck der Objektivierung einer Nervenschädigung. Elektroneurographie, die Messung der motorischen und sensiblen Nervenleitgeschwindigkeit (NLG) und die Elektromyographie (EMG) vermögen Störungen der neuromuskulären Peripherie zu definieren und festzustellen, ob es sich um eine axonale oder demyelinisierende Schädigung handelt. Sie erlauben über die Lokalisation von Schädigungen und die diagnostische Zuordnung von Befunden hinaus auch die Beurteilung, wie akut der gegenwärtige Krankheitszustand ist. Einschränkend gilt, dass mit diesen Techniken nur die am stärksten myelinisierten Fasern erfasst werden. Bei vorwiegend sensiblen Störungen, wenn die Dysfunktion nur dünn oder nichtmyelinisierte Fasern betrifft (»small fiber disease«), können EMG/NLG normal sein. Hier gibt das quantitative sensorische Testing (QST) Aufschluss, das über die Messung von Wahrnehmungs-, Schmerz- und Toleranzschwellen von Temperaturreizen sowie die durch Bestimmung der Vibrationsschwelle die Funktion der dünnen Fasern untersucht. Der Vollständigkeit halber sei noch eine Untersuchung erwähnt, die neben der Diagnostik bei Ausfällen des ZNS zur Untersuchung von besonders proximal lokalisierten Nervenschäden eingesetzt wird. Bei Reizung somatischer sensibler Nervenfasern lassen sich über entsprechenden kortikalen Projektionsfeldern Reizantwortpotentiale ableiten, sog. somatosensorisch evozierte Potentiale (SEP). Sie dienen der Lokalisation von Krankheitsprozessen, beginnend in den Hintersträngen (sensible Bahnen) bis zum parietalen Kortex. Dies betrifft u.a. entzündliche Läsionen (MS), aber auch Kompressionen (Raumforderungen) des Rückenmarks und zervikale Myelopathie. Wie bereits erwähnt, lassen sich damit besonders proximal lokalisierte Nervenschädigungen, bzw. Nervenwurzelschädigungen erfassen, die wegen dieser Lokalisation mit den Untersuchungen der Neurographie nicht so gut nachweisbar sind.

19.5 Kasuistik

Anamnese

Eine 81-jährige Patientin, Frau F. L., stellte sich wegen seit 3 Monaten bestehender linksseitiger Thoraxschmerzen in der Schmerzambulanz vor. Aus der Vorgeschichte waren paroxysmale Tachykardien, eine Hypothyreose und ein nicht insulinpflichtiger Diabetes mellitus erwähnenswert. Die Thoraxschmerzen traten im Anschluss an einen fieberhaften Infekt der oberen Luftwege auf. Nach einem Prodromalstadium von 2 Tagen entwickelten sich im mittleren Thoraxbereich Bläschen, die zur Diagnose Herpes zoster führten. Frau L. erhielt das orale Virostatikum Acyclovir und eine anästhesierende Salbe zur topischen Behandlung. Den Schmerz schilderte sie von Anfang an als heftigen Dauerschmerz mit einer brennenden Komponente sowie zusätzliche einschießende Schmerzen, die unregelmäßig, aber mehrfach am Tage und in der Nacht aufträten. Die Schmerzintensität betrage mindestens 7 auf einer Skala zwischen 0 (= kein Schmerz) und 10 (= unerträglicher Schmerz), schwanke jedoch in der Ausprägung. Schmerzlindernd wirke starker Druck auf das Areal, z.B. durch Pressen mit der Hand, schmerzverstärkend das Reiben der Kleidung auf der Haut oder Aufregung.

Diagnostik

Die Untersuchung zeigte ein Hautareal mit narbigen Veränderungen, entsprechend den Dermatomen Th 4–6 links, allgemeine Haltungsschwäche mit Kopf- und Schulterprotraktion, BWS-Kyphose, Myosen der paravertebralen Muskulatur mit Schmerzausstrahlung entlang der Wirbelsäule und nach vorne in den vorderen Thorax. Die Überprüfung der Sensibilität mit einem Wattebausch zeigte ein vermindertes Berührungsempfinden in den narbigen Bereichen, unterhalb davon in einem handbreiten Areal ein verstärktes Berührungsempfinden, als ob »eine Bürste kratze«. Die Testung mit dem Nadelrad ergab

Hypalgesie in den Dermatomen 4–6 links, jedoch Auslösung von Schmerzen und »Ameisenlaufen« durch die Nadelstiche in den angrenzenden unteren Dermatomen. Diese Schmerzen und Parästhesien wurden als äußerst unangenehm geschildert. Das Kälteempfinden war im überempfindlichen Areal leicht vermindert, Wärme wurde als leicht schmerzhaft empfunden.

Die Diagnose lautete: Postzosterneuralgie in den Dermatomen Th 4–6 links mit angrenzender Hyperästhesie/Hyperalgesiezone sowie begleitendes myofasziales Syndrom der BWS, reflektorisch bedingt bei vorbestehender Haltungsinsuffizienz und BWS-Kyphose.

Therapie

Die *medikamentöse* Therapie beinhaltete Amitriptylin 10 mg abends sowie Tramadol in Retardform 100 mg in einschleichender Dosierung, beginnend mit 100 mg abends, Steigerung alle 2–3 Tage auf 8-stündliche Gabe bis maximal 200 mg pro Dosis, wenn erforderlich und bezüglich der Nebenwirkungen tolerierbar. Die möglichen vorübergehenden Nebenwirkungen wurden genau besprochen, vor allem Sedierung und Benommenheit sowie Übelkeit und Verstopfung, eventuell schneller Herzschlag. Wegen der diesbezüglichen Anamnese wurde eine Steigerung von Saroten nur auf 25 mg ins Auge gefasst, bei Unverträglichkeit die Umstellung auf Gabapentin besprochen.

Krankengymnastik-Empfehlung: Sanfte Mobilisation nach Maitland, Haltungsschulung, Dreh-Dehn-Lagerungen, Atemtherapie. *Nervenblockaden*: Diagnostisch/therapeutische Wurzelblockade der Interkostalnerven Th 6–8 mit Bupivacain 0,5% und Dexamethason 2,5 mg/Segment. *Topische Behandlung*: Capsaicinsalbe 0,0025% 3-mal täglich auf die befallenen Segmente auftragen.

Verlauf

Die Medikamente wurden relativ gut vertragen, der gestörte Nachtschlaf besserte sich schlagartig, eine Steigerung des retardierten Tramadol auf 100 mg alle 8 Stunden konnte innerhalb einer Woche erfolgen. Die Nervenblockade erbrachte eine Schmerzlinderung von NRS (numerische Rating-Skala) 7 auf NRS 3, die 24 Stunden anhielt. Danach Rückkehr der Schmerzen, jedoch ohne die einschießende Komponente, auch die Überempfindlichkeit der Haut hatte etwas abgenommen. Bei Wiedervorstellung in der zweiten Woche relativ gute Verträglichkeit von Amitriptylin 10 mg abends, Tramadol retardiert 100 mg 8-stündlich, Capsaicinsalbe topisch 3-mal täglich. Frau L. klagte noch über Benommenheit, sie fühlte sich jedoch ausreichend sicher auf den Beinen. Übelkeit sei nicht aufgetreten, die eingetretene Verstopfung habe sie mit dem verschriebenen Gleitmittel (Obstinol mild) im Griff. Die Nachtruhe sei inzwischen ungestört, tagsüber bewege sich der Schmerz zwischen NRS 5 und 3. Die Krankengymnastik tue gut. Da eine Steigerung der Medikation angesichts des Alters und der immer noch bestehenden Benommenheit ungünstig erschien, wurde die Nervenblockade in Form einer epiduralen Bolusinjektion von Bupivacain und Dexamethason in Höhe Th 5 wiederholt. Die Gesamtheit der Maßnahmen führte im Verlauf der dritten Woche zu einer Schmerzlinderung auf NRS-Werte zwischen 1 bis 3. Ein Versuch in der vierten Woche, die Medikation zu verringern, führte jedoch zu einem erneuten Schmerzschub, sodass die epidurale Injektion wiederholt werden musste. Es wurde vereinbart, die Krankengymnastik und die Medikation für die nächsten 3 Monate unverändert fortzuführen und erst danach einen erneuten Ausschleichversuch zu unternehmen.

19.6 Behandlung

Die Behandlung von peripheren schmerzhaften Neuropathien umfasst Strategien zur Wiederherstellung und Bewahrung der Nervenfunktion und der symptomatischen Schmerztherapie. Selbstverständlich steht eine kausale Behandlung, wenn immer möglich und durch die neurologische Diagnostik aufgedeckt, an erster Stelle. Dies betrifft besonders die Korrektur von metabolischen, toxischen und endokrinologischen Ursachen von Polyneuropathien und die Möglichkeit einer chirurgischen Therapie, z. B. bei Engpass-Syndromen. Die gute Einstellung des Blutzuckers bei der diabetischen Polyneuropathie ist z. B. anerkanntermaßen ein Eckpfeiler in der Prävention und Behandlung dieser Komplikation. Als zusätzliche Behandlung werden Antioxidanzien, wie α-Liponsäure, eingesetzt. Es steht zu hoffen, dass die Zukunft mehr Möglichkeiten im Hinblick auf regenerierende neurotrophe Substanzen bringen wird. Eine symptomatische Schmerztherapie ist bei schmerzhafter Neuropathie begleitend oder auch allein (z. B. posttraumatisch) ein zweiter Eckpfeiler der Behandlung. Diese umfasst pharmakologische und interventionelle Therapien, wobei die pharmakologische Therapie die Grundlage der Schmerztherapie bei neuropathischen Schmerzen darstellt. Leider ist die Wirkung eines spezifischen Medikamentes im individuellen Fall noch nicht vorhersagbar, sodass sich bei jedem Patienten eine systematische Suche nach dem geeigneten Medikament anschließen muss (»Trial-and-error-Verfahren«). Traditionell werden die sog. Koanalgetika, die zwar keine Analgetika sind, jedoch bei neuropathischen Schmerzen wie Analgetika wirken können, in zwei Gruppen eingeteilt:

Die erste Gruppe wird als Mittel der ersten Wahl bei dysästhetischen Dauerschmerzen (brennend, kribbelnd) eingesetzt. Dazu gehören die Antidepressiva (TCA: »*t*ri*c*yclic *a*ntidepressants«) und das Lokalanästhetikum Lidocain sowie das orale Antiarrythmikum mit Lokalanästhetikastruktur Mexiletin. Bei Schmerzen mit blitzartig einschießendem Charakter wird die Behandlung bevorzugt mit den Medikamenten der zweiten Gruppe begonnen, das sind die Antiepileptika/Antikonvulsiva. Es ist jedoch erwiesen, dass diese Einteilung nur ein grobes Raster darstellt und Antikonvulsiva auch bei brennenden Schmerzen wirken und vice versa. Extrem wichtig ist, dass den Patienten der Einsatz dieser Medikamente zur Schmerztherapie für ihren besonderen Fall ausführlich erklärt wird, da sie ja weder Epileptiker sind noch generell unter Depressionen leiden. Unerwünschte Wirkungen bzw. deren Therapie müssen von vornherein besprochen werden. Eine langsame, geduldige Titration bis zur vorgesehenen Dosis und Medikamentenwechsel nur bei nicht tolerierbaren Nebenwirkungen ist essentiell. Beginn der Titration ist immer nur mit der niedrigsten verfügbaren Dosis, eventuell nochmals halbiert bei alten Menschen oder schlechtem Allgemeinzustand; eine Steigerung der Dosis findet nach ausführlich besprochenem und ausgehändigtem Schema nur alle drei bis sieben Tage statt.

19.6.1 Antidepressiva

Es konnte gezeigt werden, dass Antidepressiva einen spezifischen analgetischen Effekt bei neuropathischen Schmerzen haben, der von ihrer antidepressiven Wirkung unabhängig ist. Das heißt, sie wirken bei Patienten mit und ohne Depressionen gleichermaßen. Ihre analgetische Wirkung wird hauptsächlich auf die Wiederaufnahmehemmung von Serotonin und Noradrenalin zurückgeführt. Dies sind hemmende Transmitter des zentralen Hemmsystems (dorsolateraler Funikulus), das mit seinen Fasern vom zentralen Höhlengrau – Nucleus raphe magnus (serotonerg) und vom Locus coeruleus (noradrenerg) – zu den Hinterhornneuronen des Rückenmarks herabsteigt. Gut belegt ist die analgetische Wirkung für die tertiären (Amitriptylin, Doxepin) und sekundären Amine (Desipramin, Nortriptylin). Weniger gut schneiden die Antidepressiva der neuen Generation, die selektiven Serotonin Reuptake-Hemmer (SSRI »selective serotonin reuptake inhibitors«) ab, die aufgrund ihrer Rezeptorselektivität weniger anticholinerge und antihistaminerge Nebenwirkungen haben. Hier konnte für Paroxetin eine Wirkung nachgewiesen werden, die derjenigen der klassischen, nichtselektiven Trizyklika jedoch unterlegen war. Deren bekannte Nebenwirkungen wie Sedierung, Gewichtszunahme, Tachykardie, trockener Mund, Harnentleerungsstörungen und Verstopfung sind auch in niedriger Dosierung ausgeprägt möglich. Überleitungsstörungen und Herzinsuffizienz stellen eine relative Kontraindikation für Trizyklika dar. Ein pragmatischer Ansatz ist, bei Patienten mit Schlafstörungen und ohne Ausschlusskriterien mit kleinen Dosen eines sedierenden TCA zu beginnen (Amitriptylin oder Doxepin 10–25 mg abends), für diejenigen, bei denen die sedierende Wirkung eher unerwünscht ist, Nortriptylin oder Desipramin zu wählen oder bei (relativen) Ausschlusskriterien mit Paroxetin zu beginnen. Ein neues Medikament ist Venlafaxine, ein selektiver Serotonin- und Noradrenalin-Reuptake-Hemmer, der aufgrund dieser dualen Wirkung einen guten analgetischen Effekt erwarten lässt. Das Medikament hat keine anticholinergen Nebenwirkungen und ist weniger sedierend als die klassischen TCA. Ob sich dieser Vorteil auch in der Therapie bewährt, muss noch in größeren Studien überprüft werden.

19.6.2
Antikonvulsiva

Zu den klassischen Antikonvulsiva in der Therapie neurogener Schmerzen gehört vor allem das Carbamazepin, danach rangieren in zweiter Reihe Phenytoin, Valproinsäure und das Benzodiazepin Clonazepam. Der Wirkungsweise von Carbamazepin liegt die Hemmung von Natriumkanälen zugrunde, sodass hochfrequente ektope Entladungen vermieden werden. Carbamazepin ist das Mittel der ersten Wahl bei Trigeminusneuralgie, dem Prototyp neuralgischer, d.h. blitzartig einschießender Schmerzen. Es hat jedoch auch eine gute Wirkung bei diabetischer Polyneuropathie, die einwandfrei belegt ist. Ein Effekt kann bei niedriger oder erst bei hoher Dosierung eintreten, sodass bei einschleichender Titration die Dosis bis zum Erreichen eines Effektes oder bis zum Auftreten von nichttolerablen Nebenwirkungen erhöht werden kann. Solange keine Nebenwirkungen auftreten oder erträglich sind, spielt die Höhe des Serumspiegels nur eine untergeordnete Rolle. Nebenwirkungen sind Sedierung, Schwindel, Ataxie, sodass die Titration langsam einschleichend erfolgen muss. Beginn ist mit 75–100 mg 1- bis 2-mal täglich, Steigerung langsam um 100 mg bis 600–1200 mg/die. Die Retardform ist wegen des gleichmäßigeren Spiegels vorzuziehen. Leberfunktionsstörungen und das seltene Auftreten von Agranulozytose machen regelmäßige Laborkontrollen notwendig. Sie müssen in den ersten drei Monaten alle 2–4 Wochen durchgeführt werden, dann alle 6 Monate. Allergische Reaktionen und Hyponatriämie sind mögliche Gründe, das Medikament zu stoppen. Phenytoin, ebenso ein Membranstabilisator und Valproinsäure, die die Wirkung des hemmenden Transmitters GABA (Gamma-Aminobuttersäure) verstärken soll, sind Medikamente der zweiten Wahl. Sie können in Fällen, die nicht auf Carbamazepin ansprechen, wirksam sein. Leberfunktionsstörungen sind möglich und müssen regelmäßig ausgeschlossen werden.

Durch die Entwicklung von Gabapentin, einem neuen Antikonvulsivum mit Wirkung bei neuropathischen Schmerzen, sind die eingangs erwähnten Medikamente auf dem Wege, von ihren traditionellen Plätzen (außer bei Trigeminusneuralgie) verdrängt zu werden. Grund dafür ist das günstige Nebenwirkungsspektrum von Gabapentin. Eine Laborüberwachung von Leberparametern und Blutbild ist überflüssig, auch die Sedierung ist sehr viel schwächer ausgeprägt, macht aber eine einschleichende Dosierung, vor allem bei älteren Menschen notwendig (Beginn mit 1- bis 3-mal 100 mg/die bis zur Dosis von 3-mal 300 mg/die, Steigerung bis 2400 mg/die ist möglich). Plazebokontrollierte Studien für die Wirkung bei Postzosterneuralgie und diabetischer Polyneuropathie liegen inzwischen mit günstigen Ergebnissen vor. Der Wirkmechanismus wird noch untersucht. Entgegen der ursprünglichen Absicht als GABA-Analogon liegt keine Wirkung am GABA-Rezeptor vor. Diskutiert werden eine hemmende Wirkung auf Kalziumkanäle, Erhöhung der GABA-Synthese sowie eine Verminderung der Glutamatsynthese im Gehirn.

19.6.3
Lokalanästhetika

Für Medikamente vom Typ der Lokalanästhetika wurde als Erstes ein Wirkmechanismus der Koanalgetika aufgeklärt. Er besteht in einer Blockade von Natriumkanälen. Sie diffundieren durch die Membran der Nervenfasern und verstopfen die Kanäle von innen. Dadurch wird das Membranpotential reversibel eingefroren und eine Erregungsleitung kann nicht stattfinden. Die Hemmung der verschiedenen Fasertypen erfolgt konzentrationsabhängig. Für die Blockade dünner schmerzleitender Fasern genügen niedrige Konzentrationen, die die motorische Funktion nicht beeinträchtigen. Lokalanästhetika vermögen ektope Impulsbildung in peripheren Nerven und Ganglienzellen zu unterdrücken. Es wurde daher versucht, durch systemisch appliziertes Lokalanästhetikum und anschließende Gabe von oralen verwandten Substanzen einen therapeutischen Effekt zu erzielen. Die in der Schmerztherapie am häufigsten zur Anwendung kommenden Lokalanästhetika sind Lidocain und das oral zu verabreichende Mexiletin. Letzteres findet vor allem Verwendung als Antiarrythmikum. Die mögliche Wirkung auf die Natriumkanäle der Herzmuskelfasern bedingt daher auch die Kontraindikation für diese Therapie, nämlich jede Form der supraventrikulären und ventrikulären Reizleitungstörung. Sicherheitshalber sollte bei kardialen Symptomen und EKG-Veränderungen die Meinung eines Internisten/Kardiologen zur Unbedenklichkeit eingeholt werden. Untersuchungen konnten zeigen, dass Lidocain und Mexiletin bei neuropathischen Schmerzen (posttraumatisch, diabetisch, Postzoster- und Trigeminusneuralgie) wirksam ist. Lidocain kann als Testinfusion verabreicht werden. In der Regel werden 5 mg/kg Körpergewicht Lidocain unter kontinuierlichem EKG- und Blutdruckmonitoring in 60 min intravenös infundiert. Die Patienten müssen selbstverständlich auf Zeichen der systemischen LA-Intoxikation überwacht werden. Bei Beachtung der Kontraindikationen wurden ernsthafte Zwischenfälle bis jetzt nicht berichtet. Das Ansprechen auf i.v.-Lidocain wird als Prädiktor für die Wirkung des oral wirkenden Mexiletin angesehen, da es dazu diesbezügliche Untersuchungen gibt. Die Dosierung von Mexiletin liegt bei 450–750 mg/die und sollte einschleichend titriert werden (150 mg/die). Dosisabhängige Nebenwirkungen sind Übelkeit und Magenbeschwerden, weshalb das Medikament mit dem Essen genommen werden sollte, sowie Schwindel, Tremor, Nervosität und Kopfschmerzen.

19.6.4 Opioide

Opioide sind in der Behandlung von nichttumorbedingten chronischen Schmerzen (CNTS) inzwischen zwar etabliert, jedoch gibt es immer noch Unklarheiten bezüglich der Indikationen und Kontraindikationen. Neuropathische Schmerzen galten lange als opiatresistent, auch die Inzidenz von Risiken wie Toleranzentwicklung und Suchtgefahr sowie Nebenwirkungen im Langzeitgebrauch waren nicht bekannt. Gut kontrollierte Studien konnten inzwischen zeigen, dass Opioide (Tramadol, Methadon, Morphin, Fentanyl, Oxycodon) auch bei neuropathischen Schmerzen schmerzlindernd wirken und sie einen wichtigen Platz bei therapieresistenten Schmerzen einnehmen können. Eine Reihe von Fragen sind jedoch noch ungeklärt. Allen voran die Frage der spezifischen Indikation. Helfen Opioide bei allen neurogenen Schmerzsyndromen oder bei bestimmten Symptomen von Minus (Hyp-Anästhesie)- oder Plussymptomatik (Allodynie, Hyperpathie)? Beeinflussen sie z.B. den Schmerz oder das affektive Erleben? Ungeklärt ist auch die Reihenfolge der Medikamente bei Neuropathie, aber es scheint vernünftig, die starken Opiate erst nach bzw. in Kombination mit den Koanalgetika einzusetzen. Die Frage ist, ob dies auch für die schwachen Opioide gilt, wobei ein analgetischer Effekt bis jetzt nur für Tramadol bei PZN spezifisch nachgewiesen wurde. Es gibt jedoch keinen Grund, eine Wirksamkeit auch von Tilidin und Codein anzuzweifeln.

Unter den starken Opioiden hat Methadon einen (theoretischen) Vorteil gegenüber anderen Opioiden, obwohl kontrollierte Untersuchungen dazu bisher fehlen. Methadon ist nicht nur ein Agonist am μ-Rezeptor, sondern gleichzeitig auch ein Antagonist am NMDA-Rezeptor (s. Kapitel Pathophysiologie). Die klinische Erfahrung hat gezeigt, dass bei neurogenen Schmerzen und Morphinresistenz eine Opiatrotation zu Methadon/Levomethadon Vorteile bringen kann.

Bezüglich der Risiken steht die Frage der Suchtgefahr ganz oben. Hierzu wird im Kapitel Pharmakologie Stellung genommen.

19.6.5 Topische Medikamente

Capsaicin, ein Extrakt aus Chilipfefferschoten, ist ein Neurotoxin für unmyelinisierte nozizeptive Fasern, das eine Verarmung an Substanz P, neben Glutamat dem wichtigsten erregenden Neurotransmitter, hervorruft. Die topische Anwendung von Capsaicin-Salbe war besser als Plazebo bei diabetischer Polyneuropathie und aktivierter Arthrose, jedoch nicht überzeugend bei Postzosterneuralgie. Da es sich um eine nebenwirkungsarme Therapie handelt, sollte ein Versuch im Zweifelsfall durchgeführt werden. Die Salbe kann ein starkes Brennen hervorrufen, das durch die vorausgehende Applikation einer anästhesierenden Salbe abgemildert werden kann. Die neueste Entwicklung ist ein Vlies, das auf die Haut geklebt wird und über 12 Stunden Lidocain in die Haut abgeben kann. Doppelblinde Untersuchungen bestätigten die gute Wirkung bei PZN.

19.6.6 Nervenblockaden

Obwohl der Schwerpunkt dieser Monographie auf der medikamentösen Therapie liegt, müssen die Nervenblockaden zur Therapie neurogener Schmerzen ihrer Wichtigkeit wegen erwähnt werden. Führt die medikamentöse Einstellung nicht zur Schmerzbefreiung, müssen bei neurogenen Schmerzen Nervenblockaden versucht werden, da nur Schmerzfreiheit eine Chronifizierung verhindern kann. Jeder neurogene Schmerz, insbesondere im akuten Stadium, kann durch das sympathische Nervensystem unterhalten werden: sog. sympathisch vermittelter Schmerz SMP (»sympathetically mediated pain«). Dies ist besonders häufig beim CRPS I und II (M. Sudeck, Kausalgie), aber auch bei PZN der Fall. Blockaden der sympathischen Ganglien (z. B. Ggl. Stellatum, lumbaler Sympathikus) mit LA und/oder kleinen Mengen an Opioiden (GLOA »ganglionäre lokale Opioidanalgesie«) wirken in diesem Fall langfristig analgetisch. Tritt keine Analgesie auf Sympathikusblockaden ein, spricht man von SIP, sympathisch nicht vermitteltem Schmerz (»sympathetically independant pain«). In diesem Fall wird man versuchen, über Blockaden von gemischten Nerven, ggf. mit Katheterverfahren, anhaltende Analgesie zu erzeugen.

Literatur

Benett GJ (1997) Progress in pain research and management, vol 9. IASP Press, Seattle

Galer BS (1995) Neuropathic pain of peripheral origin: Advances in pharmacologic treatment. Neurology 44 [Suppl 9]:17–25

Jensen TS (1996) Mechanism of neuropathic pain. In: Campbell JN (ed) Pain in neurology and neurosurgery. Pain 1996 – An updated review. IASP Press, Seattle

Vaillancourt PD, Langevin HM (199) Painful peripheral neuropathies. Med Clin N Am 83:627–642

Woolf CJ, Mammion RJ (1999) Neuropathic pain: Aetiology, symptoms, mechanism and management. The Lancet 353:1959–1964

20 Kopf- und Gesichtsschmerz

A. Straube und S. Förderreuther

KURZZUSAMMENFASSUNG

Kopf- und Gesichtsschmerzen sind weit verbreitet in den westlichen Industrienationen. Die Unterscheidung in verschiedene Formen erfolgt anhand der IHS- (International Headache Society) Kriterien. Diese erlauben eine klare Abgrenzung z. B. zwischen der Migräne, dem Spannungskopfschmerz, dem Cluster- oder atypischen Gesichtsschmerz. Diese Unterteilung ist von Bedeutung, da jede Form eine spezifische Therapie nach sich zieht. Unterschieden wird häufig die Behandlung eines akuten Ereignisses von der prophylaktischen Therapie. Erstere dient der sofortigen Schmerzlinderung, letztere der Abnahme der Beschwerdehäufigkeit.

ÜBERSICHT

Kopf- und Gesichtsschmerzklassifikation der IHS

Migräne

1. Kopfschmerzen vom Spannungstyp
2. Clusterkopfschmerz und chronisch paroxysmale Hemikranie
3. Kopfschmerzformen ohne begleitende strukturelle Läsion
4. Kopfschmerzen nach Schädeltraumen
5. Kopfschmerzen bei Gefäßerkrankungen
6. Kopfschmerzen bei nichtvaskulären intrakraniellen Störungen
7. Kopfschmerzen durch Einwirkungen von Substanzen oder deren Entzug
8. Kopfschmerzen bei einer primär nicht den Kopfbereich betreffenden Infektion
9. Kopfschmerzen bei Stoffwechselstörungen
10. Kopf- oder Gesichtsschmerzen bei Erkrankungen des Schädels sowie im Bereich von Hals, Augen, Ohren, Nase, Nebenhöhlen, Zähnen, Mund oder anderen Gesichts- oder Kopfstrukturen
11. Kopf- und Gesichtsneuralgien, Schmerzen bei Affektion von Nervenstämmen und Deafferenzierungsschmerzen
12. Nicht klassifizierbarer Kopfschmerz

Die 1988 von der International Headache Society (IHS) veröffentlichte Klassifikation der Kopf- und Gesichtsschmerzen stellt die international verbindliche Basis für die Diagnose und Einteilung von Kopf- und Gesichtsschmerzen dar.

Die meisten Kopfschmerzen werden auf dem Boden der Anamnese und der körperlichen Untersuchung eingeordnet. Im jüngeren Lebensalter dominieren die idiopathischen Kopfschmerzformen, mit zunehmendem Alter die symptomatischen. Hinweise auf symptomatische Kopfschmerzen sind: plötzlicher Beginn mit hoher, als vernichtend erlebter Schmerzintensität, Begleitsymptome wie Bewusstseinsstörungen, neurologische Ausfälle und Fieber. Neben der klinischen Untersuchung können dann ein CT-Schädel zum Ausschluss einer Raumforderung oder Blutung und gegebenenfalls eine Liquoruntersuchung einschließlich Druckmessung (entzündliche Ursachen und liquordruckbedingte KS) sowie in Einzelfällen eine Dopplersonographie (Ausschluss Gefäßdissektion) durchgeführt werden.

Im Folgenden werden einzelne Formen von Kopf- und Gesichtsschmerz detailliert abgehandelt.

20.1 Migräne

In der Regel beginnt die Migräne zwischen dem 10. und 40. Lebensjahr. Ihre Prävalenz liegt in Industrieländern bei etwa 5–8% bei Männern und 12–18% bei Frauen (Göbel 1997). Etwa 80% aller Patienten haben eine Migräne ohne Aura, 15% mit Aura. Die restlichen 5% haben seltene Migräneformen (z. B. Migräne mit prolongierter Aura, Basilaris-Migräne, ophthalmoplegische Migräne, familiäre hemiplegische Migräne.

Pathophysiologie. Der Kopfschmerz beruht wahrscheinlich auf einer Aktivierung eines Schrittmachers im Hirnstamm. Durch Aktivierung von Trigeminusefferenzen kommt es zur aseptischen, neurogenen Entzündung (serotonerge Mechanismen, vasoaktive Neuropeptide) der großen Blutleiter mit begleitender Vasodilatation (s. Teil I: Pathophysiologie).

Als Korrelat der Aura gilt die bisher nur tierexperimentell nachgewiesene »spreading depression« (kortikale Übererregung mit langsamer Ausbreitung über den benachbarten Kortex und nachfolgender neuronaler Hemmung). Die Migräne mit Aura ist vermutlich weitgehend genetisch bedingt. Bei der seltenen familiär hemiplegischen Migräne wurde eine Mutation auf Chromosom 1 bzw. 19 (Ca-Kanal) nachgewiesen.

ÜBERSICHT

Migräne ohne Aura: IHS-Kriterien

- Mindestens 5 Attacken
- Attackendauer 4 bis 72 Stunden
- Mindestens 2 Charakteristika:
  - Einseitige Lokalisation
  - Pulsierender/stechender Charakter
  - Mittlere bis starke Intensität
  - Zunahme bei körperlicher Aktivität
- Mindestens ein Symptom:
  - Übelkeit und/oder Erbrechen
  - Phono- und Photophobie
- Ausschluss einer symptomatischen Ursache

Diagnostik. Die Diagnose beruht in der Regel allein auf der typischen Beschwerdeschilderung und dem normalen neurologischen Untersuchungsbefund.

Patienten mit einer Migräne mit Aura haben in der Regel auch Attacken ohne Aura. Isolierte Auren ohne nachfolgenden Kopfschmerz können auftreten. 90–95% der Patienten haben eine visuelle Aura, die aber z. T. auch kombiniert mit anderen Auraformen auftritt. Im Gegensatz zu zerebralen Ischämien halten sich die Symptome nicht an die vaskuläre Topographie.

Differentialdiagnosen. Spannungskopfschmerz (häufig Koinzidenz), analgetikainduzierter Kopfschmerz.

ÜBERSICHT

Migräne mit Aura: IHS-Kriterien

- Mindestens 2 Attacken
- Kopfschmerzkriterien wie bei Migräne ohne Aura erfüllt
- Zusätzlich:
  - Mindestens ein reversibles Symptom (Funktionsstörung von Kortex oder Hirnstamm)
  - Aura entwickelt sich über mindestens 4 min
  - Kein Symptom der Aura dauert länger als 60 min
  - Kopfschmerz folgt der Aura innerhalb 60 min, seltener gleichzeitiger Beginn
- Typische Aura: homonyme Sehstörung, einseitige Parästhesien und/oder sensibles Defizit, einseitige Paresen, aphasische Störung

20.1.1 Kasuistik

Ein 38-jähriger Ingenieur berichtete einerseits über 2- bis 3-mal im Monat auftretende »normale« Kopfschmerzen mit einem holozephalen, dumpfen, wenig intensiven Schmerz sowie über in Abständen von Jahren auftretenden Kopfschmerzattacken, die ihn sehr beunruhigten, da sie einerseits länger anhalten würden und andererseits es vorher zu einer Sehstörung mit partiellen Visusausfällen sowie parallel dazu »Flimmern« und zeitlich etwas später auch zu einem Pelzigkeitsgefühl der Finger der rechten Hand käme. Verschiedene Ärzte hätten ihn auf die Möglichkeit eines Schlaganfalles hingewiesen. Einmalig wäre es auch zu einer Störung des Sprechens gekommen. Insgesamt würden diese Symptome zwischen 30–60 Minuten anhalten. Die Kopfschmerzen dagegen aber 12–24 Stunden. Direkt auf eine familiäre Belastung angesprochen, erinnerte sich der Patient, dass seine 2 Brüder wohl ähnliche Beschwerden hätten. Der neurologische Untersuchungsbefund sowie ein schon vor 3 Jahren durchgeführtes Kernspintomogramm des Schädels waren unauffällig, sodass der Patient beruhigt werden konnte und die Diagnose einer Migräne mit Aura gestellt wurde. Die »normalen« Kopfschmerzen sind als episodischer Spannungskopfschmerz zu klassifizieren. Wegen der niedrigen Frequenz der Migräneattacken ist eine medikamentöse Prophylaxe nicht notwendig, auch deshalb, da die Attacken regelmäßig mit 10–20 mg Metoclopramid und anschließend 500–1000 mg Metamizol p.o. kupiert werden konnten.

20.1.2 Behandlung der Migräneattacke

Leichte bis mittelschwere Attacken (A; Antiemetikum plus Analgetikum)

Kombination von Metoclopramid (10–20 mg oral/rektal) oder Domperidon (10–20 mg oral) mit 1000–1500 mg Acetylsalicylsäure (Brause- oder Kautablette) bzw. 1000–1500 mg Paracetamol (oral oder rektal). Ausweichmedikamente sind Ibuprofen 400–800 mg oral, Naproxen 500–1000 mg oral bzw. Metamizol 500–1000 mg oral.

Schwere Attacken bzw. bei unzureichender Wirkung von A (Spezifische Migränemittel)

- Kombination von Metoclopramid (10–20 mg oral/rektal) oder Domperidon (10–20 mg oral) mit 2 mg Ergotamintartrat Supp. oder 1 mg Dihydroergotamin s.c. (bzw. nasal);
- alternativ Triptane, z. B. 50 (100) mg Sumatriptan, 2,5 mg Zolmitriptan, 2,5 mg Naratriptan oder 10 mg Rizatriptan oral. Bei Erbrechen Sumatriptan 20 mg nasal oder 6 mg s.c. oder 20 mg rektal.

Eine Maximaldosis von 4 mg Ergotamin bzw. 12 mg Sumatriptan s.c. (300 mg oral) sollte nicht überschritten werden (ebenso eine Wochendosis von 6 mg Ergotamin bzw. 2–3 Tbl. eines Triptans; *cave* analgetikainduzierter Kopfschmerz). Triptane dürfen nicht mit Ergotaminen und mit unselektiven MAO-Hemmern kombiniert werden. *Kontraindikationen* sind: unbehandelte arterielle Hypertonie, arterielle Verschlusserkrankung, Z.n. zerebraler Ischämie, koronare Herzkrankheit, Morbus Raynaud und Schwangerschaft.

Status migraenosus (Migräneattacke, die länger als 72 h dauert)

20 mg Metoclopramid i.v., 5 min später 1000 mg Acetylsalicylsäure i.v.; alternativ: 20 mg Metoclopramid i.v. und 1 mg Dihydroergotamin i.v., gegebenenfalls Wiederholung nach 8 h; alternativ: 6 mg Sumatriptan s.c.; alternativ: Methylprednisolon 80–100 mg i.v, alternativ Metamizol 500–1000 mg langsam i.v. (*cave* RR-Abfall).

Kinder (≥12 Jahre). Domperidon 10 mg oral (in Kombination mit Paracetamol (250–500 mg), alternativ Ibuprofen (200–400 mg). Triptane sind nicht indiziert, aber wirksam.

Schwangere. Schwangere sollten mit Domperidon/Paracetamol behandelt werden. Kontraindikation für Ergotamine, nichtsteroidale Antiphlogistika, Acetylsalicylsäure und Triptane.

20.1.3 Prophylaxe der Migräne

Indikation. Attackenfrequenz >2 pro Monat. Weiterhin: Attacken, die nicht auf Akuttherapie ansprechen, schwere (z. B. Aphasie, Paresen) oder häufige Auren, Attacken, die länger als 48 h dauern und nicht suffizient kupiert werden können (bei Attackenfrequenz <3 pro Monat).

Allgemeine Maßnahmen. Meiden von Auslösern (Alkohol, Kaffee, Schokolade, Rotwein etc.). Regelmäßiger Schlaf-Wach-Rhythmus. Erarbeitung von Konzepten zur Stressbewältigung, Ausgleichsport, Entspannungsübungen wie z. B. progressive Muskelrelaxation nach Jacobson.

Medikamentöse Therapie. Zur Verfügung stehen:
- Mittel der 1. Wahl:
  - Metroprolol (50–) 100–200 mg tgl. einschleichend,
  - Propranolol (40–) 120–240 mg tgl. einschleichend;
- Mittel der 2. Wahl:
  - Flunarizin, Frauen (2,5–) 5 mg tgl., Männer 10 mg tgl.,
  - Valproinsäure (300–) 500–1000 mg tgl.;
- Mittel der 3. Wahl:
  - Cyclandelat 1200–1600 mg tgl.,
  - Gabapentin 900–1200 mg tgl.,
  - Magnesium 600 mg tgl., (Wirkung umstritten).

Um NW zu minimieren, sollten alle Präparate einschleichend, aber ausreichend dosiert werden. Beurteilung der Wirkung frühestens nach 2 Monaten. Kontrolle des Therapieerfolges durch Kopfschmerztagebuch. Nach 6–9 Monaten ausschleichender Absetzversuch. Auswahl je nach Nebenwirkungsspektrum der Präparate und Risikoprofil des Patienten. Die Prophylaxe heilt die Migräne nicht, sondern reduziert allenfalls die Attackenfrequenz, weniger häufig die Intensität der Attacken.

Menstruelle Migräne. 2-mal 500 mg Naproxen tgl. beginnend 1–2 Tage vor der Menstruation bis 1 Tag danach, alternativ Östrogenpflaster (Serumöstrogenspiegel bei 60–80 pg/ml).

Kinder. Bei strenger Indikationsstellung 1 mg/kg KG Propranolol. Vermeiden von Auslösern.

20.2 Kopfschmerz vom Spannungstyp

Der episodische Spannungskopfschmerz ist der häufigste Kopfschmerz überhaupt (Life-time-Prävalenz von 80–95%). Bei etwa 3% der Bevölkerung kommt es zu einer chronischen Form mit an mehr als 50% der Tage bestehenden Beschwerden (mindestens über 6 Monate). Ein Teil der Patienten mit chronischem Spannungskopfschmerz hatte vorher einen episodischen Spannungskopfschmerz und es besteht oft eine familiäre Belastung. Frauen überwiegen leicht. Der Krankheitsbeginn fällt häufig in die 2. oder 3. Lebensdekade.

Die *Pathophysiologie* ist nicht geklärt. Diskutiert werden eine vermehrte Anspannung der Nackenmuskulatur bzw. eine Schwellenwertverstellung des zentralen nozizeptiven Systems.

Klinisch besteht ein in der Regel holozephaler, dumpf-drückender, haubenartig oder reifartig beschriebener Kopfschmerz von leichter bis mittlerer Intensität und fehlenden oder nur leicht vegetativen Symptomen. Körperliche Anstrengung führt zu keiner wesentlichen Schmerzverstärkung.

Differentialdiagnostisch sind in erster Linie auszuschließen: arterielle Hypertonie, Medikamentennebenwirkungen, analgetikainduzierter Kopfschmerz, langsam wachsende Tumoren, Subduralhämatom, Liquorabflussstörungen, Pseudotumor cerebri, Arteriitis temporalis (höheres Lebensalter).

ÜBERSICHT

Episodischer Spannungskopfschmerz: IHS-Kriterien

- Mindestens 10 beobachtete Attacken und weniger als 180 Kopfschmerztage/Jahr
- Kopfschmerzdauer: 30 min bis 7 Tage
- Mindestens 2 Charakteristika:
  - Bilateral
  - Drückend, ziehend
  - Leichte bis mittelschwere Schmerzintensität
  - Keine Zunahme bei Aktivität
- Fehlen von Übelkeit bzw. Phono- *und* Photophobie
- Ausschluss einer symptomatischen Ursache

ÜBERSICHT

Chronischer Spannungskopfschmerz: IHS-Kriterien

- Wie episodischer Spannungskopfschmerz, aber
- Kopfschmerzen an mindestens 15 Tagen pro Monat über mehr als 6 Monate

20.2.1 Therapie des episodischen Kopfschmerzes vom Spannungstyp

Symptomatische Therapie. 500–1000 mg Acetylsalicylsäure p.o. oder 500–1000 mg Paracetamol oder 400–800 mg Ibuprofen oder 500–1000 mg Naproxen. Alternativ lokale (Schläfen – Nacken) großflächige Applikation von Pfefferminzöl (Wirkung mit Analgetika vergleichbar, aber keine Entwicklung eines analgetikainduzierten Kopfschmerzes). *Cave*: Entwicklung eines medikamenteninduzierten Dauerkopfschmerzes.

Indikation zur Prophylaxe. Bei Übergang zu chronischem Verlauf, bei zunehmendem Analgetikakonsum.

20.2.2 Therapie des chronischen Kopfschmerzes vom Spannungstyp

Allgemeine Maßnahmen. Regelmäßiger Schlaf-Wach-Rhythmus, Entspannungsübungen nach Jacobson und regelmäßiges Ausdauertraining (z. B. Joggen), Stressbewältigungstraining.

Symptomatische Behandlung. Lokale Pfefferminzölapplikation (s. oben). Schmerzmittel dürfen *nicht* regelmäßig verabreicht werden.

Prophylaxe. *Mittel der 1. Wahl*: trizyklische Antidepressiva, z. B. Amitriptylin/Amitriptylinoxid 25–75 mg tgl., alternativ: Doxepin 50 mg tgl. oder Imipramin 50 mg tgl. Alle Präparate müssen langsam eindosiert werden. Ohne flankierende allgemeine Maßnahmen liegt die Wirksamkeit bei nur 40–45%. Es gelten die bekannten Kontraindikationen für trizyklische Antidepressiva: Glaukom, Prostatahypertrophie mit Restharnbildung, AV-Block II° und III°, Herzinsuffizienz.

Mittel der 2. Wahl: MAO-Hemmer (Moclobemid, Trancylpromin) oder das Muskelrelaxans Tizanidin (2–8 mg). Serotonin-Reuptake-Hemmer sind nicht wirksam.

Fraglich wirksam ist die Injektion von Botulinustoxin in die perikranielle Muskulatur.

20.3 Clusterkopfschmerz

Die Prävalenz des Clusterkopfschmerzes liegt unter 0,01% mit Beginn in jedem Lebensalter. Männer sind 6- bis 8-mal häufiger betroffen als Frauen. Am häufigsten ist ein primär episodischer Verlauf über Wochen (bis Monate), seltener sind primär oder sekundär chronische Verläufe.

Neben den idiopathischen Formen, deren Pathophysiologie noch nicht geklärt ist, sind symptomatische Ursachen vorwiegend im Bereich des Sinus cavernosus durch Bildgebung auszuschließen.

Der Clusterkopfschmerz ist ein extrem intensiver, obligat einseitiger paroxysmaler, retro-/periorbitaler bohrendender und brennender Kopfschmerz mit ipsilateralen autonomen Symptomen. Die Attacken selber dauern 30–180 min, treten 1- bis 3(8)-mal pro Tag auf, bevorzugt in der Nacht (75% der Attacken).

ÜBERSICHT

Clusterkopfschmerz: IHS-Kriterien
- Mindestens 5 Attacken
- Heftiger, streng einseitiger Schmerz, peri-/retroorbital mit einer Attackendauer zwischen 15 und 180 Minuten
- Mindestens eines der folgenden Symptome: Ptose, Miose, Lakrimation, nasale Kongestion, Rhinorrhöe, konjunktivale Injektion oder ipsilaterales Schwitzen im Gesicht
- Attackenfrequenz zwischen 1 Attacke jeden 2. Tag und 8 Attacken pro Tag
- Ausschluss einer symptomatischen Ursache (z. B. Prozesse des Sinus cavernosus)

Differentialdiagnostisch müssen die chronisch paroxysmale Hemikranie, Migräne (klinische Überlappungsbilder möglich) und symptomatische Kopfschmerzen (Sinusitis, Glaukom) ausgeschlossen werden.

Attackentherapie

Wegen der Intensität der Schmerzen muss jede Attacke behandelt werden.
- *Mittel der 1. Wahl:* Sauerstoffinhalation (7 l/min) möglichst früh in der Attacke (Ansprechrate ca. 80%), alternativ Sumatriptan 6 mg s.c. (Ansprechrate 70–80%) oder inhalative Ergotamine (Ergotamin Medihaler über internationale Apotheke). Weniger eingesetzt wird die Möglichkeit der Selbstmedikation mit 1 mg Dihydroergotamin s.c.
- *Mittel der 2. Wahl:* Instillation von 1–4 ml 2–4%igem Lidocain bei rekliniertem, zur betroffenen Seite gewendetem Kopf in das ipsilaterale Nasenostium (Ansprechrate etwa 20%)

Prophylaxe

Basis jeder Clusterkopfschmerztherapie ist die Prophylaxe. Sie hat keinen Einfluss auf den Langzeitverlauf der Erkrankung.

Allgemeine Maßnahmen. Auslöser meiden (Alkohol – bei bis zu 40% der Patienten), Nikotin (derzeit keine verläßlichen Angaben möglich), Nitroglycerin (in 80%).

Medikamentöse Therapie. *Mittel der 1. Wahl* sind:
- Verapamil 3-mal 40–80 (120–240) mg tgl., Wirkung setzt innerhalb von Tagen ein. Ansprechrate ca. 70%;
- Valproinsäure 2-mal 500–1000 mg; Wirkung setzt nach wenigen Tagen ein. Nebenwirkungen: Haltetremor, Gewichtszunahme, Haarausfall. Kontraindikation: Schwangerschaft (Neuralrohrdefekte), schwere Leberschäden;
- Ergotamintartrat 2 mg p.o., bei episodischem Cluster mit fast ausschließlich nächtlichen Attacken kann durch abendliche Ergotamin-Gabe eine sofortige Prophylaxe erreicht werden. Die Induktion eines Analgetikakopfschmerzes ist zwar denkbar, spielt praktisch aber keine Rolle. *Cave*: keine Kombination mit Sumatriptan!

Mittel der 2. Wahl:
- Prednisolon (beginnen mit 80 mg tgl., jeden 5. Tag um 50% reduzieren), Ansprechrate etwa 80–90%, sofortiger Wirkungseintritt;
- Lithium 600–1500 mg tgl. (Spiegel zwischen 0,6-1,0 mmol/l) Kontraindikationen beachten!

Sonderfälle. In therapieresistenten Fällen können auch einzelne Medikamente in Kombination gegeben werden, z. B. Verapamil und Lithium.

20.4 Chronisch paroxysmale Hemikranie

Die chronisch paroxysmale Hemikranie (CPH) ist eine Rarität und imponiert klinisch wie der

Clusterkopfschmerz, allerdings sind die Attacken kürzer und häufiger. Frauen sind mehr betroffen.

Die Pathophysiologie ist nicht geklärt.

ÜBERSICHT

Chronisch paroxysmale Hemikranie: IHS-Kriterien

- Mindestens 50 Attacken, im Durchschnitt >5 pro Tag
- Einseitiger, orbitaler, temporaler Schmerz (Dauer 2–45 min)
- Begleitsymptome (mindestens 1): Lakrimation, Ptose, Rhinorrhoe, Lidödem, konjunktivale Injektion
- Schmerz sistiert unter max. 150 mg Indometacin tgl.
- Ausschluss symptomatischer Ursachen

Therapie. Das Ansprechen auf Indometacin ist pathognomonisch. Die optimale Erhaltungsdosis muss unter Magenschutz individuell für den einzelnen Patienten bestimmt werden (max. 150 mg/d). Als Alternative können nichtsteroidale Antirheumatika oder Verapamil versucht werden.

20.5 Medikamenteninduzierter Kopfschmerz

In spezialisierten Kopfschmerzambulanzen liegt die Häufigkeit des analgetikainduzierten Kopfschmerzes bei 5–10%. Die häufigste Ursache ist die regelmäßige Einnahme von Ergotaminen und von Analgetika in Form von Mischpräparaten.

Klinisches Bild. Dumpf-drückender Dauerkopfschmerz mit z. T. migräneartigen Exazerbationen, Übelkeit und Verstärkung bei körperlicher Anstrengung.

Diagnose. Diagnosekriterien sind:

- regelmäßiger Substanzgebrauch über mindestens 3 Monate in einer definierten Mindestdosis (50 g Acetylsalicylsäure oder die vergleichbare Menge eines anderen Schmerzmittels oder 100 Tbl. eines Kombinationspräparates pro Monat oder tägliche Einnahme von Ergotaminen);
- Besserung der Kopfschmerzen nach Absetzen der Medikamente.

Die praktische Erfahrung zeigt, dass es auch bei regelmäßiger Einnahme in geringeren Dosierungen zur Verschlechterung und Chronifizierung primärer Kopfschmerzsyndrome kommen kann. Der medikamenteninduzierte Kopfschmerz führt über organische Spätfolgen zu einer bleibenden Invalidisierung der Patienten.

Therapie. Die Therapie besteht in

- Aufklärung und Motivation zum Entzug (70% sind nach erfolgreichem Entzug frei von Dauerkopfschmerzen; 30% werden rückfällig);
- Medikamentenentzug (ambulant oder selten stationär): Barbiturate und Benzodiazepine werden langsam ausschleichend abgesetzt, alle anderen Medikamente abrupt;
- Aufklärung über die zu erwartenden Entzugskopfschmerzen;
- Beginn einer prophylaktischen Therapie des zugrunde liegenden primären Kopfschmerzes;
- gegebenenfalls Verhaltenstherapie.

Medikamentöse Behandlung des Entzugskopfschmerzes nur in Ausnahmefällen: 250–500 mg Naproxen oder 2-mal 50 mg Diclofenac oder 1000 mg Acetylsalicylsäure i.v. oder 500–1000 mg Metamizol i.v.; bei Übelkeit 3-mal 10 mg Domperidon.

Ein ambulanter Entzug (mit enger Anbindung, z.B. telefonische Erreichbarkeit!) ist möglich, wenn der Patient eine hohe Motivation zeigt, die Mithilfe durch Angehörige besteht, keine Einnahme von Barbituraten, Opiaten oder Benzodiazepinen vorliegt und sich keine gescheiterten Entzüge in der Vorgeschichte finden.

20.6 Trigeminusneuralgie und andere Kopf- und Gesichtsneuralgien

Die *Trigeminusneuralgie* ist mit Abstand die häufigste der idiopathischen Neuralgien und doch eher selten (Inzidenz ca. 5/100.000 pro Jahr, Erkrankungsgipfel in der 7.–8. Lebensdekade (Frauen:Männer – 3:2). Die typische Trigeminusneuralgie wird durch Kontakt der sensiblen Nervenwurzel mit einem Gefäß im Kleinhirnbrückenwinkel (80% A. cerebelli superior) hervorgerufen. Durch Druckentmarkung kommt es zu Ephapsen mit spontaner Depolarisation. Die zunehmende Elongation von Gefäßen im Alter erklärt die typische Altersverteilung der Erkrankung. Symptomatische Trigeminusneuralgien (z. B. bei Multipler Sklerose, Aneurysmen, Schädelbasistumoren) müssen bei jüngeren Patienten, begleitenden neurologischen Defiziten oder bei Attacken im 1. Trigeminusast vermutet werden.

Klinisch kommt es zu einseitigen, blitzartig einschießenden, unerträglichen Schmerzattacken im Versorgungsbereich eines oder mehrerer Trigeminusäste (2. Ast > 3. Ast, selten 1. Ast). Die Attacken dauern in der Regel Sekunden, selten 1–2 min und treten mehrfach täglich spontan oder reizgetriggert (z. B. Essen, Zähneputzen, Sprechen) auf. Zwischen den Schmerzattacken besteht Beschwerdefreiheit. Ein Dauerschmerz kann durch anhaltende Serien von Attacken vorgetäuscht werden. Der Verlauf ist initial episodisch.

Differentialdiagnostisch müssen Gesichtsschmerzen mit symptomatischer Ursache wie z. B. die Zosterneuralgie und die Trigeminusneuropathie nach Nervenläsion abgegrenzt werden.

Therapie. Die *medikamentöse Therapie* ist immer eine Prophylaxe. Die Dosierung sollte sich am klinischen Verlauf orientieren (individuell titrieren). Bei ausreichend hohen Dosierungen erreicht man bei 70–90% zu Beginn der Erkrankung Beschwerdefreiheit oder erträgliche Restbeschwerden.

- *1. Wahl*: Carbamazepin 600–1200 mg/d. Langfristige Ansprechrate: 60%;
- *2. Wahl*: Phenytoin 250–400 mg/d ist weniger gut wirksam. Langfristige Ansprechrate: 50%;
- *3. Wahl*: Baclofen 15–60 mg/d und das Neuroleptikum Pimozid 3–6 mg/d (strenge Indikationsstellung, *cave*: Tardivdyskinesie). Wirksamkeit deutlich schlechter.

ÜBERSICHT

Trigeminusneuralgie: IHS-Kriterien
- Paroxysmale Schmerzattacken von wenigen Sekunden bis 2 Minuten Dauer
- Mindestens 4 der folgenden Punkte sind erfüllt:
  - Ausbreitung entsprechend dem Versorgungsgebiet des N. trigeminus
  - Plötzlicher, oberflächlicher, heller Schmerz
  - Triggerzonen oder Triggerung durch Bewegungen
  - Hohe Schmerzintensität
  - Beschwerdefreiheit zwischen den Attacken
- Kein neurologisches Defizit
- Stereotypes Muster der Attacken beim einzelnen Patienten
- Ausschluss symptomatischer Ursachen

In der letzten Zeit werden auch die Antiepileptika Lamotrigin und Gabapentin eingesetzt, die z. T. weniger NW zeigen (bislang kein Wirksamkeitsnachweis durch kontrollierte Studien).

Operative Verfahren sollten bei unbefriedigender medikamentöser Therapie frühzeitig eingesetzt werden. Die wichtigsten Verfahren sind:

- *Mikrovaskuläre Dekompression nach Gardner/Janetta:* Der pathologische Gefäß-Nerv-Kontakt wird durch Interposition eines Kunststoffschwämmchens ausgeschaltet. Die Letalität liegt bei <1%; die Morbidität bei <10% (zerebelläre Symptome, Hörstörung, Hirnnervenparesen). 79% werden beschwerdefrei, 19% behalten leichte Restbeschwerden. Die Rezidivrate wird mit ca. 25% nach 6 Jahren angegeben (nichtdestruierendes Verfahren, Standardoperation der idiopathischen Trigeminusneuralgie).
- *Perkutane Thermokoagulation nach Sweet:* Die Wirkung der Thermokoagulation beruht auf

der relativ selektiven Verkochung der schwach myelinisierten A-delta- und der nichtmyelinisierten C-Schmerzfasern. Beschwerdefreiheit soll bei 95% der Patienten erzielt werden, Rezidive treten in 7–31% auf. Wiederholungen sind möglich. Komplikationen: Anästhesia dolorosa (1%), Dysästhesien (7%).

Bei den anderen insgesamt extrem seltenen *Kopf- und Gesichtsneuralgien* (Glossopharyngeusneuralgie: Inzidenz <0,8/100.000 pro Jahr; Okzipitalneuralgie, N.-intermedius- und Laryngicus-superior-Neuralgie) erfolgt die medikamentöse Therapie analog zur Trigeminusneuralgie. Operative Verfahren kommen hier selten zum Einsatz.

20.7 Atypischer Gesichtsschmerz

Der atypische Gesichtsschmerz ist eine Ausschlussdiagnose. Es handelt sich um einen täglich vorhandenen, anfänglich relativ lokalisierten, sich im Verlauf eher diffus ausbreitenden, vorwiegend einseitigen Schmerz im Bereich der Wange oder des Oberkiefers ohne sensible Defizite. Symptomatische Ursachen müssen eingehend (Kernspintomographie, CCT mit Feinschichtung der Schädelbasis, zahnärztliche und kieferorthopädische Diagnostik) ausgeschlossen werden. Frauen und unsichere Primärpersönlichkeiten mit hohem Eigenanspruch sind häufiger betroffen. Oft besteht eine Komorbidität mit Depressionen, Angsterkrankungen, Schlafstörungen. Häufig findet man in der Vorgeschichte multiple operative Eingriffe im Bereich der Zähne, des Kiefers und der Nasennebenhöhlen.

Da ein pathophysiologisches Konzept fehlt, ist die Behandlung empirisch.

Medikamentöse Therapie. Allgemein am häufigsten eingesetzt werden trizyklische Antidepressiva wie Amitriptylin (bis 150 mg tgl.) Desimipramin (bis 150 mg tgl.) und Doxepin (bis 150 mg tgl.). Nach Anfangserfolgen können Rezidive auftreten.

ÜBERSICHT

Atypischer Gesichtsschmerz: IHS-Kriterien
- Täglicher und die meiste Zeit des Tages vorhandener Schmerz
- Initial auf eine Seite und ein Gebiet beschränkt, das nicht dem Ausbreitungsgebiet des N. trigeminus entspricht. Im Verlauf Ausdehnung des Schmerzes. Schmerz wird als dumpf und schlecht lokalisierbar angegeben
- Kein sensibles oder motorisches Defizit
- Ausschluss symptomatischer Ursachen durch apparative Zusatzdiagnostik

Allgemeine Maßnahmen. Vermeiden von nichtindizierten operativen Eingriffen (*cave*: Symptomverschlechterung durch Komplikationen) durch Aufklärung. Vermeiden eines Analgetikaabusus. Kontinuierliche Behandlung bei *einem* Arzt anstreben. Psychotherapie kann bei der Krankheitsbewältigung helfen, führt aber nicht zur Beschwerdefreiheit.

Literatur

Berthold H (1999) Klinikleitfaden Arzneimitteltherapie. Gustav Fischer, Stuttgart

Brandt TH, Dichgans J, Diener HC (1998) Therapie und Verlauf neurologischer Erkrankungen, 3. Aufl. Kohlhammer, Stuttgart

Diener HC (1997) Kopf- und Gesichtsschmerzen. Diagnose und Behandlung in der Praxis. Thieme, Stuttgart

Göbel H (1997) Die Kopfschmerzen. Springer, Berlin Heidelberg New York

Goadsby PJ, Lipton RB (1997) A review of paroxysmal and other short-lasting headaches with autonomic features, including new cases. Brain 120:193–209

Olesen J et al. (1988) Headache Classification Committee of the International Headache Society: Classification and diagnostic criteria for headache disorders, cranial neuralgias and facial pain. Cephalalgia 8 [Suppl 7]:9–73

Paulus W, Schöps P (1998) Schmerzsyndrome des Kopf- und Halsbereiches. Wissenschaftliche Verlagsgesellschaft, Stuttgart

21 Rheumatischer Schmerz

M. Schäfer

KURZZUSAMMENFASSUNG

Rheumatischer Schmerz, vor allem bei der Osteoarthrose und chronischen Polyarthritis, führt aufgrund seiner chronischen Progredienz zunehmend zu Erwerbsunfähigkeit und finanzieller Belastung des Gesundheitssystems. Daraus leitet sich die dringende Notwendigkeit einer effektiven Schmerztherapie ab. Während der Osteoarthrose ein chronisch degenerativer Prozess zugrunde liegt, beruht die chronische Polyarthritis auf einer in Schüben verlaufenden, entzündlichen Autoimmunerkrankung. Beides führt zu einer chronisch fortschreitenden Knorpel- und Knochendestruktion der Gelenke. Dies löst den rheumatischen Schmerz aus. Anamnestische, klinische, laborchemische und radiologische Kriterien, aufgestellt von der American Rheumatism Association, ermöglichen die genaue Diagnose. Neben einer ständig begleitenden Physiotherapie und Aufklärung des Patienten ist die gezielte Pharmakotherapie von zentraler Bedeutung für die Schmerztherapie. Ziele sind eine Schmerzlinderung, ein Entzündungsrückgang und eine verbesserte Funktionsfähigkeit der Gelenke. In einem Stufenschema kommen an erster Stelle die nichtsteroidalen antiinflammatorischen Substanzen, dann die Glukokortikoide und möglicherweise Substanzen, die Einfluss auf den Krankheitsprozess nehmen (DMARD).

21.1 Einleitung

Rheumatische Erkrankungen sind nach der WHO-Definition (1978) »Erkrankungen des Bindegewebes und schmerzhafte Störungen des Bewegungsapparates, die potentiell zur Ausbildung chronischer Symptome führen«. Am häufigsten sind die Osteoarthrose, eine primär degenerative Gelenkerkrankung, und die chronische Polyarthritis, eine primär entzündliche Gelenkerkrankung, Ursache rheumatischer Beschwerden. Der Schmerz ist zentrales Symptom bei diesen Erkrankungen. Aufgrund des progredienten Verlaufs chronifiziert der Schmerz und ist dadurch nur schwer therapierbar.

21.2 Epidemiologie

In den USA gaben 1969 19 Millionen, 1976 26 Millionen und 1986 35 Millionen Menschen rheumatische Beschwerden an (Gilliland 1994). Heutzutage suchen etwa 10% der amerikanischen Bevölkerung einen Arzt wegen rheumatischer Beschwerden auf. In Deutschland liegt die Prävalenz rheumatischer Beschwerden schätzungsweise bei 1%, d. h. 1000 Personen mit rheumatischen Beschwerden kommen auf 100.000 Einwohner. Dies hat ernsthafte sozioökonomische Konsequenzen. Von den Personen mit rheumatischen Beschwerden können 55% nur eingeschränkt ihre Alltagstätigkeit, 17% keine Tätigkeiten außer Haus und 25% keine normalen Tätigkeiten ausüben. Davon sind nach 6 Jahren 25% und nach 20 Jahren 50% arbeitsunfähig. Dies bedeutet enorme Kosten, die von der Gesellschaft getragen werden müssen. In einer Schätzung wurden für die USA im Jahre 1986 12 Billionen US$ direkte Kosten für Krankenhaus, Arzthonorare, Medikamente und ambulante Pflege und 5 Billionen indirekte Kosten in Form von Arbeitsausfall veranschlagt, was einer Summe von 17 Billionen US$ gleichkommt (Gilliland 1994). Daraus leitet sich die dringende Notwendigkeit ab, rheumatische Schmerzen wirkungsvoll zu therapieren.

21.3 Ätiologie und Pathogenese

Die *Osteoarthrose* (auch: Arthrosis deformans) ist eine degenerative Gelenkerkrankung, bei der es in einem dynamischen Prozess der Degeneration und Regeneration des Gelenkknorpels zu einer irreversiblen Knochendestruktion kommt. Betroffen sind hauptsächlich die Gewicht tragenden Gelenke wie die Hüft- und Kniegelenke, aber auch die Interphalangealgelenke der Hand und das Daumengrundgelenk. Typische Gelenkveränderungen sind eine Verschmälerung des Gelenkspaltes aufgrund eines Knorpelschwunds, osteophytäre Randwülste mit pilzartiger Umgestaltung der Gelenkfläche, sklerosierende Synovialzotten und subchondrale Knochenverdichtungen mit Bildung von Pseudozysten. Mehr als 75% aller Personen über 70 Jahre haben nachweislich diese irreversiblen degenerativen Gelenkveränderungen, jedoch nur 40–60% geben klinische Symptome an. Eine andauernde Überbelastung der Gelenke, die vor allem im hohen Alter zum Tragen kommt, ist sicherlich nicht die ausschließliche Erklärung für die Entstehung einer Osteoarthrose. Andere Faktoren, wie eine genetische Prädisposition, Adipositas, Entzündungen, Trauma, mechanischer Stress und biochemische bzw. metabolische Faktoren, sind beteiligt.

Die *chronische Polyarthritis* (auch: rheumatoide Arthritis) ist eine entzündliche Erkrankung des Synovialgewebes der Gelenke und Sehnen. Die genaue Ursache ist bisher unbekannt. Es gibt jedoch Hinweise für eine Beteiligung sowohl von genetischen als auch von Umweltfaktoren bei der Entstehung der chronischen Polyarthritis, die über eine systemische Autoimmunreaktion eine Kaskade entzündlicher Vorgänge auslösen. Für eine genetische Prädisposition spricht die familiäre Häufigkeit der chronischen Polyarthritis bei Trägern des MHC-II-Oberflächenzellmarkers HLA DR4. Etwa 50% der Patienten mit chronischer Polyarthritis sind Träger dieses DR4-Antigens (Lipsky 1998). Obwohl man lange Zeit als möglichen Umweltfaktor einen mikrobiologischen Erreger gesucht hat, gibt es bisher keinen eindeutigen Hinweis auf einen solchen Erreger als auslösende Ursache der Autoimmunreaktion (Lipsky 1998). Typische Gelenkveränderungen sind im Anfangsstadium eine Schwellung des Synovialgewebes mit Einwanderung von Lymphozyten und Makrophagen und ein Gelenkerguss mit zahlreichen Granulozyten. Im fortgeschrittenen Stadium findet sich eine Proliferation des Synovialgewebes in den Gelenkspalt (Pannusbildung) und eine Knorpelatrophie. Am Ende kommt es zur allgemeinen Knorpel- und Knochendestruktion (Abb. 21.1).

Sowohl die chronisch degenerativen als auch die entzündlichen Veränderungen führen über bestimmte Mediatoren (s. Kap. Pathophysiologie des Schmerzes) zur Aktivierung bzw. Sensitivierung schmerzleitender Nervenendigungen (Nozizeptoren), die sich hauptsächlich in der Gelenkkapsel, den Sehnen und Bändern, dem Synovialgewebe und dem Periost befinden. Dabei haben neuere experimentelle wie klinische Untersuchungen mit monoklonalen Antikörpern gezeigt, dass dem Zytokin TNF-α eine zentrale Rolle zukommt.

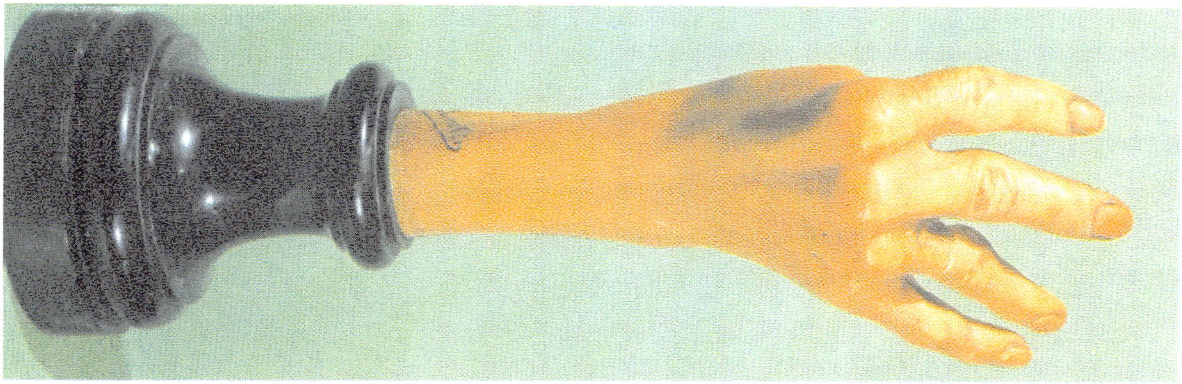

Abb. 21.1. Hand mit rheumatischen Deformationen: Wachsnachbildung aus dem 19. Jahrhundert (Paris, Museum Dupuytren, Pr. Abélanet)

21.4 Diagnostik und Differentialdiagnostik

In einer Konsensuskonferenz wurden von der American Rheumatism Association 1986 folgende Kriterien für die Klassifikation der Osteoarthrose festgelegt:
- Alter über 50 Jahre,
- Morgensteifigkeit von weniger als 30 Minuten,
- Krepitation bei aktiver Gelenksbewegung,
- Berührungsempfindlichkeit der Knochenränder,
- knöcherne Vergrößerung der Gelenke bei der Untersuchung,
- keine Erwärmung des Synovialgewebes,
- BSG <40 mm/Stunde,
- niedriger Rheumafaktortiter (<1:40),
- klare, visköse Gelenksflüssigkeit (<2000 Leukozyten/mm^3; Altman et al. 1986).

Das Vorhandensein von Gelenkschmerz plus 5 der 9 möglichen klinischen oder Laborbefunde zeigen die Diagnose Osteoarthrose an (Altman et al. 1986).

In gleicher Weise wurden von der Gesellschaft 1988 folgende Kriterien für die Klassifikation der chronischen Polyarthritis festgelegt:
- Morgensteifigkeit von mehr als 60 Minuten,
- entzündliche Schwellung von 3 oder mehr Gelenken,
- entzündliche Schwellung der proximalen Interphalangeal-, Metakarpophalangeal- oder Handgelenke,
- symmetrischer Befall der Gelenke,
- Rheumaknoten,
- Nachweis des Rheumafaktors,
- radiologischer Nachweis von Knochenerosionen der betroffenen Gelenke (Arnett et al. 1988).

Der Nachweis von 4 oder mehr der 7 Kriterien zeigt die Diagnose chronische Polyarthritis an (Arnett et al. 1988). Aus dem Vergleich einiger der genannten Kriterien ergibt sich die Differentialdiagnose (Tabelle 21.1).

Bei Patienten mit Osteoarthrose ist üblicherweise das Knie- oder Hüftgelenk betroffen. Die

Tabelle 21.1. Differentialdiagnose Osteoarthrose und chronische Polyarthritis

	Osteoarthrose	chron. Polyarthritis
Verlauf	Degenerativ	Entzündlich
Alter	>50 Jahre	30–45 Jahre
Morgensteifigkeit	<30 min	>60 min
Gelenke	Monoarthrose (Hüfte, Knie)	Symmetrisch, >3 Gelenke (Handgelenke)
Rheumafaktor	Niedriger Titer	Hoher Titer
Radiologische Zeichen	Osteophyten, schmaler Gelenkspalt	Erosionen, Entmineralisierung

pathologischen Veränderungen sind eher auf dem Röntgenbild als durch äußere Untersuchung zu erkennen. Nur selten gibt es charakteristische, knöcherne Veränderungen der Fingergelenke, so z. B. der Fingerendgelenke (Heberden-Knötchen) oder der Fingermittelgelenke (Bouchaerd-Knötchen). Im Gegensatz dazu sind bei der chronischen Polyarthritis Finger- und Handdeformitäten viel häufiger und oft auch symmetrisch vorhanden: die knöcherne Auftreibung der Metakarpophalangealgelenke, die Ulnardeviation der Finger, die Schwanenhalsdeformität (eine Beugekontraktur des Fingerendgelenkes und eine Überstreckung des Fingermittelgelenkes) und die Knopflochdeformität (eine Überstreckung des Fingergrundgelenkes und eine Beugekontraktur des Fingermittelgelenkes). Laborentzündungsparameter wie Anämie, BSG, CRP, Rheumafaktor und antinukleäre Autoantikörper sind bei der chronischen Polyarthritis häufig erhöht, nicht jedoch bei der Osteoarthrose.

21.5 Spezielle Schmerz- und allgemeine Anamnese

Eine detaillierte Anamnese sollte anhand folgender Fragen gestellt werden:

- Wird der Schmerz nur in einem oder mehreren Gelenken oder sogar generalisiert wahrgenommen?
- Ist die Verteilung der betroffenen Gelenke eher symmetrisch oder unsymmetrisch?
- Sind periphere, kleine (Fingergelenke) oder eher stammnahe, große Gelenke (Hüft-, Kniegelenk) betroffen?
- Wie schnell, wie stark und mit welcher Qualität tritt der Schmerz auf?
- Wo im Gelenk wird der Schmerz lokalisiert und wohin strahlt er aus?
- Tritt Morgensteifigkeit auf und wie lange hält sie an?

Ebenso sollte der Patient nach Allgemeinsymptomen wie Gewichtsverlust, Abgeschlagenheit, Entzündungszeichen und eventuellen Hauteffloreszenzen (Psoriasis, Gicht-, Rheumaknoten) befragt werden.

Der Schmerz kann von verschiedenen Strukturen des Gelenkes ausgehen. Periartikulärer Schmerz geht von den Sehnen, Bändern oder der Gelenkkapsel aus. Schmerz kann auch in ein Gebiet außerhalb des unmittelbaren Gelenkes projiziert werden. In den meisten Fällen geht Schmerz jedoch von den schweren Veränderungen des Knochen- und Knorpelgewebes aus. Schmerz bei der Osteoarthrose tritt plötzlich auf, ist meist lokalisiert und wird häufig als bohrender Schmerz beschrieben, der von Attacken stechenden Schmerzes unterbrochen wird (Tabelle 21.2). Bei aktiver und auch passiver Bewegung und besonders bei Belastung des Gelenkes verschlimmert sich der Schmerz (s. Tabelle 21.2). Er ist in den Abendstunden nach der täglichen Belastung vorherrschend und bessert sich während Ruhe und Schonung (s. Tabelle 21.2). Im Gegensatz dazu ist der Schmerz bei der chronischen Polyarthritis eher lang andauernd, generalisiert und wird oft als dumpfer, brennender Schmerz charakterisiert (s. Tabelle 21.2). Er ist vorherrschend bei Ruhe sowie in den Morgenstunden und bessert sich während körperlicher Tätigkeit (s. Tabelle 21.2).

Tabelle 21.2. Differentialdiagnose des Schmerzes bei Osteoarthrose und chronischer Polyarthritis

	Osteoarthrose	Chron. Polyarthritis
Charakter	Bohrender, stechender Schmerz	Dumpfer, brennender Schmerz
Lokalisation	Lokalisiert	Generalisiert
Auslöser	Belastungsschmerz	Ruheschmerz
Tagesrhythmik	Eher abends	Eher morgens

21.6 Klinische Untersuchungen

Bei der klinischen Untersuchung weisen eine Berührungsempfindlichkeit (Hyperalgesie), Rötung,

Erwärmung und eingeschränkte Beweglichkeit des Gelenks möglicherweise auf ein entzündliches Geschehen hin. Es sollte eine Arthritis von anderen entzündlichen Erkrankungen des Binde- und Muskelgewebes unterschieden werden. Hinweise auf eine Schwellung, Rötung, Gelenkerguss, abnorme Entstellung und subkutane Knoten der Gelenke zeigen eher das Vorhandensein einer chronischen Polyarthritis an. Die betroffenen Gelenke werden auf ihre aktive und passive Beweglichkeit geprüft, die in gemessenen Winkelgraden dokumentiert wird. Es wird nach möglichen Muskelatrophien gesucht. In der Laboruntersuchung werden die Entzündungsparameter wie Blutkörperchensenkungsgeschwindigkeit (BSG), C-reaktives Protein (CRP), Anämie, reduziertes Albumin und erhöhtes α- und γ-Globulin bestimmt. Der serologische Test für den IgM-Rheumafaktor ist in über 75% der Patienten mit chronischer Polyarthritis positiv. Der Nachweis des Histokompatibilitätsantigens HLA-B-27 ist in ca. 50% der Patienten positiv. Typische radiologische Befunde bei der chronischen Polyarthritis sind im Frühstadium eine Knorpelatrophie, Pannusbildung und erste Knorpel-/Knochenerosionen und im Endstadium eine Verschmälerung des Gelenkspaltes, deutliche Erosionen und ausgeprägte Knorpel-/Knochendestruktionen. Die graduelle Steigerung der klinischen und radiologischen Befunde findet sich in der Stadieneinteilung nach Böni (1970) wieder: Stadium I (Frühstadium) bis Stadium IV (Endstadium). Die chronische Polyarthritis kann auch extraartikuläre Manifestationen haben, z. B. in Form eines Sjögren-Syndroms (Keratoconjunctivitis sicca, Xerostomie und chronische Polyarthritis), eines Caplan-Syndroms (Silikose und chronische Polyarthritis) u. a.

Bei der Osteoarthrose steht ein entzündliches Geschehen nicht so sehr im Vordergrund. Jedoch zeigen neuere Ergebnisse, dass auch bei der Osteoarthrose ein Entzündungsgeschehens zu bestimmten Zeiten des chronischen Verlaufs vorliegen kann. Die genaue Ursache dieses Entzündungsgeschehens ist jedoch unbekannt. Bei der klinischen Untersuchung fällt eine tastbare Auftreibung der knöchernen Gelenkflächen auf, die durch die charakteristischen osteophytären Randwülste erklärbar sind. Häufig ist nur ein Gelenk betroffen. Veränderungen der Laborwerte sind eher unspezifisch und geben keine direkten Hinweise auf das Vorliegen einer Osteoarthrose. Die Diagnose der Osteoarthrose ist hauptsächlich eine radiologische Diagnose: Verschmälerung des Gelenkspaltes, osteophytäre Ausziehungen der Knochenränder, subchondrale Zystenbildung und Sklerosierung sind erkennbar. Zur Interpretation der genannten radiologischen Zeichen dient eine Standardeinteilung, wie z. B. die von Kellgren u. Lawrence (1957): 0 (normaler Befund) bis 4 (Endstadium).

21.7 Kasuistik

Ein 48-jähriger Mann hatte mit 35 Jahren zum ersten Mal eine Arthritis beider Hand-, Finger-, Schulter- und Vorfußgelenke. Er hatte keine sichtbaren radiologischen Veränderungen, jedoch einen positiven Rheumafaktornachweis. Er wurde 6 Jahre lang mit nichtsteroidalen Antiphlogistika behandelt, zuerst mit Acetylsalicylsäure 4000 mg/ Tag und später mit Ibuprofen ret. 2-mal 800 mg/ Tag. Obwohl sich darunter die Symptome etwas besserten, blieb die BSG erhöht und der Rheumafaktortiter stieg weiter an. Nach 6 Jahren waren an den betroffenen Gelenken ausgeprägte Erosionen radiologisch nachweisbar. Eine Behandlung mit Sulphasalazin 2 g/Tag wurde über 1 Jahr durchgeführt, woraufhin sich der fortschreitende Krankheitsverlauf kontrollieren ließ. Nach einem erneuten Schub und einer dramatischen Verschlechterung des Krankheitsverlaufs wurde eine Therapie mit Methotrexat begonnen und bis zu einer wöchentlichen Dosis von 12,5 mg gesteigert, die bis jetzt (6 Jahre später) beibehalten wurde. 15 Monate nach Beginn der Methotrexat-Therapie und 8 Jahre nach Diagnosestellung bemerkte der Patient anhaltend trockene Augen und einen trockenen Mund. Der Schirmer-Test, der eine mangelnde Produktion neuer Tränenflüssigkeit nachweist, war positiv. Er musste regelmäßig künstliche Augentropfen verabreichen. Es wurde die Diagnose eines Sjögren-Syndrom gestellt. Die chronische Polyarthritis war nur schwer zu kontrollieren, sodass er intermittierend Kortikosteroide intraartikulär oder intramuskulär verabreicht bekam. Im Alter von 46 Jahren mussten beide Ellbogengelenke durch künstliche Ersatzgelenke ersetzt werden. Seitdem ist der Krankheitsverlauf mit einer wöchentlichen Dosis von 12,5 mg Methotrexat und 4-mal 1000 mg Paracetamol als Analgetikum gut kontrolliert.

21.8 Therapeutisches Vorgehen

Die Ziele einer jeden Therapie der chronischen Arthritis sollten sein (Lipsky 1998):
- Schmerzlinderung,
- Entzündungsreduktion,
- funktionell verbesserte Beweglichkeit,
- Kontrolle des Krankheitsverlaufs.

Diese therapeutischen Ziele können durch den Einsatz von Pharmaka und physikalischer Therapie erreicht werden, die, wenn erforderlich, stationär durchgeführt wird. Eine chirurgische Therapie kann neben dem Ersatz zerstörter Gelenke auch zu einem früheren Zeitpunkt mit dem Ziel einer funktionellen Restauration und der Vermeidung weiterer Schäden eingesetzt werden. Zur Therapie der rheumatoiden Arthritis werden Pharmaka mit den folgenden Eigenschaften eingesetzt:
- analgetischer Effekt,
- antiphlogistischer Effekt,
- immunsuppressiver Effekt (nur bei chronischer Polyarthritis),
- zytotoxischer Effekt (nur bei chronischer Polyarthritis).

Keine der heutigen therapeutischen Interventionen ist kurativ, und daher müssen alle Maßnahmen als palliativ angesehen werden, d. h. ihr Ziel ist eine Linderung der Krankheitssymptome. Im Einzelnen kommen die im Folgenden genannten Mittel zum Einsatz (Abb. 21.2):

NSAID (nichtsteroidale antiinflammatorische Substanzen). ASS ist als kostengünstiges und wirksames Analgetikum und Antiphlogistikum nach wie vor eines der wichtigsten Mittel für die Erstbehandlung der chronischen Polyarthritis. Um ausreichend wirksam zu sein, benötigen die meisten Erwachsenen etwa 3,5–5 g pro Tag. Gastrointestinale Nebenwirkungen und nephrotoxische Effekte sind zu berücksichtigen und können bei langfristiger Einnahme den Einsatz limitieren. Paracetamol hat weniger ausgeprägte gastrointestinale, dafür aber potentiell hepatotoxische Nebenwirkungen. Andere in Frage kommende NSAID, die durch eine Hemmung der Cyclooxygenase I und II wirken, sind etwa Diclofenac, Ibuprofen, Indomethazin, Naproxen und andere.

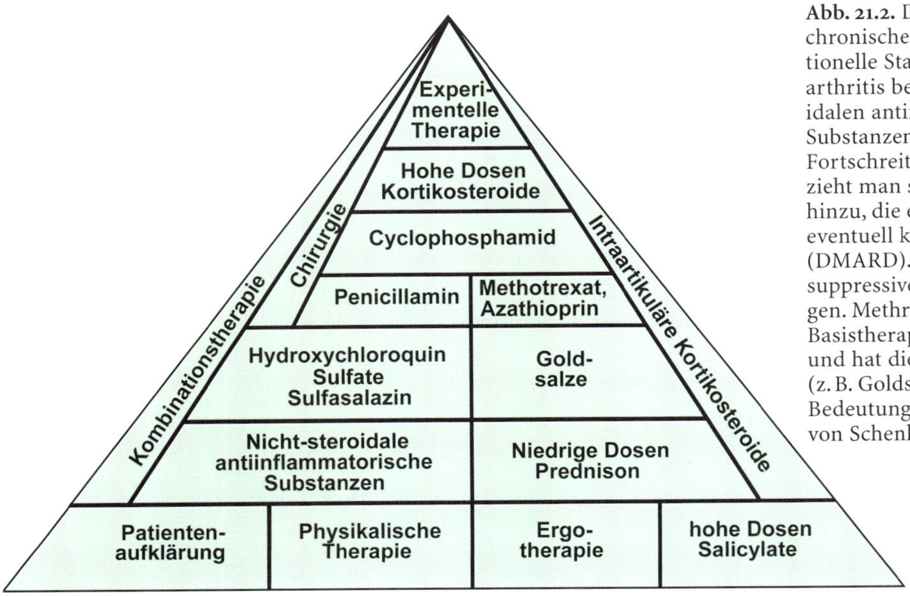

Abb. 21.2. Die Pyramide der Therapie chronischer Polyarthritis. Die konventionelle Standardtherapie der Polyarthritis beginnt mit den nichtsteroidalen antiinflammatorischen Substanzen (NSAID). Bei weiterem Fortschreiten des Krankheitsprozesses zieht man sehr schnell Substanzen hinzu, die eine weitere Progression eventuell kontrollieren können (DMARD). Zuletzt werden immunsuppressive Medikamente hinzugezogen. Methrotrexat ist heutzutage das Basistherapeutikum der ersten Wahl und hat die anderen Basistherapeutika (z. B. Goldsalze, Penicillamin) in ihrer Bedeutung zurückgedrängt. (Adaptiert von Schenkier u. Golbus 1992)

Einige von ihnen haben gegenüber dem ASS nicht den Vorteil besserer Wirksamkeit, sondern geringerer gastrointestinaler Nebenwirkungen. Dies gilt besonders für die erst kürzlich neu auf dem Markt gekommenen selektiven Cyclooxygenase-II-Inhibitoren Celecoxib und Rofecoxib (s. Teil II des vorliegenden Bandes). Insgesamt zeichnen sich die NSAID durch eine schnelle wirksame Linderung der Symptome aus. Sie kommen sowohl bei der chronischen Polyarthritis als auch bei der Osteoarthrose zum Einsatz. Sie üben jedoch keinen Einfluss auf die Progression der Erkrankung aus.

Glukokortikoide. Glukokortikoide zählen zu den wirksamsten antiinflammatorischen Substanzen und lindern die Gelenkschwellung, den Schmerz und die Morgensteife, ohne jedoch auf den Krankheitsverlauf wesentlichen Einfluss auszuüben. Im wirksamen Dosisbereich treten allerdings Nebenwirkungen auf, von denen die wichtigsten eine gestörte Wundheilung, erhöhte Infektanfälligkeit, Osteoporose und -nekrose, Katarakt, Myopathie und gastrointestinale Blutungen sind. Die sonst bei Kortikosteroiden verbreitete Verabreichungsform an alternierenden Tagen kommt in der Regel nicht in Frage, da die Patienten an den medikationsfreien Tagen sonst symptomatisch sind. Die Medikation mit niedrigeren Dosen (5–7,5 mg Prednison-Äquivalent) kann allerdings bei einigen Patienten ohne wesentliche Nebenwirkungen wirksam sein. Glukokortikoide werden auch *intraatrikulär* angewendet. Unter streng aseptischen Kautelen wird dabei Synovialflüssigkeit aspiriert und Lidocain sowie 1–2 ml einer Glukokortikoidlösung (etwa 20–40 mg Triamcinolonhexacetonid) instilliert. Diese Behandlungsweise ist in der Regel für Wochen bis manchmal Monate wirksam, ohne wesentliche Nebenwirkungen zu erzeugen. Eine wiederholte Anwendung im Sinne einer Dauertherapie verbietet sich jedoch in der Regel, da die intraartikuläre Steroidgabe zu einer beschleunigten Knorpelzerstörung, Osteonekrose und Sehnenrupturen führen kann.

DMARD (»disease modifying antirheumatic drugs«). Diese Pharmaka kommen nur bei der chronischen Polyarthritis zum Einsatz und haben im Gegensatz zu den NSAID nur geringe, direkte, antiinflammatorische oder analgetische Effekte. Der eigentliche Therapieerfolg tritt verzögert (meist erst nach Wochen) ein. Durch DMARD wird keine Remission, aber eine Milderung des Krankheitsverlaufes erreicht. Zu diesen Pharmaka gehören:

- *Goldsalze:* Goldsalze zählen zu den etablierten Basistherapeutika, deren Wirkungsweise noch nicht vollständig geklärt ist. Wahrscheinlich entfalten sie ihre Wirkung über die Modulation der Funktion mononukleärer Phagozyten am Entzündungsort. Die Inzidenz toxischer Reaktionen auf die Goldtherapie ist hoch, allerdings sind diese meistens mild und äußern sich am häufigsten in Form leichter, flüchtiger Reaktionen von Haut oder Mundschleimhaut. Schwerere Hautreaktionen äußern sich zu Beginn meist durch einen Pruritus und können im Sinne einer Pityriasis rosea oder eines Lichen planus imponieren. Goldsalze stehen mittlerweile auch zur oralen Therapie zur Verfügung; allerdings sind diese möglicherweise weniger wirksam als die probaten parenteralen Verabreichungsformen. Die Goldsalze sind in ihrer Bedeutung als Basistherapeutikum durch das besser wirksame und verträgliche Methotrexat zurückgedrängt worden.
- *Penicillamin:* Penicillamin entfaltet seinen wohl dokumentierten Effekt wahrscheinlich über eine Inhibierung der T-Zell-Funktion. Seine Toxizität ist allerdings so hoch, dass sein Einsatz als Basistherapeutikum heute gegenüber Gold und Methotrexat in den Hintergrund getreten ist; die bekannten Nebenwirkungen (Haut- und gastrointestinale Symptome, Stomatitis, Proteinurie, Thrombopenie und Leukopenie) limitieren, anders als bei Gold, häufig den therapeutischen Einsatz.
- *Malariamittel* und *Sulfasalazin:* Chloroquin und Hydroxichloroquin haben sich als frühe Mittel der postinitialen Therapiephase bei rheumatischer Arthritis bewährt, können allerdings in

seltenen Fällen zu gravierenden Nebenwirkungen führen. Hydroxichloroquin kann dabei in niedriger Dosierung auch als Ergänzung von Aspirin oder NSAID eingesetzt werden. Sulfasalazin ist bei etwa 30% der Patienten wirksam und reduziert bei kombiniertem Einsatz mit NSAID die gastrointestinalen Nebenwirkungen. Diese Therapeutika sind jedoch durch das Methotrexat abgelöst worden.

- *Methotrexat:* In der Therapie der rheumatoiden Arthritis wirkt Methotrexat in niedrigeren Dosen mit reduzierter Toxizität. Heute ist Methotrexat als Basistherapeutikum verbreiterter als Penicillamin oder Azathioprin und wird oft vor der Behandlung mit Goldsalzen eingesetzt. Einige Doppelblindstudien haben belegt, dass Methotrexat nicht nur die Symptome und Zeichen der rheumatoiden Arthritis, sondern auch die BSG reduziert und den Hämatokritwert erhöht (Andersen et al. 1985).
- *Zytostatika* und *Immunsuppressiva:* Zytotoxische Substanzen, darunter besonders Cyclophosphamid und Azathioprin, wurden gelegentlich bei Resistenz gegen DMARD aufgrund des ähnlichen Wirkprofils zur Therapie schwerer Formen der cP mit rapider Progression, schwerer Gelenkzerstörung und u. U. Lebensgefahr eingesetzt. Es wurden dabei gute Erfolge erzielt; die akute Toxizität und das erhöhte Neoplasierisiko limitieren den Einsatz dieser Pharmaka allerdings auf schwerste Formen der rheumatoiden Arthritis. Das Gleiche gilt für Immunsupressiva wie z. B. Cyclosporin.

Wie aus den vorausgegangenen Ausführungen ersichtlich wird, ist die Pharmakotherapie, obwohl verschiedene Mittel zur Verfügung stehen, weit von einem Idealzustand entfernt. Zum einen ist der Effekt sowohl in kurativer als auch in symptomatischer Hinsicht oft nicht optimal, zum anderen wird die Anwendung effektiver Dosen oft durch die hohe Toxizität der Medikamente verhindert, sodass der Patient Beschwerden hat und/oder die Destruktion der Gelenke fortschreitet.

Klinische Untersuchungen der Phase II und III zeigen, dass eine systemische Therapie mit monoklonalen anti-TNFα-Antikörpern (z. B. Infliximab und Etanercept) eine sehr gute Wirksamkeit und Sicherheit bei Patienten mit chronischer Polyarthritis hat, die nicht auf konventionelle Therapie ansprechen (Maini u. Taylor 2000). Vor allem die Kombination mit Methotrexat erscheint besonders effektiv. Eine lang andauernde Therapie kann eventuell Infektionen z. B. der Atemwege begünstigen. Ob das vereinzelte Auftreten von Lymphomen in direktem Zusammenhang mit der Therapie steht, ist noch umstritten.

Andere kontrollierte klinische Studien zeigen, dass sowohl bei der Osteoarthrose als auch bei der chronischen Polyarthritis lokal verabreichte Opioide, wie z. B. 1 mg Morphin, die Schmerzintensität signifikant vermindern und die Anzahl der Entzündungszellen in der Synovialflüssigkeit reduzieren können, ähnlich einer lokalen Standard-Dexamethasongabe (Likar et al. 1997; Stein et al. 2000). Der Vorteil einer lokalen Opioidgabe liegt in dem Vermeiden der zentralen Nebenwirkungen wie Atemdepression, Euphorie und Sucht (Schäfer 1999). Periphere Opioide haben daher sehr viel weniger ernsthafte Nebenwirkungen als NSAID, jedoch ist die lokale Applikation bei einem Befall von mehreren Gelenken nicht praktikabel. Neuere Opioidsubstanzen, die enteral oder parenteral eingenommen werden, aber nicht ins zentrale Nervensystem eindringen, sind in der pharmazeutischen Entwicklung und könnten eine viel versprechende Alternative zur konventionellen Therapie sein (Schäfer 1999).

Literatur

Altman R, Asch E, Bloch D et al. (1986) Development of criteria for the classification and reporting of osteoarthritis. Arthritis Rheum 29:1039–1049

Andersen PA, West SG, O'Dell JR (1985) Weekly pulse methotrexate in rheumatoid arthritis: clinical and immunologig effects in a randomized, double-blind study. Ann Intern Med 193:489–495

Arnett FC, Edworthy SM, Bloch DA et al. (1988) The American Rheumatism Association 1987 revised criteria for the classification of rheumatoid arthritis. Arthritis Rheum 31:315–324

Böni A (1970) Die progredient chronische Polyarthritis. In: Schoen R, Böni A, Miehlke K (Hrsg) Klinik der rheumatischen Erkrankungen. Springer, Berlin Heidelberg New York

Gilliland BC (1994) Arthritis and periarthritic disorders, In: Bonica JJ (Hrsg) The management of pain, 2nd edn. Lippincott Williams & Wilkins, Hagerstown, pp 329–351

Kellgren JH, Lawrence JS (1957) Radiological assessment of osteo-arthrosis. Ann Rheum Dis 16:494–502

Likar R, Schäfer M, Paulak F, Sittl R, Pipam W, Schalk H et al. (1997) Intraarticular morphine analgesia in chronic pain patients with osteoarthritis. Anesth Analg 84:1313–1317

Lipsky PE (1998) Rheumatoid arthritis. In: Fauci AS, Braunwald E, Isselbacher KJ, Wilson JD, Martin JB, Kasper DL, Hauser SL, Longo DL (eds) Harrisons's principles of internal medicine, 14th edn. McGraw-Hill, New York, pp 1880–1888

Maini RN, Taylor PC (2000) Anti-cytokine therapy for rheumatoid arthritis. Ann Rev Med 51:207–229

Schäfer M (1999) Peripheral opioid analgesia: from experimental to clinical studies. Curr Opin Anesthesiol 12:603–607

Schenkier S, Golbus J (1998) Treatment of rheumatoid arthritis. New thoughts on the classical pyramid approach. Postgraduate Medicine 91:117–120

Stein A, Stein A, Yassouridis A, Szopko C, Helmke K, Stein C (1999) Intraarticular morphine versus dexamethasone in chronic arthritis. Pain 83:525–532

22 Tumorschmerz

A. Beyer

KURZZUSAMMENFASSUNG

Schmerz ist ein ernst zu nehmendes Begleitsymptom bei Tumorpatienten und tritt mit einer Prävalenz von 30 bis zu 90% aller Tumorpatienten auf. Eine wirksame Schmerztherapie ermöglicht Tumorpatienten eine weitaus uneingeschränkte Fortführung ihres bisherigen Lebensstils. Besonders im Endstadium, wenn die Progression des Leidens nicht mehr wesentlich beeinflusst werden kann, sollte gewährleistet sein, dass Schmerzen adäquat therapiert sind. Das Stufenschema der WHO gibt dafür eine praktische Hilfe an die Hand. Leichte bis mäßige Dauerschmerzen (WHO-Stufe I) sollten mit Nichtopioidanalgetika, mittelgradige bis starke Dauerschmerzen (WHO-Stufe II) mit der Kombination aus Nichtopioidanalgetika und schwachen Opioiden und starke Dauerschmerzen (WHO-Stufe III) mit einem Ersatz des schwachen durch ein starkes Opioid therapiert werden. Adjuvanzien (wie Laxanzien, Antiemetika u. a.) werden zur Behandlung opioidbedingter Nebenwirkungen und Koanalgetika (wie Antidepressiva, Antikonvulsiva u.a.) zur unterstützenden Analgesie und damit zur Senkung der Opioiddosis eingesetzt. In seltenen Fällen ist eventuell auch eine interventionelle Therapie (z. B. Neurolysen, Chordotomie u. a.) zur Schmerzlinderung notwendig.

22.1 Einleitung

In Deutschland gibt es jährlich 338.000 Neuerkrankungen an Krebs. Die Prävalenz chronischer Schmerzen bei Patienten in der kurativen Phase wird mit 30–50% angegeben, während sie bei Patienten mit fortgeschrittener Erkrankung 70–90% beträgt. Prospektive, multinationale Studien haben ergeben, dass 80–90% der Patienten durch medikamentöse Therapie mit Analgetika eine befriedigende Schmerzlinderung erfahren. Die Umsetzung dieses Therapiekonzeptes, das sog. Stufenschema der WHO, das erstmals von einer Expertenkommission der WHO im Jahre 1984 formiert wurde, wird jedoch noch nicht weltweit praktiziert.

Mit einer konsequenten medikamentösen Therapie und den einfachen Grundregeln des Stufenschemas der Weltgesundheitsorganisation (WHO) ist sehr viel zu erreichen (Zech et al. 1995). Dies darf heute keinem Patienten mehr vorenthalten werden, ganz gleich, ob er sich in hausärztlicher oder klinischer Betreuung befindet. Für diejenigen 10–20% der Patienten, die mit dem einfachen Stufenschema nicht befriedigend einzustellen sind, gibt es spezielle interventionelle Maßnahmen. Diese erfordern einen kundigen und differenzierten Einsatz, der im Rahmen einer interdisziplinären Kooperation erfolgen sollte, z. B. mit einer Schmerzambulanz, einer Klinik, einer Schmerzpraxis oder einem Hospiz.

22.2 Schmerzanalyse

Grundsätzlich lassen sich zwei Entstehungsarten von Schmerzmeldungen unterscheiden: der »*nozizeptive* Schmerz« und der »*neurogene* Schmerz«. Beim nozizeptiven Schmerz werden sowohl Opioid- als auch Nichtopioidanalgetika (z. B. NSAID) wirkungsvoll eingesetzt. Beim neurogenen Schmerz ist zusätzlich der Einsatz von Antidepressiva und/oder Antikonvulsiva indiziert.

22.2.1 Nozizeptiver Schmerz

Die überwiegende Mehrzahl der Tumorschmerzsyndrome ist der nozizeptiven Schmerzform zuzuordnen. Tumor- bzw. Metastasenwachstum sind oft unmittelbare Ursache einer Nozizeption, wobei meist eine umgebende Entzündungsreaktion maßgeblich beteiligt ist. Nozizeptiver Schmerz wird üblicherweise als somatischer Schmerz bezeichnet, wenn die Schadensmeldungen aus Körperstrukturen wie Knochen, Gelenken, Muskeln stammen, und als viszeraler Schmerz, wenn afferente nozizeptive Impulse aus den Eingeweiden kommen.

22.2.2 Neurogener Schmerz

Neurogene Schmerzen entstehen durch entzündliche, toxische oder traumatische Schädigungen peripherer Nerven und des zentralen Nervensystems. Häufige neurogene Schmerzsyndrome bei Tumorpatienten sind die Infiltration von Nervenstrukturen (z. B. axillärer Plexus), aber auch therapiebedingte Schmerzen, wie radiogene Plexusschädigungen und Phantomschmerzen. Die Diagnosestellung (s. Übersicht) ist sehr wichtig, da bei neurogenen Schmerzen Opiate und Nichtopiatanalgetika schlechter und Antidepressiva und/oder Antikonvulsiva besser ansprechen als bei nozizeptiven Schmerzen.

ÜBERSICHT

Diagnose von neurogenen Schmerzen

1. Dysästhesie: »brennend, einschießend, elektrisierend, kribbelnd«
2. Anamnese: Nervenverletzung, Nervenkompression/-infiltration, Z.n. Bestrahlung, medikamentöse/metabolische toxische Schädigung
3. Befund: Begleitende, fokale neurologische Symptome
   - Sensibilitätsstörungen: Hypo-/Hyperästhesie, Hypo-/Hyperalgesie, Allodynie (Schmerz auf nichtschmerzhafte Reize, z. B. Berührung)
   - Motorische Störungen; Schwäche, Lähmung

22.2.3 Schmerzcharakteristika

Periost- und *Knochenschmerzen* sind dumpf, bohrend, tief liegend, meist gut lokalisierbar und verstärken sich bei Bewegung. Sie entstehen durch direkte Irritation peripherer Schmerzrezeptoren. Diese Irritation kann durch lokalen Druck des Tumors oder durch vom Tumor freigesetzte Schmerzmediatoren (Prostaglandine) verursacht sein. *Weichteilschmerzen* durch Infiltration von Skelettmuskulatur und Bindegewebe verursachen meist dumpfe, bohrende, kontinuierliche Schmerzen mit diffuser Lokalisation, die unabhängig von Bewegung auftreten. Weichteilschmerzen sind Nozizeptorschmerzen mit gleichen auslösenden Mechanismen wie bei Periost- und Knochenschmerzen. *Viszerale Schmerzen* entstehen durch Kompression, Kapseldehnung, Entzündung und Ulzerationen der hohlen und soliden Bauchorgane und verursachen dumpfe, tief liegende, schlecht lokalisierbare, manchmal kolikartige Schmerzen. Meist liegt ein nozizeptiver Schmerz vor, besonders wenn nekrotische oder autolytische Prozesse die Ursache sind. Es können aber auch neurogene Schmerzen durch Beteiligung des sympathischen Nervensystems entstehen. *Neurogene Schmerzen* treten entweder in Form von (neuralgieformen) Schmerzattacken mit einschießender, schneidender, stechender Komponente auf oder als (kausalgieforme) Dauerschmerzen mit brennender, bohrender Charakteristik. Kausalgieforme Schmerzen sind häufig von Hyper- und/oder Dysästhesie im schmerzhaften Areal begleitet.

22.2.4 Schmerzmessung

Schmerz ist ein subjektiv sensorisches- und emotionales Ereignis und kann in diesem Doppelerleben nur subjektiv wiedergegeben werden. Analoge Übersetzungen in ein Maßsystem sind jedoch möglich. Zur Messung der Schmerzintensität werden entweder sog. visuelle Analogskalen, die auf einer kontinuierlichen Linie von 100 mm die Intensität des Schmerzes zwischen 0 (kein Schmerz) und 100 (stärkster vorstellbarer Schmerz) wiedergeben, oder numerische Analogskalen, die die Intensität mit einer Zahl zwischen 0 (kein Schmerz) und 10 (stärkster vorstellbarer Schmerz) wiedergeben, hinzugezogen. Möglich ist auch eine verbale Ratingskala von 0 (kein Schmerz) über 1 (leichter Schmerz), 2 (mäßiger Schmerz) bis 3 (starker), 4 (sehr starker) und 5 (stärkster vorstellbarer Schmerz). Wichtig ist es, sich mit dem Patienten mit Hilfe des Maßsystems über den Schmerzverlauf zu verständigen. Nur so gelingt es, dass Arzt und Patient die gleiche Sprache sprechen. Der Schmerzverlauf sollte bei jedem Besuch protokolliert werden.

Selbstverständlich gehören zur Erfassung der Schmerzen auch eine körperliche Untersuchung mit Erfassung der schmerzhaften Strukturen und eine orientierende neurologische Untersuchung. Ebenso ist die Erfassung des Leidensaspektes wichtig. Da die Schmerzen eine dauernde Erinnerung an die Krebserkrankung sind, ist es gar nicht so selten, dass der gesamte innere Prozess einer Auseinandersetzung mit der Krankheit (vom Verlust der Gesundheit und des »normalen« Lebens bis zur Angst vor dem Sterben) über die Schmerzsymptomatik ausgedrückt wird. Angst und Depression können in einem behandlungsbedürftigem Maß auftreten und müssen erkannt werden. Nach einer amerikanischen Untersuchung verlaufen 30% der behandlungsbedürftigen Depressionen bei Tumorpatienten unerkannt.

22.3 Begleitende supportive/palliative Therapie

Für diejenigen Tumorpatienten, die sich nicht mehr in der kausalen Therapiephase befinden, ist es zwingend, dass gleichzeitig mit dem Beginn der medikamentösen analgetischen Therapie palliative, analgetisch wirksame Therapiestrategien überlegt werden. Dies sind Bestrahlung, palliative Chirurgie, palliative Chemotherapie, aber auch psychosoziale Intervention und Unterstützung, z. B. durch ambulante Dienste.

22.3.1 Kasuistik

J. F., ein 71 Jahre alter Mann, stationäre Einweisung 12/98 wegen seit 1 Monat bestehender anfallsartiger rechtsthorakaler Schmerzen.

Aus der Vorgeschichte ist eine Lungen-Tbc erwähnenswert, wegen der 1953 eine Pleurodese mit Pleuraplombe durchgeführt wurde. Anfang 1998 traten Schmerzen im Schultergürtel und der proximalen Beinmuskulatur auf, die als Polymyalgica rheumatica diagnostiziert wurden. Er wurde deshalb auf eine Steroidtherapie mit Prednisolon sowie INH zur Tbc-Prophylaxe eingestellt. Darunter trat Beschwerdefreiheit ein.

Schmerzanamnese: Der 71-jährige Chemieingenieur berichtet, dass er seit vier Wochen unter heftigen Schmerzen litte, die rechtsthorakal auftreten und nach vorne ausstrahlen würden. Die Schmerzen träten anfallsweise auf, vorzugsweise nachts und nach dem morgendlichen Aufwachen, mit einer Anfallsdauer von 30 Minuten bis 2 Stunden. Der Schmerzcharakter sei brennend, stechend und nicht atemabhängig, die Schmerzen seien von einer Intensität mit VAS-Werten zwischen 5 und 10. An Schmerzmitteln nimmt er Diclofenac 75 mg 1–0–1 ein.

Die schmerzbezogene körperliche Untersuchung zeigte einen leptosomen Patienten mit Haltungsinsuffizienz (Kopf- und Schulterprotraktion), Beckengradstand, Schultertiefstand rechts, links konvexer thorakaler Skoliose, reizloser kaum sichtbarer Narbe im Bereich Th 4 rechts. Es war kein Befund im Bereich der Wirbelsäule und der paravertebralen Muskulatur erhebbar, leichter Druckschmerz über den Rippen 6, 7, 8 rechts in der hinteren Axillarlinie. Die Schmerzsymptomatik war durch Druck nicht auslösbar; jedoch bei Elevation des rechten Armes über 90 Grad.

Es waren keinerlei Sensibilitätsstörungen (spitz/stumpf, warm/kalt, Berührung) in den entsprechenden Dermatomen erhebbar. Ein Spiral-CT des Thorax zeigte einen Z.n. Thorakoplastik und ausgedehnter Pleurosis calcarea, mögliche Tumorentstehung zwischen Thorax und verkalkten Pleuraprodukten. Zur weiteren Abklärung wurden Punktionsbiopsien empfohlen.

Unter der Verdachtsdiagnose eines malignen Geschehens wurde bei Herrn F. folgende medikamentöse Schmerztherapie begonnen:

Diclofenac	75 mg	1–0–1
Amitriptylin	25 mg	0–0–1
Tramadol	40 Tr. (100 mg)	6.00–12.00–18.00–24.00

Hierunter klagte er über Magenschmerzen, starke Übelkeit und Erbrechen sowie über starke Müdigkeit; er hatte weiterhin starke Schmerzanfälle (VAS 5–10). Zur Therapie der gastrointestinalen Symptomatik erhielt er Omeprazol 20 mg abends und Metoclopramid 4-mal 10 mg parenteral mit rascher Besserung. Leider trat eine zufrieden stellende Besserung der Schmerzsymptomatik in drei Tagen konsequenter Behandlung nicht ein, sodass am vierten Tag eine Umstellung der Schmerztherapie vorgenommen wurde. Anstelle von Diclofenac erhielt Herr F. aufgrund der Magenunverträglichkeit Metamizol 1000 mg (40 gtt) sechsstündlich, (Omeprazol wurde abgesetzt) und retardiertes Morphin 20 mg 1–0–1 (Umrechnung von Tramadol 400 mg/die oral auf Morphin oral = 400 : 10 [Äquivalenzfaktor] = 40 mg Morphin/die). Zur Titration erhielt er die Möglichkeit, alle 6 Stunden zusätzlich 10 Tropfen Morphinlösung 2% (ein Tropfen = 1 mg) einzunehmen. Er titrierte sich in den folgenden Tagen auf 40 mg Morphin 8-stdl. (8.00–16.00–24.00); darunter gab er erstmals eine Besserung der Schmerzen an (VAS 3–5). Die antiemetische, prokinetische Therapie wurde beibehalten, aber trotz Laktulose (Bifiteral) 3-mal 1 MB/die trat Verstopfung auf. Diese konnte mit zusätzlicher Einnahme von Natrium-Picosulfat (z. B. Laxoberal 20 Tropfen abends) therapiert werden, sodass von den opiatbedingten Nebenwirkungen nur noch Müdigkeit bestand, die allerdings subjektiv sehr beeinträchtigend war.

Eine zweite CT-gesteuerte Punktion des bekannten Pleuraproduktes ergab eine Infiltration der Pleura durch ein malignes B-Zell-Lymphom. Eine Chemotherapie wurde begonnen. Hierunter kam es wieder zu Übelkeit und Erbrechen; zusammen mit der Müdigkeit und Verstopfung durch Morphin war Herr F. nicht mehr bereit, dieses einzunehmen. Versuchsweise ließ er sich auf Levomethadon umstellen und erhielt Levomethadon 5 mg alle 12 Stunden (120 mg Morphin oral : 3 = 40 mg Morphin parenteral : 4 = 10 mg Levomethadon *Anfangsdosis*). Er durfte maximal 100% der täglichen Basalrate zusätzlich am Tag einnehmen, um sich auf die richtige Dosis zu titrieren und erreichte nach nur wenigen Tagen eine stabile Dosis von 10–5–10 mg Levomethadon/die. Die Schmerzlinderung war sogar besser als unter Morphin (VAS 1–3), was möglicherweise durch eine günstigere Beeinflussung der neuropathischen Komponente der Schmerzen zustande kam; auch die Müdigkeit war subjektiv geringer ausgeprägt, sodass Herr F. diese Medikation beibehielt. Im Laufe der Chemotherapie konnte die Dosis weiter reduziert werden, sodass er mit einer Dosis von 5–5–5 mg Levomethadon in die Obhut des Hausarztes entlassen wurde.

22.4 Therapie mit Analgetika

Ausgehend von den Erfahrungen der Hospiz- und Palliativstationen im angelsächsischen Raum erstellte die WHO 1986 die ersten Richtlinien zur Tumorschmerztherapie, 1988 wurden sie ins Deutsche übersetzt (Deutsches Grünes Kreuz 1999). Die WHO-Richtlinien wurden weltweit auf ihre Wirksamkeit überprüft. In Deutschland wurde diese Untersuchung von Zech et al. (1995) an Patienten der Palliativstation der Universität Köln durchgeführt.

22.4.1 Grundregeln der systemischen Schmerztherapie

- Die Einnahme der Analgetika erfolgt nach der Uhr in regelmäßigen Zeitabständen (Zeitschema der WHO) zur Aufrechterhaltung eines gleichmäßigen Blutspiegels.
- Die Reihenfolge der Analgetika erfolgt nach einem Stufenplan: zuerst Nichtopioidanalgetika, dann *zusätzlich* schwache Opiate, dann Ersatz der schwachen Opiate durch starke Opiate, in der Regel unter Beibehaltung der Nichtopioidanalgetika (Stufenschema der WHO, Abb. 22.1).

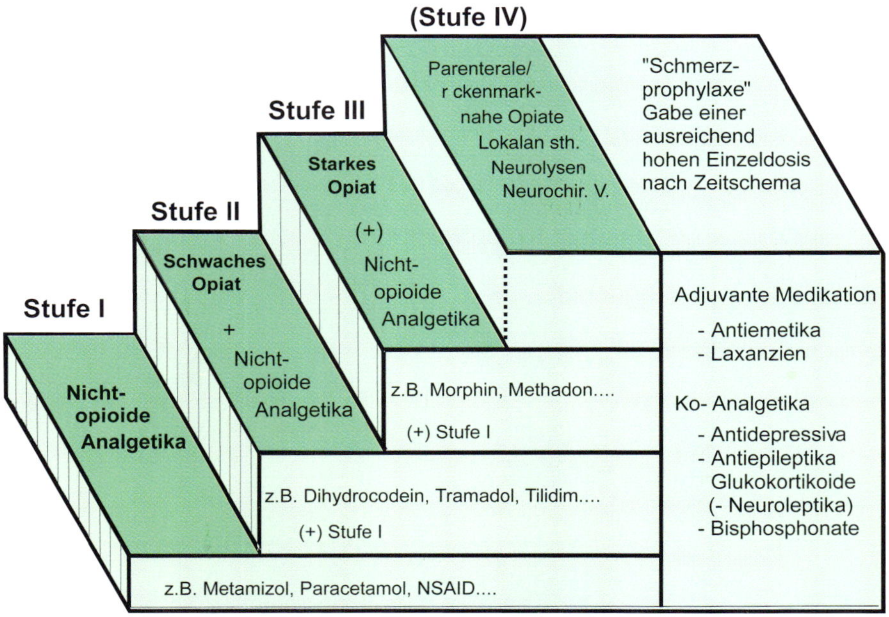

Abb. 22.1. WHO-Stufenschema. Basiskonzept der Tumorschmerztherapie

- Orale Gabe der Analgetika: Wenn keine besonderen Bedingungen vorliegen, ist eine medikamentöse, symptomatische Schmerztherapie grundsätzlich mit oraler oder rektaler Gabe einzuleiten und als orale Dauermedikation weiterzuführen. Grundsätzlich kann bei Beginn der Behandlung die effektive Tagesdosis der Analgetika mit nichtretardierten, schnell wirksamen Zubereitungen »titriert« werden. Hier ist besonders beim Morphin ein Umdenken notwendig, da von oralem Morphin vor allem Retardpräparate bekannt sind, die sich aber aufgrund ihres langsamen Wirkungseintritts weniger gut zur schnellen Dosisermittlung eignen. Darreichungsformen mit schnellem Wirkungseintritt sind Morphintropfen, Morphinzäpfchen und eine spezielle, den Wirkstoff schnell freisetzende Morphintablette. Ist die subjektiv zufrieden stellende Tagesdosis der einzelnen Analgetika ermittelt, kann auf Retardpräparate mit längerer bis langer Halbwertszeit übergegangen und die schnell wirksame Präparation als sog. »Rescue-Medikation« zur Therapie von Schmerzspitzen weitergeführt werden.

22.4.2 WHO-Stufe I

Leichte bis mäßige Dauerschmerzen: regelmäßige Gabe eines Nichtopioidanalgetikums (Synonyme: peripher wirksame Analgetika, schwach wirksame Analgetika, saure und nichtsaure Analgetika). Da es keine verbindlich anerkannte, gemeinsame Nomenklatur für diese pharmakologisch uneinheitliche Gruppe gibt, werden diese Substanzen in diesem Überblick, gemäß dem ursprünglichen Vorschlag der WHO, als »Nichtopioide« bezeichnet.

Aufgrund ihrer hohen antinozeptiven Wirksamkeit sowie ihrer geringen »zentralen« Nebenwirkungen im normalen Dosisbereich, haben sich die »Nichtopioide« als Basistherapie (Stufe I) durchgesetzt. Unterschiedliche Wirkungsschwerpunkte der einzelnen Substanzen lassen einen differenzierten Einsatz gemäß der zugrunde liegenden Schmerzanalyse zu:

Die »antiinflammatorisch« wirkenden Säurederivate (NSAID » nonsteroidal antiinflammatory drugs«, z. B. Diclofenac) sind bei Tumorschmerzen wegen ihres Eingreifens in Vorgänge mit

Prostaglandinfreisetzung durch die Hemmung des Enzyms Cyclooxygenase besonders antinozizeptiv wirksam. Bei Knochenschmerzen sind sie das Mittel der ersten Wahl und unverzichtbar. Auf der anderen Seite bedingt dieser Wirkeffekt ihre häufigen gastrointestinalen Nebenwirkungen. Daher stellt ihre Anwendung eine Kontraindikation bei Patienten mit einem gastroduodenalem Ulkusleiden dar. Eine Alternative sind die erst kürzlich zugelassenen selektiven Inhibitoren der Cyclooxygenase 2. Diese hemmen die konstitutive Cyclooxygenase 1 *nicht*, die die Synthese der zytoprotektiven Prostaglandine in Magenschleimhaut und Darmwand katalysiert. Paracetamol und Metamizol verfügen über keine nennenswerten peripheren antiphlogistischen Wirkungen und sind gastrointestinal besser verträglich. Sie sind eine Alternative bei Kontraindikationen gegen NSA. Metamizol ist darüber hinaus das Medikament der Wahl bei viszeralen Schmerzen mit spastischer Komponente.

Mit gewissen Einschränkungen sind die Substanzen der Stufe I untereinander austauschbar, insbesondere in Kombination mit einer Opiattherapie der Stufe II und III. In Tabelle 22.1 werden die am häufigsten verwendeten Substanzen angeführt. Sie sollten in der Regel nicht miteinander kombiniert werden. Als grundsätzliche Regel gilt: Reicht klinisch die analgetische Potenz einer Stufe-I-Medikation nicht aus oder wird sie nicht gut vertragen, sollte unverzüglich ergänzend mit einem Opiat der Stufe II oder III kombiniert werden.

Therapie von Nebenwirkungen

Die Anwendung von NSAID der ersten Generation sollte bei Tumorpatienten immer unter Magenschutztherapie erfolgen, da bei ihnen – auch ohne Ulkusanamnese – immer mindestens drei Risikofaktoren zur Entstehung einer NSA-Gastropathie vorliegen: *hochdosierte* NSA-Therapie, voraussichtlich Dauertherapie, schwere Komorbidität (Tumorerkrankung) und eventuell parallele Kortikosteroidtherapie. Umso mehr gilt dies natürlich, wenn eine Ulkusanamnese zu eruieren ist. Außerdem ist zu bedenken, dass Patienten wegen der Analgetikaeinnahme weniger Schmerzen verspüren und dadurch auch gefährdet sind. Nach neueren Empfehlungen sollte zur Prophylaxe und Therapie die Gabe des Protonenpumpenhemmers Omeprazol (20 mg/d) oder des synthetischen Prostaglandin-E1-Analogons Misoprostol in der Dosierung von 2-mal 200 µg/Tag erfolgen. Letzteres wird vor allem bei Patienten mit behandlungsbedürftiger Obstipation empfohlen. Misoprostol könnte daher bei opiatinduzierter Obstipation eventuell einen Vorteil bieten.

Tabelle 22.1. Nichtopioidanalgetika der Stufe I (Auswahl)

Substanz	Einzeldosis (Tagesmaximaldosis, TMD)	Dosisintervall [h]	Applikation	Anmerkungen
Metamizol	500–1000 mg (TMD 6 g)	4–6	Oral, i.v.	Sehr gute spasmolytische Eigenschaften
Paracetamol	500–1000 mg (TMD 6 g!)	4–6	Oral, rektal	In höherer Dosierung hepatotoxisch
Ibuprofen	200-800 mg (TMD 2400 mg)	4-6	oral, rektal	Gastrointestinale Unverträglichkeit, prophylaktisch Magenschutz!
Naproxen	250–500 mg (TMD 1250 mg)	8–12	Oral, rektal	
Diclofenac	25–100 mg	6–8 8–12	Oral, rektal Oral retard	
Celecoxib	100–200 mg (TMD 200–400mg)	12	Oral	Selektive COX-2- Hemmung

22.4.3 Opioide

Die Wirkungscharakteristik aller Opiate und synthetischen Opioide wird durch ihre Aktivität an spezifischen Bindungsstellen im Nervensystem, den Opiatrezeptoren, bestimmt. Dabei werden pharmakologisch drei Rezeptorsubtypen unterschieden, die nach den griechischen Buchstaben als μ-, δ- und κ-Rezeptoren benannt wurden. Für die Wahl des Opioids im Rahmen der Schmerztherapie sind bei der oralen und parenteralen Opiatgabe die Bindungsaffinität am Rezeptor, sowie die Auslösung einer sog. »intrinsischen« Rezeptoraktivität entscheidend. Substanzen mit hoher intrinsischer Aktivität werden als *Agonisten* bezeichnet. Substanzen mit geringer oder fehlender intrinsischer Aktivität werden als *Antagonisten* bezeichnet.

WHO-Stufe II

Mittelgradige bis starke Dauerschmerzen und Analgetika der Stufe I nicht ausreichend wirksam: Kombination der Nichtopioidanalgetika mit einem »schwachen« Opiat.

Entgegen ihrer systematischen Einteilung können niederpotente (»schwache«) Opiate in ihrer klinischen Wirksamkeit stark sein, insbesondere in Kombination mit einer Medikation der Stufe I. Im Hinblick auf die Steigerung der Opiatwirkung gibt es bei steigender Dosierung mit Stufe-II-Substanzen jedoch eine Obergrenze, die einen Wechsel in die Gruppe der »starken« Opiate der Stufe III notwendig macht. Eine Kombination der Präparate der Stufe II untereinander bzw. mit den Opiaten der Stufe III ist prinzipiell nicht sinnvoll. Im Hinblick auf die Relation von klinisch erwünschter, analgetischer Wirkung und unerwünschten Nebenwirkungen sind sehr große individuelle Unterschiede zu verzeichnen, sodass ein systematisches Ausprobieren der Substanzen (nacheinander!) sinnvoll sein kann, sog. Opioidrotation. Fixe Wirkstoffkombinationen einer Substanz der Stufe I und Stufe II, z. B. Paracetamol und Codein (oder Diclofenac und Codein) können in einer stabilen Dauerschmerzsituation ein ausreichend gutes Wirkprofil ergeben. Die Tagesmaximaldosen der einzelnen Wirkstoffkomponenten sind jedoch zu beachten (Tabelle 22.2). Im Zweifelsfall ist es immer besser, Monopräparate der jeweiligen Stufe miteinander zu kombinieren und die Dosis ggf. getrennt zu variieren.

WHO-Stufe III

Starke Dauerschmerzen und Analgetika der Stufe II nicht ausreichend wirksam: Ersatz des »schwachen« Opiats durch ein starkes Opiat.

Tabelle 22.2. Schwach zentral wirksame Analgetika der Stufe II (Auswahl)

Substanz	Äquivalenzfaktor zu Morphin (parenteral)	Einzeldosis (THD)	Dosisintervall [h]	Applikation	Anmerkungen
Codein in Mischpräparaten	1/10	30–60 mg	6	Oral, rektal	Dosierung von 10–20 mg ist antitussiv wirksam
Dihydrocodein	1/10 (TMD 360 mg)	30–120 mg	8–12	Oral retard	–
Tramadol	1/10	50–100 mg (TMD 600 mg)	4–6 8–12	Oral, rektal, i.v., s.c. Oral retard	Schwitzen 20%
Tilidin + Naloxon	1/10	50–100 mg (TMD 600 mg)	4–6 8–2	Oral Retard	Enthält kleine Dosen des Antagonisten, um intravenösen Missbrauch zu vermeiden

THD = Tageshöchstdosis

Tabelle 22.3. Starke zentral wirksame Analgetika der Stufe III (Auswahl)

Substanz	Äquivalenzfaktor zu Morphin (parenteral)	Einzeldosis	Dosis-intervall [h]	Applikation	Anmerkungen
Morphin-Tropfen	1/3	5–200 mg	4	Oral, schnelle Wirkung	Gut steuerbar, große therapeutische Breite, meist Mittel der 1. Wahl
Morphin-Tablette	1/3		2–4		
Morphin-Zäpfchen	1/3		4	Rektal, schnelle schnelle Wirkung	
Morphin-Retardtablette	1/3		8–12	Oral retard	
Morphin-Ampullen	1		2–4	i.v., s.c.	
Buprenorphin	30	0,2–0,4 mg	6–8	Sublingual, i.v., s.c.	»Ceiling-Effekt« (ab 4 mg/die)
		0,3 mg	6		
Levomethadon	2	2,5–5 mg	6–12	Oral, i.v., i.m., s.c.	*Cave* Kumulation bei terminaler Eliminationshalbwertszeit von 15–60 h
Hydromorphon	6 6	4 mg 0,5–2 mg	8–12 4–5	Oral, i.v., i.m., s.c.	Gut geeignet für s.c.-Gabe
	3	–	–	Rektal	–

Der analgetische Therapieeffekt wird durch eine agonistische Wirkung an Opiatrezeptoren (z. B. Morphin, Levomethadon) oder eine gemischt agonistische und antagonistische Wirkung (z. B. Buprenorphin) erreicht. Dieser Unterschied ist insofern klinisch bedeutsam, als eine Kombination dieser beiden Wirkprinzipien nicht sinnvoll ist. Wichtig ist außerdem, dass bei der (teil-) agonistischen Wirkung von Buprenorphin Dosissteigerungen ab einer bestimmten Höhe eine Abnahme der Wirksamkeit erzielen (sog. »Ceiling-Effekt«). Dieses Problem tritt bei den reinen Agonisten im klinischen Dosisbereich nicht auf. Falls die Dosissteigerung nicht durch Nebenwirkungen limitiert wird, gibt es bei den reinen Agonisten im Prinzip keine Dosierungsgrenze. Daher sind z. B. Morphindosierungen von 1000 mg/die durchaus möglich (Tabelle 22.3).

Äquivalenzfaktor. Morphin ist der Goldstandard für alle Opiate und wird in seiner Wirkung gleich »Eins« gesetzt. Beim Übergang von einem Opiat auf ein anderes muss der Äquivalenzfaktor berücksichtigt werden (s. Tabellen 22.2 und 22.3). Als Faustregel gilt, dass alle schwachen Opiate ungefähr ein Zehntel der Potenz von Morphin aufweisen. Das bedeutet, dass bei Übergang von Stufe II auf Stufe III mit z. B. Morphin als gewähltem starken Opiat ein Zehntel der Dosis des vorher verabreichten schwachen Opiates als starkes Opiat gegeben werden muss.

Zu beachten ist auch, dass sich aus der pro Substanz unterschiedlichen Bioverfügbarkeit bei *oraler* Gabe verschiedene Äquivalenzfaktoren für den oralen und parenteralen Bereich ergeben. Für Morphin gilt die Faustregel, dass aufgrund des ausgeprägten »First-pass-Effektes« (Inaktivierung durch die Leber) nur ein Drittel des oral applizierten Morphins parenteral wirksam wird. Bei Umrechnung einer oralen auf eine parenterale Dosis oder vice versa ist dies zu beachten.

Morphintitration. Mittel der ersten Wahl ist orales Morphin. Hier ist zu unterscheiden zwischen Darreichungsformen mit schnellem Wirkungseintritt und den Retardpräparaten. Darreichungsformen mit schnellem Wirkungseintritt und entsprechend kurzer Wirkdauer (ca. 4 Stunden) sind Morphinlösungen, Morphinzäpfchen, eine schnell freisetzende Morphintablette sowie parenterales Morphin. Morphindarreichungen mit schnellem Wirkungseintritt eignen sich besonders gut für die Einstellungsphase bzw. zur Ermittlung von Dosisveränderungen, sog. »Titration«. Ist die notwendige Tagesdosis gefunden, kann auf Morphin-Retardtabletten im Verhältnis 1:1 bei entsprechender Anpassung der Einnahmezeiten übergegangen werden. Orale Retardpräparate haben eine Wirkdauer von 8–12 bis 24 Stunden. Bei Schluckstörungen kann eine flüssige retardierte Form gewählt werden oder die in der Retardkapsel enthaltenen Pellets können mit Flüssigkeit oder halbfester Nahrung zugeführt oder über die PEG-Sonde gegeben werden. *Beispiel:* Ein Patient soll von einer TMD von 400 mg Tramadol auf Morphin umgestellt werden:

1. Kalkulation der Anfangsdosis für Morphin: Die parenterale Äquivalenzdosis wäre 40 mg, die orale Äquivalenzdosis $40 \times 3 = 120$ mg, ca. 50% davon sind die Anfangsdosis für retardiertes Morphin = 60 mg/Tag;
2. Anfangsdosis retardiertes Morphin (mg): 30–0–30 (8.00/20.00 Uhr);
3. *zusätzliche Titration* mit schnell wirksamer Morphindarreichung (Morphin-Tropfen oder -Tabletten 10/20 mg oder Suppositorien), Dosierung nach Bedarf, stündliche Einnahme erlaubt bis auf eine Stunde vor und nach Retardtablette, Richtdosis für 24 Stunden 50–100% der errechneten Tagesdosis, d. h. für dieses Beispiel sind 30–60 mg Morphin/d zusätzlich nach Bedarf erlaubt.
4. Erneute Kalkulation der retardierten Dosis nach 24 Stunden aus Titrationsdosis + Basaldosis vom Vortag. Hat der Patient z. B. 40 mg Morphin in schnell wirksamer Darreichungsform zusätzlich verbraucht, würde die Basaldosis am zweiten Tag auf retardiertes Morphin 50–0–50 mg erhöht.

Selbstverständlich ist auch an den folgenden Tagen die weitere Titration mit der schnell wirksamen Morphindarreichung bis zum Erlangen eines ausreichenden Analgesieniveaus durchzuführen. Auf eine prophylaktische Therapie der Nebenwirkungen, vor allem Übelkeit und Obstipation, ist zu achten.

Alternativen zum Morphin sind Levomethadon in der Darreichungsform als Tropfen/Ampullen, Buprenorphin als Sublingualtabletten oder Ampullen und die seit kurzem auf dem Markt befindlichen Opioide Oxycodon und Hydromorphon. Patienten, die mit starken Nebenwirkungen auf Morphin reagieren und bei denen diese Nebenwirkungen auch nach einer angemessenen Zeit nicht abgeklungen oder unter Kontrolle gebracht worden sind, sollten einen Behandlungsversuch mit einem alternativen Opioid erfahren, da erfahrungsgemäß das individuelle Ansprechen auf die Opiate unterschiedlich ist (s. 22.5.7).

Transdermale Applikation

Eine Alternative zur oralen Gabe von starken Opioiden stellt das Pflaster dar. Fentanyl und Buprenorphin sind hochpotente synthetische Opioide, die seit langem zur Analgesie verwendet werden. Sie sind auch in der Form eines Pflasters verfügbar, dem sog. TTS-System (transdermale Transportsysteme). Sie sind zur Behandlung eines stabilen Tumorschmerzsyndroms geeignet. Nach Titration des Patienten mit Morphin (oder Buprenorphin) wird die korrelierende Tagesdosis an transdermalem Fentanyl berechnet bzw. der dafür erstellten Umrechnungstabelle entnommen und ein entsprechend großes Pflaster appliziert (Äquivalenzfaktor zu Morphin ist 1:100, d. h. 1 mg parenterales Morphin entsprechen ca. 0,01 mg Fentanyl). Das Pflaster gibt den Wirkstoff kontinuierlich an die Haut ab, wo sich ein Depot bildet.

Die Vorteile dieser Methode sind: Die Applikation mit Hilfe des TTS verbessert die Bioverfügbarkeit des Opioids. Eine Anwendung bei Patienten mit Schluckproblemen ist möglich, die Obstipation ist nach den bisherigen Erfahrungen geringer als bei oraler Einnahme von starken Opioiden. Das Schmerzpflaster erfreut sich großer Beliebtheit bei den Patienten. Ein Nachteil ist die schlechte Steuerbarkeit des TTS-Systems. Bis zum Erreichen eines »steady state« dauert es mindestens 12–24 Stunden; durch die Depotbildung in der Haut besteht erfolgt eine weiter Zufuhr nach Entfernen des Pflasters (16–21 Stunden). Das TTS eignet sich daher vor allem für Tumorschmerzsyndrome mit stabilem Opiatbedarf.

Für Schmerzspitzen kann und muss eine schnell anschlagende Morphindarreichung zusätzlich zur Verfügung gestellt werden.

Parenterale Opioidapplikation

Die Indikation zur parenteralen Opiatapplikation ist grundsätzlich dann gegeben, wenn eine orale Opiateinnahme nicht möglich ist (therapierefraktäres Erbrechen, Schluckstörung, Ileus) oder bei ungenügender Schmerzkontrolle durch orale Opiate. Bei letzterer Indikation erfolgt die Umstellung zunächst zur sog. »Titration«, um das Ansprechen des vorliegenden Schmerzsyndroms auf Opiate zu prüfen. Die Zufuhr kann subkutan oder intravenös erfolgen. Die subkutane Gabe über Dauernadeln (z.B. Butterfly) die im lockeren Unterhautgewebe der infraklavikulären oder abdominellen Region liegen bleiben kann, hat sich vor allem für die parenterale Langzeittherapie bei stabilem Opiatbedarf bewährt. Eine intravenöse Gabe allein für die Schmerztherapie ist in der Regel nicht erforderlich und vereinfacht die Versorgung zu Hause. Für die kontinuierliche Opiatzufuhr gibt es inzwischen verschiedene, einfach zu handhabende Pumpen, die sowohl eine kontinuierliche Opiatzufuhr erlauben, als auch über die Möglichkeit verfügen, dass der Patient für Schmerzspitzen eine Extradosis abrufen kann. Die Dosis und das Zeitintervall des sog. Bolus kann zum Schutz vor Überdosierung fest eingestellt werden. Da der Patient in dem vorgegebenem Rahmen die Opiatzufuhr steuern kann, nennt sich diese Form der Opiatapplikation auch patientenkontrollierte Analgesie PCA (»patient controlled analgesia«). Dieses Verfahren hat in der postoperativen Schmerztherapie große klinische Bedeutung erlangt. Es bietet eine sichere und effektive Möglichkeit zur parenteralen Schmerztherapie mit einem hohen Grad an Selbstbestimmung für den Patienten.

Unerwünschte Wirkungen der Opioide

Eine *Atemdepression*, die zu den gefürchtetsten Nebenwirkungen von Opiaten gehört, ist bei Tumorpatienten extrem selten. Dies hat zwei Ursachen: Zum einen antagonisiert der ständige nozizeptive Einstrom die atemdepressorische Wirkung von Opiaten, zum anderen entwickelt sich bei regelmäßiger Einnahme sehr schnell eine Toleranz auf diesen Effekt. Praktisch heißt dies, dass bei Anwendung von Opiaten bei Tumorschmerzsyndromen eine Atemdepression nicht zu fürchten ist.

Die *Obstipation* ist die wichtigste und hartnäckigste Nebenwirkung bei der Schmerztherapie mit starken Opiaten, die in der Regel auch während der gesamten Therapiedauer bestehen bleibt. Deswegen muss fast immer eine adjuvante Medikation mit Laxanzien erfolgen und der Patient immer über diese Nebenwirkung aufgeklärt werden.

Die *Übelkeit* steht an zweiter Stelle, vergeht in der Regel jedoch nach ein bis zwei Wochen. Sie wird bewirkt durch eine zentrale emetische Wirkung starker Opiate einerseits und eine verzögerte Magenentleerung aufgrund von Tonuserhöhung des Pylorussphinkters andererseits. Die Komponenten können unterschiedlich wirksam sein. Auch die Medikamente zur Überbrückung der Phase mit Übelkeit sollten mit dem Patienten besprochen und eingesetzt werden.

Eine *Sedierung* tritt in der Regel auch nur vorübergehend bei Beginn der Therapie auf. In einigen Fällen ist diese Nebenwirkung jedoch langdauernd und stark ausgeprägt, sodass andere Opiate ausprobiert bzw. alternative Methoden der Schmerztherapie (Nervenblockaden, epidurale Applikation von Lokalanästhetika) erwogen werden müssen.

Relativ selten sind *Miktionsstörungen* und *Harnverhalt*. Sie kommen durch Tonuserhöhung der glatten Muskulatur des Blasenhalses zustande. Falls keine Kontraindikationen bestehen (Ulkus, Herzinsuffizienz) kann ein Therapieversuch mit dem Cholinergikum Carbachol (Doryl) unternommen werden.

Mit »*Toleranzentwicklung*« beschreibt man klinische Auswirkungen von Veränderungen der Empfindlichkeit der Opiatrezeptoren, die sich durch eine Dauergabe von Opiaten ergeben: Eine größere Dosis wird im Laufe der Therapie meist erforderlich, um die gleichen Analgesieeffekte wie zu Beginn zu erzielen. Dies ist klinisch – unter der Voraussetzung primär erzielter Schmerzkontrolle – in der Regel leicht zu beherrschen. Eine Konzentrationserhöhung am Rezeptor in Form einer Dosiserhöhung vermag einen eingetretenen Wirkungsverlust in der Regel auszugleichen. Es gibt jedoch auch Ausnahmen mit rascher Toleranzentwicklung und damit verbundenem völligem Wirkungsverlust von Morphin, vor allem bei neurogenen Schmerzen. Die Entwicklung einer Toleranz kann für die verschiedenen Rezeptoreffekte der Opiate sehr unterschiedlich sein. Klinisch günstig ist, dass sich für sedierende, emetische und atemdepressive Effekte relativ schnell eine Toleranz ausbildet.

Körperliche *Entzugssymptomatik* entsteht durch abruptes Absetzen eines über längere Zeit gegebenen Opiates oder durch Gabe eines Antagonisten. Sie kann sich äußern in Hypertonie, Tachykardie, Schwitzen sowie innerer Unruhe und hat nichts mit Opiatabhängigkeit in dem Sinn von Missbrauch und Sucht zu tun. Eine neurophysiologische Adaptation auf Rezeptorebene und auf Ebene der intrazellulären »Second-messenger-Systeme« wird dafür verantwortlich gemacht. Bei vermindertem Opiatbedarf vermag eine langsame Reduktion der Dosis diese unerwünschte Wirkung zu vermeiden.

Opiatabhängigkeit im Sinne von *Sucht* ist primär psychosozial definiert. Darunter versteht man ein Verhalten, das ausschließlich dem Ziel dient, an Opiate zu kommen, um sie wegen ihrer euphorisierenden Effekte einzunehmen bzw. zu injizieren. Eine solche Opiatabhängigkeit dient primär nicht dem Ziel, vorhandene Schmerzen zu reduzieren. Es liegt auf der Hand, dass dies nicht die Probleme von Tumorschmerzpatienten sind und gerade die Erfahrungen mit Tumorpatienten haben gezeigt, dass das Missbrauchspotential von Opioiden in der Normalbevölkerung nicht mehr als 5% beträgt.

Therapie unerwünschter Wirkungen (Adjuvante Medikation)

Laxanzien. Wie bereits erwähnt, bewirken viele Opiate, insbesondere die reinen μ-Agonisten (z. B. Codein und Morphin) eine Tonuserhöhung der glatten Muskulatur des Darmes und damit klinisch eine hartnäckige Obstipation. Dem muss in der Regel mit einer Dauermedikation vorgebeugt werden. Quell- oder Ballaststoffe sind nur in Kombination mit Gleitmitteln und darminhaltaufweichenden Substanzen sinnvoll. Als ersten Schritt verabreicht man ein Gleitmittel oder eine osmotisch wirksame Substanz, ggf. wird dann noch mit einer den Darm anregenden Substanz kombiniert. Sollte dies nicht zum Erfolg führen, muss an jedem dritten Tag ein Miniklistier oder ein Einlauf verabreicht werden (Tabelle 22.4).

Tabelle 22.4. Laxanzien (Auswahl)

Substanz	Anfangsdosis	Wirkprinzip
Paraffinemulsion	1 Essl. abends	Gleitmittel
Glycerin	Supp./Klistier morgens	Gleitmittel
Lactose	1 Messb. 2- bis 3-mal tgl.	Osmotisch, fermentativ
Polyethylenglykol	1 Btl. 2- bis 3-mal tgl.	Osmotisch
Na-Picosulfat	10 gtt abends	Stimul. (Diphenol.)

Grundsätzlich gilt, dass der Patient über Obstipation aufgeklärt und prophylaktisch eine entsprechende Medikation rezeptiert werden sollte, damit das Medikament zur Verfügung steht, wenn das Problem auftritt. Die Frage nach Stuhlgangfrequenz und Stuhlkonsistenz sollte bei jedem Arztkontakt bzw. bei jeder Überprüfung der Medikation gestellt werden.

Antiemetika. Zu den Wirkungen der Opiate im zentralen Nervensystem gehört auch eine anregende Wirkung auf Rezeptoren in der Area postrema der Medulla, die Übelkeit und Erbrechen verursachen kann. In besonders hoher Dichte kommen dort Dopamin-, Histamin-, Acetylcholin- und Serotoninrezeptoren vor. Mit dieser emetischen Wirkung ist bei ca. 20% der Patienten zu rechnen. Eine routinemäßige Verordnung eines Antiemetikums zum Opiat ist jedoch nicht von vornherein notwendig. Der Patient sollte über die vorübergehende Natur dieser Nebenwirkungen aufgeklärt und eine Therapie unverzüglich begonnen werden, falls stärkere Übelkeit auftritt (Tabelle 22.5).

Tabelle 22.5. Antiemetika

Substanz	Anfangsdosis	Anmerkungen
Haloperidol	0,5 mg (8- bis 12-stdl.)	In dieser Dosis nicht sedierend
Levomepromazine	5–10 mg (8- bis 12-stdl.)	
Metoclopramid	10 mg (4- bis 6-stdl.)	Bei Magenentleerungsstörungen
Dimenhydrinat	50–100 mg (4- bis 6-stdl.)	Kann kombiniert werden

Opioidrotation

Unter Opioidrotation versteht man den Opioidwechsel z.B. von Morphin auf Fentanyl, Levomethadon, Oxycodon zur Besserung von therapieresistenten unerwünschten Wirkungen. Diese Besserung von unerwünschten Wirkungen ist essentiell für den gewünschten analgetischen Effekt. Sie erlaubt das Erreichen von effektiven Dosen zur Analgesie. Die Besserung tritt ein durch Therapie der unerwünschten Wirkungen oder durch Toleranzentwicklung gegenüber diesen Nebenwirkungen. Die Nebenwirkungen beziehen sich in der Regel auf gastrointestinale Symptome wie Verstopfung, Übelkeit, Erbrechen und neuropsychiatrische Symptome wie Sedierung, Somnolenz, aber auch kognitive Störungen. Letztere sind für differenzierte Patienten oft inakzeptabel. Bei denjenigen Patienten, bei denen die unerwünschten Opioidwirkungen eine zufrieden stellende analgetische Einstellung verhindern, sollte ein Opioidwechsel in jedem Fall versucht werden.

Durch die zentrale Wirkung bedingt, ist bei therapieresistenter Unverträglichkeit ein Wechsel des Applikationsweges z.B. von oral auf parenteral oder rückenmarknah nur bedingt sinnvoll. Selbstverständlich müssen auch andere Strategien wie Nervenblockaden, chirurgisches Vorgehen und psychologische Therapie erwogen werden.

22.5 Koanalgetika

Koanalgetika sind Substanzen, die selbst keine Analgetika sind, aber in Kombination mit Analgetika deren Wirkung verstärken und ergänzen können. So können Schmerzen entweder besser oder mit weniger Nebenwirkungen kontrolliert werden als durch eine höhere Opiatdosierung allein. Im Falle von opiatinsensiblen Schmerzen sind sie notwendiger Bestandteil der Basistherapie. Opiatinsensible Schmerzen finden sich häufiger bei den neurogenen Schmerzsyndromen als bei den nozizeptiven Schmerzen sowie bei anfallsartigen Schmerzen, seien sie durch Bewegung provoziert oder ohne erkennbare Ursache auftretend.

22.5.1 Trizyklische Antidepressiva

Diese Stoffgruppe hat sich in der Therapie chronischer Schmerzen sehr gut bewährt. Sie wird vor allem zur Therapie neurogener Schmerzen eingesetzt. Antidepressiva sind Mittel der ersten Wahl beim konstanten, brennenden Dauerschmerz (kausalgieforme Schmerzsymptomatik). Ihre schmerzstillende Wirkung wurde in klinisch kontrollierten Studien nachgewiesen und ist unabhängig von der depressionslösenden Wirkung. Der Dosisbereich liegt mit 25–100 mg/die deutlich unter der in der psychiatrischen Therapie verwendeten Größenordnung. Die Therapie sollte bei den dämpfenden Substanzen immer mit einer abendlichen Gabe beginnen und nur langsam gesteigert werden. Eine übliche Anfangsdosierung beträgt z.B. für die sedierend wirkenden Substanzen Amitriptylin und Doxepin 10–25 mg abends. Damit kann der sedierende Effekt zur Förderung des Schlafes und zur Analgesie während der Nacht ausgenutzt werden. Weniger sedierend wirken z. B. Desipramin oder Nortriptylin, die gewählt werden können, wenn Sedierung unerwünscht ist. Bei Vorliegen neurogener Schmerzen, die auf Opiate nicht ausreichend ansprechen, ist meist eine höhere Dosierung als 50 mg/die erforderlich. Es ist wichtig, die Patienten darauf hinzuweisen, dass die Effektivität dieser Medikation (bis auf den schlafregulierenden Effekt) erst nach einigen Tagen einsetzt, keinesfalls, wie bei Analgetika, sofort. Auf folgende Kontraindikationen für die Gabe trizyklischer Antidepressiva, die zwar nicht absolut gelten, aber doch – besonders bei älteren Patienten – ein sehr genaues Abwägen erforderlich machen, soll an dieser Stelle verwiesen werden: Glaukom, Prostatahypertrophie mit Miktionsstörung, Rhythmusstörungen, Herzinsuffizienz. Aufgrund ihrer besseren Rezeptorselektivität sind die Nebenwirkungen bei den Antidepressiva der neueren Generation (SSRI: »selective serotonin reuptake inhibitors«) weniger ausgeprägt. Eine schmerzlindernde Wirkung konnte bis jetzt jedoch nur für Paroxetin nachgewiesen werden (Tabelle 22.6).

Tabelle 22.6. Antidepressiva

Wirkungen	Nichtsedierend	Sedierend
	Desipramin Nortriptylin	Doxepin Amitriptylin
Müdigkeit	–	+
Innere Unruhe/ Schlafstörung	(+)	–
Mundtrockenheit	(+)	+
Schwitzen	(+)	+
Obstipation	(+)	+
Orthostatische Dysregulation	(+)	+
Miktionsbeschwerden	(+)	+
Tremor	(+)	+
Kardiale Nebenwirkungen	(+)	(+)

22.5.2 Antikonvulsiva

Bei neurogenen Schmerzsyndromen mit einer einschießenden Komponente ist die Dämpfung der neuronalen Erregbarkeit durch ein Antiepileptikum indiziert. Hier war Carbamazepin lange Zeit das Mittel der ersten Wahl. Bei Unverträglichkeit bzw. Kontraindikationen kann auch auf andere Antikonvulsiva zurückgegriffen werden. Die erforderliche Carbamazepindosis kann niedriger sein, als der Dosisbereich, der für die Therapie eines zerebralen Anfallsleidens benötigt wird (ca. 600–1200 mg/die). Bei nicht ausreichender klinischer Wirksamkeit ohne limitierende Nebenwirkungen kann die Dosis weiter erhöht werden, eine Serumspiegelmessung kann dann hilfreich sein (Talspiegelmessung, d. h. vor der morgendlichen Einnahme). Die Dosis ist wegen des anfangs möglichen sedierenden Effektes einschleichend zu steigern (drei Tage 2-mal 75 oder 100 mg/die, dann auf 3-mal steigern). Carbamazepin kann relevante Blutbildveränderungen bewirken. Darum ist ein Differentialblutbild vor Therapie, in den ersten vier Wochen wöchentlich und später monatlich durchzuführen. Ein geringer Abfall der Leukozytenzahl ist häufig. Bei Zahlen unter 3500 ist Carbamazepin abzusetzen. Bei gleichzeitig durchgeführter Chemotherapie können dadurch klinisch schwer einschätzbare Konstellationen entstehen. In diesen Fällen ist es daher günstiger, von vornherein auf ein Alternativpräparat auszuweichen. Hier hat sich die Verabreichung von Gabapentin bewährt. Gabapentin ist ein neues Antikonvulsivum mit nachgewiesener Wirkung bei neurogenen Schmerzen (kontrollierte Studien für diabetische Polyneuropathie, Postzosterneuralgie). Sein Vorteil ist die geringe Rate unerwünschter Wirkungen (Sedierung, Schwindel, Ataxie, periphere Ödeme) und damit gute Verträglichkeit; hämatologische Nebenwirkungen treten nicht auf. Es empfiehlt sich daher für alle Situationen, in denen mögliche Nebenwirkungen von Carbamazepin voraussehbar zu Komplikationen führen würden. Für den Fall, dass eine solche adjuvante Medikation die einschießende Schmerzkomponente, z. B. bei Plexusinfiltrationen, nicht zufrieden stellend kontrollieren kann, sollte immer ein interdisziplinäres schmerztherapeutisches Konsilium stattfinden. Gemeinsam können dann weitere Möglichkeiten, wie z. B. Nervenblockaden und/oder Möglichkeiten neurochirurgischen Vorgehens ermittelt werden (Tabelle 22.7).

Tabelle 22.7. Antikonvulsiva

Substanz	Einzeldosis	Anmerkungen
Carbamazepin	75–600 mg (8-stdl.)	Einschleichend dosieren
Gabapentin	300–800 mg (8-stdl.)	Einschleichend dosieren
Phenytoin	100 mg (8-stdl.)	Serumspiegelmessung
Clonazepam	0,5–2 mg (8-stdl.)	Günstige Tropfenform (Maximaldosis 2 mg)

22.5.3 Tranquilizer

Tranquilizer wirken nicht analgetisch. Für sie sollte generell eine strenge Indikationsstellung erfolgen. Diese ist gegeben für eine kurzfristige, anxiolytische Therapie, wenn situativ bedingt schwerwiegende Angstzustände nicht durch Zuwendung (durch Familienangehörige, Freunde oder Personal) kontrolliert werden können. Kurz wirksame Substanzen sind zu bevorzugen. Wirkungsschwerpunkte wie z. B. die muskelrelaxierende Wirkung von Tetrazepam und die anxiolytische Wirkung von Lorazepam, das auch in einer lyophilisierten Form mit sehr schnellem Wirkungseintritt vorliegt, sind zu beachten. Eine *routinemäßige* Verordnung ist abzulehnen. Sofern Tumorschmerzpatienten schon seit Jahren Tranquilizer einnehmen, ist dies in der Regel fortzuführen.

Die trizyklischen Antidepressiva mit eher sedierender Komponente sind klinisch in der Regel vergleichbar anxiolytisch wirksam. Dies gilt zumindest zu Beginn der Medikation in den ersten sechs Wochen. Sie haben darüber hinaus den Vorteil, ohne Entzugssymptomatik reduziert bzw. wieder abgesetzt werden zu können. Darum sind sie für eine Langzeittherapie prinzipiell vorzuziehen.

22.5.4 Neuroleptika

Die Bedeutung der Neuroleptika für Tumorschmerzpatienten liegt primär in ihrer antiemetischen Potenz. Eine analgetische Wirkung wurde jedoch für Levomepromazin in einer kontrollierten Studie nachgewiesen. Sie können daher die analgetische Wirksamkeit von Opiaten steigern. Nebenwirkungen von höherer Dosierung sind Sedierung und eventuell Hypotension, in kleinen Dosen »titriert« (z. B. 3–5 mg Levomepromazin abends) müssen diese jedoch nicht auftreten und können ein grenzwertiges Analgesieniveau erträglich machen.

22.5.5 Kortikoide

Eine systemische Kortikoidmedikation kann auch unter schmerztherapeutischen Gesichtspunkten indiziert sein. Dies gilt insbesondere für neurogene Schmerzen, die diffuse Schmerzsymptomatik bei einem sog. »paraneoplastischem« Syndrom (z. B. bei kleinzelligem Bronchialkarzinom und Prostatakarzinom), bei intrakranialer Raumforderung durch Hirnmetastasen und Lymphödem. Die antiemetische, allgemein die psychische Befindlichkeit verbessernde Wirkung einer systemischen Kortikoidgabe ist ein wichtiges Instrument in der Palliativmedizin, die euphorisierende und appetitstimulierende Begleitkomponente erwünscht. Eine lokale Kortikoidgabe ist indiziert bei anästhesiologischen Blockaden zur Behandlung kompressionsbedingter Nervenschmerzen (Tabelle 22.8).

Tabelle 22.8. Kortikoide

Substanz	Tagesdosis	Anmerkungen
Dexamethason	16–48 mg initial 4–8 mg/die (Erhaltungsdosis)	Auf psychische Effekte achten Magenschutz bei Gabe von NSA
Methyl-Prednisolon	100–500 mg initial 10–15 mg/die (Erhaltungsdosis)	Gabe morgens!

22.5.6 Bisphosphonate

Während der vergangenen 10 Jahre haben sich Bisphosphonate zur Therapie der tumorbedingten Hyperkalzämie fest etabliert. In diesem Rahmen zeigte sich auch ihre knochenstabilisierende und analgetische Wirkung. Bisphosphonate sind synthetische Analoga des endogenen Pyrophosphats und können die Mineralisierung von Knochen beeinflussen. Sie binden sich stark an Hydroxylapatit und verändern dessen Oberflächenladung. Osteoklasten vermögen diesen Knochen nicht aufzulösen. Diese Substanzen können bei Tumorosteolysen mit und ohne Hyperkalzämiesyndrom, bei Metastasierung von Mamma-, Prostata- und von Bronchuskarzinomen sowie bei hämatologischen Neoplasien eingesetzt werden. Eine analgetische Wirkung wurde inzwischen für alle Substanzen nachgewiesen. Diese beruht möglicherweise zusätzlich zur Osteoklastenhemmung auch auf einem spezifischem analgetischem Effekt. Diese Medikamente sollen in Kombination mit Analgetika gegeben werden, besonders wenn stärkere Schmerzen bestehen, da die Wirkung erst nach 1–3 Wochen eintritt.

Clodronsäure und *Pamidronsäure* sind im Hinblick auf ihre analgetische und frakturvorbeugende Wirkung vielfach gut untersucht. Eine Empfehlung zur Anwendung kann aus diesen Untersuchungen besonders für das multiple Myelom, Mamma- und Prostatakarzinom gegeben werden. Die neueste Entwicklung untersucht inzwischen auch die Verhinderung von Metastasenbildung, denn es konnte experimentell gezeigt werden, dass Bisphosphonate die Adhäsion von Tumorzellen an Knochenmatrix vermindern können (Tabelle 22.9).

Tabelle 22.9. Biphosphonate

Substanz	Dosis
Clodronat	1600/die oral
Pamidronat	60–90 (Infusion 2–3 Std., alle 4 Wochen)

Die Bisphosphonate der jüngsten Generation (Alendronsäure, Ibandronsäure) mit sehr viel höherer Potenz lassen für die Zukunft Weiterentwicklungen in allen erwähnten Richtungen erhoffen.

22.5.7 Spasmolytika

Sollte Metamizol (spasmolytisch wirksam!) als Stufe-I-Analgetikum nicht in Frage kommen oder nicht ausreichend wirksam sein, kann bei kolikbedingten Schmerzen (z.B. Infiltration viszeraler Hohlorgane) ein zusätzliches Spasmolytikum indiziert sein. Butylscopolamin (10 mg bis zu 5-mal/die) und Belladonna-Alkaloide, z.B. kombiniert mit einem Opiat (Dilaudid – Atropin) sind effektiv. Bei Blasenspasmen wird auch Chlorpromazin 10–25 mg (4- bis 6-mal) verwendet.

22.6 Interventionelle Therapieverfahren

22.6.1 Rückenmarknahe Analgesie

Unter rückenmarknaher Analgesie versteht man das Einbringen von Lokalanästhetika und/oder Opiaten in den intraspinalen Raum, wobei man einen periduralen, d. h. außerhalb der Dura gelegenen, und einen intraduralen, d. h. im Liquor cerebrospinalis gelegenen Raum unterscheidet. Der Vorteil der rückenmarknahen Analgesie besteht in der möglichen Kombination eines Opiates mit einem Lokalanästhetikum und/oder dem α_2-adrenergen Agonisten Clonidin bei opiatinsensiblen Schmerzen.

Die Indikation zur rückenmarknahen Analgesie und für nervzerstörende Eingriffe sollte immer gemeinsam mit einem Schmerztherapeuten gestellt werden.

22.6.2 Indikationen für die rückenmarknahe Gabe von Opiaten/Lokalanästhetika

Die Erfahrung der letzten Jahre hat gezeigt, dass bei opiatsensiblen Schmerzen die orale oder parenterale Zufuhr von Opiaten, also einfachere Verfahren, bei der überwiegenden Mehrzahl der Patienten wirksam ist. Leider gibt es auch opiatinsensible Schmerzen. Wie bereits erwähnt, sind Opoide bei neurogenen Schmerzen manchmal, bei anfallsartigen und belastungsabhängigen Schmerzen oft nicht genügend effektiv. Das Problem dabei ist, dass die benötigte Dosis für die anfallsartige Verstärkung im schmerzärmeren Intervall zu Überdosierung und Auftreten unerwünschter Wirkungen führt. Gelingt es nicht, durch Koanalgetika die Häufigkeit und Schmerzintensität der Anfälle zu unterdrücken, so kann eine rückenmarknahe Applikation indiziert sein. Hier besteht der Vorteil der rückenmarknahen Analgesie in der Kombination des Opiats mit einem Lokalanästhetikum und/oder Clonidin. Eine solche Kombination kann bei opiatinsensiblen Schmerzen entscheidend zur Analgesie beitragen. Vorteil der *periduralen Analgesie* ist die Möglichkeit der Verwendung kostengünstiger Periduralkatheter und Ausleitung des Katheters aus der Haut. Mittels einer Untertunnelungstechnik kann die Infektionsrate extrem niedrig gehalten werden. Nachteil ist die häufige Dislokation des epidural gelegenen Katheters und die mögliche Fibrosierung um die Katheterspitze mit den entsprechenden nachteiligen Folgen. Der Vorteil der *intrathekalen Analgesie* sind höchstmögliche Effektivität der Opiate/Lokalanästhetika/Cionidin bei geringer Dosis. Eine Dislokation des Katheters oder Fibrosierung um die Katheterspitze, was manchmal bei periduraler Lage die Medikamentenzufuhr erschwert, sind bei intrathekaler Lokalisation des Katheters selten. Nachteil ist die höhere Infektionsgefahr. Anzustreben ist die Implantation einer subkutanen Pumpe. Letztere erfordert eine »stabile« Schmerzsituation ohne zu große Schwankungen des Bedarfs und – aus Kostengründen – eine Lebenserwartung von mindestens einem halben Jahr. Bei Verwendung von Mischungen, z. B. mit Lokalanästhetika, sind subkutan implantierte Pumpen wegen des begrenzten Reservoirvolumens oft zu klein. Die Zufuhr einer Opiat-/Lokalanästhetikummischung kann in solch einem Fall jedoch auch über eine externe Medikamentenpumpe erfolgen. Bei langstreckiger Untertunnelung eines Spezialkatheters und gewissenhafter, aseptischer Pflege der Einstichstelle ist eine langfristige Versorgung auch mit einer externen Pumpe möglich.

22.6.3 Nervzerstörende Eingriffe (chemische Neurolysen)

Das Wirkprinzip besteht in der Zerstörung von Nervengewebe durch die Substanzen Alkohol oder Phenol. Dabei sind definierte Volumina anatomisch sehr genau zu platzieren. Eine »diagnostische« Blockade mit Lokalanästhetika unter gleichen Bedingungen (definiertes Volumen, ggf. Kontrastmittelgabe und Röntgenkontrolle), ist Voraussetzung jeder nervzerstörenden neurolytischen Blockade. Dabei wird getestet, ob es zu einer relevanten Reduktion der behandlungsbedürftigen Schmerzen kommt. Grundsätzlich besteht bei der chemischen Neurolyse die Problematik, dass die Zerstörung der Nervenfasern nur für einen begrenzten Zeitraum den Schmerz unterbrechen kann. Es kann sich eine Neuritis bzw. eine neurogene Schmerzsymptomatik entwickeln, die wiederum einer Schmerztherapie bedarf. Dies gilt insbesondere für die peripheren Nerven. Die Indikation zur Neurolyse ist darum an eine begrenzte Lebenserwartung gebunden, sowie an die Möglichkeit, den Eingriff zu wiederholen oder weiter »zentral« einen ähnlichen Eingriff vornehmen zu können. Von praktischer Bedeutung sind die Neurolyse des Ganglion coeliacums, die Neurolyse des lumbalen Grenzstranges und Neurolyse von Interkostalnerven.

Neurolyse des Ganglion coeliacums: Das periaortal gelegene Nervengeflecht in Höhe des Abgangs der Arteria mesenterica superior kann mit Röntgenbildwandler, computertomographisch und sonographisch lokalisiert werden. Die Injektion von Alkohol oder Phenol unterbricht die nozizeptiven viszeralen Afferenzen für den Oberbauchbereich, die mit den sympathischen Efferenzen durch das Ganglion coeliacum kreuzen. Speziell bei Tumoren des Pankreas, aber auch bei Schmerzen aus anderen Oberbauchorganen kann dieser Eingriff schmerztherapeutisch sehr effektiv sein mit dem großen Vorteil, die medikamentöse Therapie zu ersetzen oder deutlich zu verringern.

Neurolyse des lumbalen Grenzstrangs: Bei infiltrierend wachsenden Tumoren des kleinen Beckens ist eine partielle Zerstörung des Plexus lumbosacralis häufig. Die daraus resultierende neurogene Schmerzsymptomatik ist manchmal schwer in den Griff zu bekommen. Eine diagnostische Blockade des lumbalen Grenzstrangs mit einem Lokalanästhetikum kann Aufschluss über die qualitative und quantitative Bedeutung des Anteils der sympathisch vermittelten Schmerzkomponente geben. Bei Schmerzlinderung ist eine Neurolyse mit guter Aussicht auf Erfolg möglich.

Thorakale Neurolyse: Im Bereich von Th3–Th12 können die Hinterwurzeln der Interkostalnerven mit Hilfe von Alkohol oder Phenol isoliert zerstört werden. Die *intrathekale Neurolyse* wird heute nur noch selten angewandt. Häufiger ist, nach einer radiologisch kontrollierten Wurzelblockade, die *extradurale CT-gesteuerte Neurolyse* der Nervenwurzel.

22.6.4 Chordotomie (Unterbrechung des Tractus spinothalamicus anterior)

Im Bereich des Halsmarks liegen die nozizeptiven Fasersysteme, die ca. 80% der Afferenzen nach zentral weiterleiten, ventromedial unmittelbar neben den Pyramidenbahnen (für die gegenseitige obere Körperhälfte) bzw. weiter lateral (für die gegenseitige untere Körperhälfte). Sie lassen sich in Kurznarkose durch perkutanes Einführen einer kombinierten Stimulations- und Thermokoagulationssonde zwischen erstem und zweitem Halswirbel aufsuchen und mittels Konstrastmitteldarstellung unter Röntgenbildwandlerkontrolle sowie Impedanzmessung sicher lokalisieren. Während einer Teststimulation muss der Patient die Parästhesien in den Bereich der Schmerzen lokalisieren. Die Zerstörung der Nerven erfolgt durch dosierte Hitzeeinwirkung. Die Komplikationsmöglichkeiten ergeben sich aus der Nähe zu den Pyramidenbahnen. Der Eingriff eignet sich für einseitige Schmerzen vor allem der unteren Körperregion, ist aber auch für die obere Körperhälfte (z. B. neurogene Schmerzen durch Infiltration des Plexus cervicobrachialis) durchführbar. Eine weitere mögliche Komplikation bzw. vorübergehende Wirkung ist eine Läsion der Bahnen des N. phrenicus (C_4). Der Eingriff wird daher nach Möglichkeit nur einseitig, d. h. bei einseitigen Schmerzsyndromen, durchgeführt. Wenn er gelingt, sind Schmerz- und Temperaturempfinden in der betroffenen Region isoliert aufgehoben – bei erhaltener Sensibilität und Motorik.

An diesen Eingriff sollte vor allem dann gedacht werden, wenn eine einseitige, medikamentös nicht zu beherrschende Schmerzsymptomatik auftritt, z. B. Infiltrationen des Plexus lumbosacralis oder cervicobrachialis.

Literatur

Ebell HJ, Beyer A (1994) Supportive Maßnahmen in der Onkologie, Bd 3: Die Schmerzbehandlung von Tumorpatienten. Thieme, Stuttgart

Deutsches Grünes Kreuz (1999) »Therapie tumorbedingter Schmerzen«/ World Health Organisation, Geneva. Kilian Verlag, Marburg

Zech D, Grond S, Lynch J, Hertel D, Lehmann K (1995) Validation of World Health Organisation Guidelines for cancer pain relief: a 10-year prospective study. Pain 63:65–76

Zech D, Schug SA, Grond S (1996) Therapiekompendium Tumorschmerz und Symptomkontrolle. Perimed-Spitta

23 Akuter/Postoperativer Schmerz

S.C. Azad

KURZZUSAMMENFASSUNG

Nach einem chirurgischen Eingriff klagt ein Großteil der Patienten über unzureichend behandelte Schmerzen. Dies kann nachteilige physiologische Konsequenzen und eine erhöhte Morbidität und Mortalität zur Folge haben. Mögliche Ursachen sind eine Unkenntnis in der Anwendung bestimmter Pharmaka und eine Angst vor den Konsequenzen systemisch angewandter Opioide. Dies mündet häufig in eine nicht auf den Bedarf des Patienten abgestimmte Schmerztherapie. Bei der konventionellen systemischen Akutschmerztherapie sollten in Anlehnung an das WHO-Schema Nichtopioid- und Opioidanalgetika allein oder in Kombination verabreicht werden. Ziel ist eine effektive Schmerzlinderung bei gleichzeitiger Vermeidung ernsthafter Nebenwirkungen. Im Rahmen eines Akutschmerzdienstes können auch spezielle schmerztherapeutische Verfahren zum Einsatz kommen. Die patientenkontrollierte Analgesie hat den Vorteil der persönlichen Kontrolle der eigenen Schmerzen, geringerer Schwankungen der Plasmawirkkonzentrationen, geringerer Gefahr der Unter- und Überdosierungen und einer größeren Patientenzufriedenheit. Die Indikation kontinuierlicher Regionalanästhesieverfahren wie der Epidural- oder Plexusanästhesie sollte möglichst großzügig gestellt werden. Dabei werden die entsprechenden Medikamente direkt an den Ort der Schmerzentstehung bzw. -fortleitung gebracht und man erspart sich ihre systemische Gabe. Eine effektive Schmerztherapie sollte zur frühestmöglichen Mobilisation und letztendlichen Entlassung des Patienten ausgenutzt werden. Dies hängt jedoch von der Verwirklichung eines entsprechenden organisatorischen Umfeldes (Akutschmerzdienst) mit genauer Festlegung der Zuständigkeiten, Ausbildung und exakter Dokumentation ab.

23.1 Definition und pathophysiologische Zusammenhänge

Obgleich dem Schmerz eine wichtige physiologische Funktion als Warn- und Schutzsystem zukommt, gehört vor allem im Rahmen eines operativen Eingriffs eine effiziente Schmerztherapie akuter postoperativer Schmerzen zu den wichtigsten Bestandteilen der Betreuung von Patienten. Es sind nicht nur medizinische, sondern auch ökonomische Gründe, die dafür sprechen, dass das Ausmaß an Schmerzen so gering wie möglich gehalten werden sollte (s. Teil I: Pathophysiologie des Schmerzes). Obgleich all diese Zusammenhänge seit längerem bekannt sind, klagen nach Umfragen auch heute noch bis zu 70% der Patienten auf der allgemeinen operativen Krankenpflegestation über eine unzureichende Linderung ihrer postoperativen Schmerzen. Die Gründe hierfür sind mit Sicherheit vielfältig: Neben einer mangelnden Kenntnis der einzelnen Pharmaka bezüglich ihrer Wirkung, der Wirkungsdauer, der genauen Indikation und der äquianalgetischen Potenz, herrscht insbesondere bei der Verwendung von Opioiden noch immer vielfach Angst vor möglichen schwerwiegenden Komplikationen, insbesondere der Atemdepression und der Entwicklung einer Abhängigkeit. Darüber hinaus wird aus Zeitmangel die Applikation der Schmerzmedikamente auf den Stationen in der Regel von den behandelnden Ärzten auf das Pflegepersonal übertragen. Die Folge ist meist eine unregelmäßige, intramuskuläre oder intravenöse Bedarfsmedikation, die häufig zu großen Schwankungen der Plasmaspiegel führt und den individuellen Bedürfnissen der einzelnen Patienten nicht gerecht wird. Obwohl sich die Mehrzahl der Studien auf die Effektivität postoperativer Analgesieverfahren nach großen, sehr schmerzhaften Eingriffen konzentriert, sollte eine effiziente Schmerztherapie aus oben genannten Gründen in jedem Falle bereits bei kleinen und mittleren Eingriffen sowie bei jeder Form von akutem Schmerz beginnen. Die Basis der Therapie sollte dabei in erster Linie auf einer korrekt durchgeführten konventionellen Analgetikagabe beruhen. Reicht diese in bestimmten Fällen wie beispielsweise Thorakotomien, großen Oberbaucheingriffen, Amputationen u. Ä. nicht aus, so stehen spezielle schmerztherapeutische Verfahren (s. 23.2.2) zur Verfügung.

23.2 Therapieverfahren

23.2.1 Konventionelle systemische Analgetikatherapie

Ebenso wie die Behandlung chronischer tumorbedingter Schmerzen auf dem so genannten WHO-Stufenschema basiert, sollte auch die systemische Analgetikatherapie akuter/postoperativer Schmerzen im Sinne einer »balanced analgesia« stufenförmig aufgebaut sein (Tabelle 23.1). Hierbei werden zunächst so genannte Nichtopioidanalgetika

Tabelle 23.1. Stufen der konventionellen systemischen Analgetikatherapie akuter/postoperativer Schmerzen

Schmerzstärke	Therapie
I. Schwache Schmerzen	Nichtopioidanalgetikum
II. Mäßig starke Schmerzen	Nichtopioidanalgetikum + niederpotentes Opioid
III. Starke Schmerzen	Nichtopioidanalgetikum + hochpotentes Opioid

eingesetzt. Ist diese Medikation nach adäquater Dosierung unzureichend, erfolgt die zusätzliche Gabe eines Opioidanalgetikums. Handelt es sich um leichte bis mäßig starke Restschmerzen, ist die Gabe eines niederpotenten Opioids, wie beispielsweise Tilidin oder Tramadol, mit einer äquianalgetischen intravenösen Potenz (ÄAP) von ca. 0,1–0,3 im Vergleich zu Morphin (ÄAP = 1) meist ausreichend. Sind die verbleibenden Schmerzen hingegen stark bzw. die zusätzliche Gabe des niederpotenten Opioids unzureichend, so sollte ein hochpotentes Opioid gewählt werden. Die Kombination von Medikamenten aus unterschiedlichen Stoffgruppen basiert auf der Vorstellung, dass aufgrund der unterschiedlichen Angriffspunkte innerhalb der Schmerzbahn ein additiver bzw. synergistischer Effekt entsteht, der eine Reduktion der jeweiligen Einzelsubstanzen und somit deren Nebenwirkungen ermöglicht. Die jeweiligen Dosierungen, Dosisintervalle und besonderen Indikationen der wichtigsten Medikamente sind in Kurzform in den Tabellen 23.2 bis 23.4 aufgelistet. Ausführliche Abhandlungen der einzelnen Medikamente können den jeweiligen Kapiteln dieses Buches entnommen werden.

Bedeutung der Nichtopioidanalgetika im Rahmen ambulant durchgeführter Eingriffe

Ein Ziel der kombinierten, stufenförmig aufgebauten Analgetikatherapie ist die Einsparung von Opioidanalgetika. Dies spielt insbesondere im Rahmen ambulanter Operationen eine wichtige Rolle. Wenngleich die Gefahr schwerer, vital bedrohlicher Zwischenfälle bei adäquater Wahl des Opioids und dessen Dosierung sehr gering ist,

Tabelle 23.2. Stufe I: Nichtopioidanalgetika (vgl. auch Tab. 9.2 und Tab. 9.4)

Stoffgruppe	Medikament (Freiname)	Applikationsform	Einzeldosis (TMD)	Wirkdauer (Retardform)	Spezielle Indikationen	Spezielle Nebenwirkungen
Nichtsteroidale Antiphlogistika (Cyclooxygenasehemmer)	Diclofenac	Intramuskulär, oral, rektal	50–100 mg (150–200 mg)	6–8 h (8–12 h)	Entzündungsbedingte und schwellungsbedingte Schmerzen, Schmerzen im Bereich von Knochen und Bindegewebe	Gastrointestinale Nebenwirkungen, pseudoallergische Reaktionen, Thrombozytenaggregationshemmung, Schädigung von Nieren und Leber
	Ibuprofen	Oral, rektal	200–800 mg (2400 mg)	6–8 h		
Selektive Cyclooxygenase-2-Hemmer*	Rofecoxib	Oral	12,5 mg (25 mg)	(12)–24 h	Wie nichtselektive Cyclooxygenasehemmer, aber auch bei gastrointestinaler Ulkusanamnese anwendbar. Problematik bei Therapie akuter Schmerzen: lange Anflutungszeit (2–3 h)	Nierenfunktionsstörungen (*cave*: keine Hemmung der Thrombozytenaggregation, daher kein Ersatz für Acetylsalicylsäure)
Pyrazolonderivat	Metamizol	Intravenös, rektal, oral	0,5–1 g (6 g)	4–6 h	Spastische, viszerale Schmerzen	*Cave*: RR-Abfall (sehr selten), Leukopenie, Agranulozytose
Anilinderivat	Paracetamol	Oral, rektal	0,5-1 g (4 g)	6–8 h	Schmerz bei Kindern, Krankheitsgefühl	Hepatotoxizität in hoher Dosis (>10 g)

* allerdings bisher keine Zulassung für postop. Schmerztherapie, TMD = Tagesmaximaldosis

Tabelle 23.3. Stufe II: Schwache Opioidanalgetika (vgl. auch Tab. 8.4)

Medikament (Freiname)	Äquianalgetische Potenz	Applikationsform	Einzeldosis (TMD)	Wirkdauer (Retardform)	Anmerkungen	Nebenwirkungen
Tilidin + Naloxon	0,1	Oral	25–50–100 mg (400–600 mg)	4–6 h (12 h)	Weniger Obstipation durch Kombination mit Naloxon, keine Kumulation bei Niereninsuffizienz, 98% Bioverfügbarkeit des aktiven Metaboliten Nortilidin nach oraler Gabe	
Tramadol	0,1	Oral, rektal, i.v.	25–50–100 mg (400–600 mg)	4–6 h (12 h)	Häufig initiale Übelkeit	Übelkeit, Sedierung, Atemdepression, Benommenheit (unterliegen Toleranzentwicklung)
Dihydrocodein	0,1	Oral retardiert	30–300 mg (400 mg)	(8)–12 h	Stark obstipierend	Obstipation (unterliegt keiner Toleranzentwicklung)
Codein, als Mischpräparat: + Paracetamol + Diclofenac	0,1	Oral, rektal	20–100 mg	4–6 h	TMD ergibt sich aus TMD für Paracetamol und Diclofenac!	

Tabelle 23.4. Stufe III: Starke Opioidanalgetika

Medikament (Freiname)	Äquianalgetische Potenz	Applikationsform	Einzeldosis	Wirkdauer (Retardform)	Anmerkungen	Nebenwirkungen
Morphin	1 (parenteral; oral: parenteral = 1:3)	oral retardiert, oral nicht retardiert, intravenös, subkutan, rektal	Je nach Vormedikation!	2–4 h (12–24 h)	Bei intravenöser Gabe gut steuerbar, bei epiduraler Gabe Gefahr der verspäteten Atemdepression	Sedierung, Atemdepression, Übelkeit, (Unterliegen Toleranzentwicklung) Kreislaufdepression, Obstipation (unterliegen keiner Toleranzentwicklung)
Piritramid	0,75	intravenös, intramuskulär	2–15 mg	4–6 h		
Buprenorphin	30 (parenteral) oral = parenteral	intravenös, subcutan, sublingual transdermal	0,2–0,8 mg (p.o.)	6–8 h	Partiell agonistisch, daher »Ceiling-Effekt«, ab 4-mal 0,8 mg Umstellung auf reinen Agonisten sinnvoll	
Fentanyl	100	epidural (intravenös) transdermal				
Sufentanil	1000	epidural (intravenös)				

sollte dennoch die sedierende, atemdepressive und emetische Wirkung der Opioide berücksichtigt werden. Aufgrund der kurzen bzw. fehlenden Überwachung der Patienten nach ambulant durchgeführten Eingriffen sind daher die analgetische Medikation mit Nichtopioidanalgetika und der weitgehende Verzicht auf Opioide anzustreben. Generell kommen Medikamente aller, in Tabelle 23.2 genannten Stoffgruppen (nichtsteroidale Antiphlogistika, Pyrazolonderivate, Anilinderivate) in Frage. Nach Ausschluss entsprechender Kontraindikationen scheint jedoch das Pyrazolonderivat Metamizol besonders geeignet, da es sich durch eine hohe analgetische Potenz und eine im Vergleich zu nichtsteroidalen Antiphlogistika deutlich geringere Thrombozytenaggregationshemmung auszeichnet.

23.2.2 Spezielle schmerztherapeutische Verfahren

Gelingt es durch die Applikation konventioneller systemischer Analgetika nicht, eine adäquate Analgesie zu erzielen, sollte der Einsatz spezieller schmerztherapeutischer Verfahren erwogen werden. Hierzu zählen neben der intravenösen patientenkontrollierten Analgesie auch kontinuierliche Regionalverfahren mittels Katheter.

Intravenöse patientenkontrollierte Analgesie (PCA)

Das Konzept der so genannten patientenkontrollierten Analgesie, auch »On-demand-Analgesie« genannt, beruht auf der Erkenntnis, dass der Analgetikabedarf nach Operationen oder Traumen einer ausgeprägten interindividuellen Variabilität unterliegt und daher der Patient die Möglichkeit erhalten sollte, die Menge der applizierten Schmerzmittel mitzubestimmen. Dazu wird der Patient an eine PCA-Pumpe angeschlossen, die ihm per Knopfdruck eine Selbstapplikation von Analgetika ermöglicht. Die Gabe des Medikaments kann dabei subkutan, intravenös und epidural erfolgen. Bei der Therapie akuter postoperativer Schmerzen spielt jedoch die intravenöse Applikationsform die entscheidende Rolle.

Wirkungsweise der PCA. Erhält ein Patient eine PCA-Pumpe, so wird sie von dem zuständigen Arzt ent-

sprechend programmiert. Dieser entscheidet im Wesentlichen über
- die Art des verwendeten Medikaments (üblicherweise ein Opioid),
- die Konzentration,
- die Größe des nach Knopfdruck applizierten Bolus,
- die Dauer des Sperrintervalls,
- zeitbezogene Maximaldosen und
- die Größe einer eventuellen Basalinfusion.

Fordert der Patient durch Knopfdruck das Analgetikum an, so prüft das Gerät anhand der programmierten Parameter, ob dies möglich ist. Ist dies der Fall, so erhält der Patient über ein Infusionssystem einen entsprechenden Bolus, anderenfalls wird lediglich die Anforderung registriert.

Bestimmung der einzelnen Parameter. Berücksichtigt werden:
- *Konzentration:* Die Konzentration des Analgetikums sollte idealerweise so gewählt werden, dass weder die applizierten Boli zu klein sind, noch bei wiederholter Gabe oder im Falle einer Basalinfusion eine Volumenbelastung entsteht.
- *Bolusgröße:* Die Bolusgröße ist dann optimal, wenn der Patient nach einer positiven Anforderung zwar eine Linderung der Schmerzen, jedoch keine Nebenwirkungen wie Schwindel oder Benommenheit verspürt.
- *Sperrintervall:* Das Sperrintervall sollte so groß sein, dass der Patient erst dann einen weiteren Bolus erhält, wenn die Wirkung des vorangegangenen Bolus bereits eingetreten ist. Gleichzeitig sollte der Patient die Möglichkeit haben, sich innerhalb einer adäquaten Zeitspanne in einen wirksamen Plasmaspiegel zu titrieren.
- *Zeitbezogene Maximaldosen:* Die zeitbezogenen Maximaldosen dienen zum einen dazu, eine Überdosierung zu vermeiden und zum anderen, die Wirksamkeit und Indikation der PCA-Pumpe zu kontrollieren. Ertönt beispielsweise aufgrund einer Überschreitung der Maximaldosis der Alarm, so muss überprüft werden, ob der Patient die angeforderte Menge überhaupt erhalten hat, ob er eventuell mehr Analgetikum benötigt als ursprünglich angenommen oder ob er das Prinzip der PCA-Pumpe nicht verstanden hat und ohne adäquaten Schmerzreiz drückt.
- *Basalinfusion:* Die Einstellung einer Basalinfusion ist bislang noch umstritten. Einerseits kann dadurch das Auftreten von Schmerzspitzen vermieden werden, insbesondere in der Nacht, wenn der Patient schläft und über einen längeren Zeitraum keine Boli anfordert. Andererseits weisen Studien darauf hin, dass die Gefahr einer Kumulation besonders groß ist, wenn der Patient, ohne es zu verlangen, ein Schmerzmittel erhält. Im Gegensatz zur Tumorschmerztherapie und der Therapie chronischer Schmerzen wird in der postoperativen Schmerztherapie daher in der Regel keine Basalrate eingestellt.

Zur intravenösen PCA verwendete Medikamente. In der Regel werden zur PCA Opioide eingesetzt. Es kommen dabei sowohl niederpotente Opioide wie Tramadol als auch hochpotente wie Piritramid in Frage.

Wichtige Kriterien für die Wahl des Analgetikums sind:
- Indikationen oder Kontraindikationen für ein bestimmtes Medikament (z. B. Allergie, Niereninsuffizienz, Leberinsuffizienz),
- eventuelle präoperative Opiatmedikation. In diesem Fall sollte bei einem hohen präoperativen Grundbedarf schon aus Gründen der Praktikabilität ein Opiat mit einer hohen äquianalgetischen Potenz eingesetzt werden.

Als sehr beliebt hat sich in Deutschland der Einsatz von Piritramid erwiesen, obwohl kontrollierte Studien zur Überlegenheit dieser Substanz im Vergleich zu anderen Opioiden derzeit noch fehlen. Piritramid ist ein reiner Agonist mit einer äquianalgetischen Potenz zu Morphin von 0,75 und steht derzeit in intravenös und intramuskulär applizierbarer Form zur Verfügung. Aufgrund neurotoxischer Wirkungen ist die Lösung zur periduralen Applikation nicht geeignet.

Sofern keine speziellen Kontraindikationen vorliegen, sollte, wie unter 23.2.1 beschrieben, die Kombination mit einem Nichtopioidanalgetikum angestrebt werden, um den Opioidbedarf zu reduzieren. Hierbei kann das Nichtopioidanalgetikum sowohl getrennt von der PCA in bestimmten Abständen gegeben oder bereits mit dem Opioid vermischt über die PCA appliziert werden. In letzterem Fall muss jedoch beachtet werden, dass die Einhaltung der Tagesmaximaldosis für das Nichtopioidanalgetikum dazu führen kann, dass die Menge des Opioids unter Umständen nicht adäquat gesteigert werden kann.

Beispiele gängiger *Einstellungen der PCA-Pumpe* zeigt Tabelle 23.5.

Tabelle 23.5. Beispiele gängiger Einstellungen der PCA-Pumpe bei intravenöser Applikation

Parameter	Tramadol	Piritramid	Morphin
Konzentration	10–20 mg/ml	1,5–3 mg/ml	1–2 mg/ml
Bolusgröße	10–30 (50) mg	1,5–2,5 mg	1–2 mg
Sperrzeit	10–20 min	10–15 min.	5–15 min
Basalinfusion	12–20	–	–
Maxima	150–200 mg/ 4 h	15–25 mg/ 24 h	10–20 mg/ 4 h

Vorteile der PCA. Die entscheidenden Vorteile der PCA sind

- geringere Schwankungen der Plasmaspiegel durch die Möglichkeit, kleine Boli in kurzen Abständen abzurufen;
- geringere Gefahr der Über- und Unterdosierung;
- persönliche Kontrolle der eigenen Schmerzen.

Indikationen für die PCA. Die PCA ist indiziert bei

- hohem systemischem Analgetikaverbrauch, der im Falle von intermittierender Bedarfsmedikation häufig zur Applikation großer Boli und somit zu ausgeprägten Schwankungen der Plasmaspiegel führt;
- Notwendigkeit einer raschen Titration.

Kontraindikationen für die PCA. Keine Anwendung hingegen sollte die PCA in folgenden Fällen finden:

- Der Patient erscheint unfähig, die Wirkungsweise der PCA zu verstehen;
- Sucht und Abhängigkeit in der Anamnese;
- Suizidalität;
- Vorhandensein oder Auftreten einer Hypovolämie.

Nebenwirkungen der PCA. Diese entsprechen den Nebenwirkungen der jeweils eingesetzten Medikamente (s. 23.2.1).

Komplikationen der PCA. Komplikationen treten auf bei

- falscher Indikationsstellung bzw. Übersehen von Kontraindikationen,
- Überdosierung durch sekundäre Hypovolämie (Umverteilung des Blutes zugunsten der zerebralen Perfusion bei gleichzeitig reduzierter hepatischer Perfusion kann zu verstärkter Opioidwirkung führen),
- falscher Programmierung der PCA-Pumpe,
- unkorrekt durchgeführtem Spritzenwechsel mit versehentlicher Bolusapplikation,
- Gerätedefekt.

Empfehlungen bezüglich Sicherheit der PCA. Um die Anwendung der PCA im Rahmen der Therapie akuter/postoperativer Schmerzen möglichst sicher zu gestalten, gilt es als vorteilhaft, sich in einer Klinik auf

- ein PCA-Pumpen-Modell,
- ein bevorzugtes Medikament oder eine Medikamentenkombination und
- eine standardisierte Einstellung zu einigen.

Darüber hinaus ist insbesondere dann, wenn der Patient keine Basalrate, sondern nur Boli erhält, eine *begleitende Schwerkraftinfusion* erforderlich, die den entsprechenden venösen Zugang offen hält oder eine eventuelle paravenöse Lage rasch erkennen lässt. Anderenfalls kann sich beispielsweise durch wiederholte Bolusanforderungen ein subkutanes Depot ansammeln, das verzögert resorbiert wird und unter Umständen zu verspäteter Atemdepression führt. Zudem sollte sich ein y-Stück mit Rückschlagventil in der Infusionsleitung befinden. Dieses verhindert, dass sich bei Okklusion des Zuganges die angeforderten Boli retrograd in die Schwerkraftinfusion entladen.

Kontinuierliche Regionalverfahren: Periduralanalgesie (PDA)

Das Ziel kontinuierlicher Regionalverfahren ist die intermittierende oder kontinuierliche Blockade nozizeptiver Afferenzen bereits vor Eintritt in das Zentralnervensystem (ZNS) und somit die Einsparung systemisch applizierter Analgetika. Ebenso werden sie im Rahmen der so genannten »präemptiven Analgesie« eingesetzt. Hierunter versteht man die Verhinderung von Sensibilisierungsprozessen und der Chronifizierung von Schmerz durch prophylaktische Gabe von Analgetika und/oder prophylaktische Unterbrechung nozizeptiver Afferenzen. Allerdings muss in diesem Zusammenhang erwähnt werden, dass aufgrund widersprüchlicher Studienergebnisse die Wirksamkeit der präemptiven Analgesie umstritten ist.

Im Rahmen der postoperativen Schmerztherapie spielen unter den Regionalverfahren vor allem die Periduralanalgesie (Epiduralanalgesie) sowie die axilläre, interskalenäre und inguinale paravaskuläre Plexusanalgesie die entscheidende Rolle.

Bei der Periduralanalgesie handelt es sich um ein rückenmarknahes Regionalverfahren, das im Rahmen der postoperativen Schmerztherapie zunehmend an Bedeutung gewinnt. Um hierbei eine kontinuierliche Analgesie zu ermöglichen, wird meist mit Hilfe der so genannten Widerstandsverlustmethode der Periduralraum identifiziert und anschließend ein Periduralkatheter (PDK) eingeführt und fixiert.

Zur PDA verwendete Medikamente. Bis in die 80er-Jahre dieses Jahrhunderts erfolgte die peridurale Analgesie überwiegend durch die Verwendung von Lokalanästhetika. Erst nach der Entdeckung der Opiatrezeptoren im Rückenmark gewannen auch Opioide zunehmend an Bedeutung. In etlichen Studien hat sich dabei besonders die Kombination von Lokalanästhetika und Opioiden bewährt, da diese eine deutliche Reduktion beider Anteile und somit auch der jeweiligen Nebenwirkungen ermöglicht. Darüber hinaus wird in den letzten Jahren der Einsatz weiterer Substanzen wie beispielsweise des α_2-Agonisten Clonidin erprobt, der seine Wirkung durch Interaktion mit α-adrenergen antinozizeptiven Systemen im ZNS entfaltet.

Die Bestückung des Periduralkatheters kann entweder bolusweise oder kontinuierlich erfolgen. Um eine gleichmäßige Analgesie zu erzielen, ist die kontinuierliche Applikation zu bevorzugen. Darüber hinaus besteht die Möglichkeit, eine PCA-Pumpe an den Periduralkatheter anzuschließen (Tabelle 23.6).

Tabelle 23.6. Beispiele gängiger Bestückungen des Periduralkatheters

Kontinuierliche Applikation			
Lokalanästhetikum		Opioid	Infusionsrate
Bupivacain 0,175–0,25%		–	4–8 ml/h
Bupivacain 0,1–0,25% oder	+	Fentanyl 2–5 μg/ml oder	4–10 ml/h
Ropivacain (0,1–) 0,2%	+	Sufentanil 1 μg/ml oder Morphin 30–60 μg/ml	
Epidurale PCA			
Lokalanästhetikum		Opioid	Einstellung
Bupivacain 0,125-0,25%	+	Sufentanil 1–2 μg/ml	Bolus 2–4 ml Sperrzeit 15–30 min Maximum 20 ml/4 h
Bupivacain 0,125–0,25%	+	Fentanyl 2–5 μg/ml	Bolus 2–4 ml Sperrzeit 10–30 min Maximum 20–30 ml/4 h

Zu beachten ist, dass sowohl Lokalanästhetika als auch lipophile Opioide wie Fentanyl und Sufentanil bei epiduraler Gabe eine segmentale Wirkung haben. Dies führt dazu, dass die Katheterspitze im Zentrum der nozizeptiven Afferenzen platziert werden muss, um eine ausreichende Analgesie zu erzielen. Im Gegensatz dazu zirkuliert das hydrophile Morphin nach epiduraler Gabe und Erreichen des Subarachnoidalraumes mit dem Liquor cerebrospinalis nach kranial. Die exakte Platzierung des Periduralkatheters spielt daher keine so entscheidende Rolle mehr, gleichzeitig birgt dies jedoch die Gefahr einer verspäteten Atemdepression.

Vorteile der PDA. Im Rahmen der perioperativen Schmerztherapie erfolgt die Anlage des Periduralkatheters in der Regel vor der Operation, meist unmittelbar vor Narkoseeinleitung. Dies ermöglicht neben der postoperativen Schmerztherapie auch die intraoperative Kombination von Peridural- und Allgemeinanästhesie, die bei korrekter Lage des Katheters erfahrungsgemäß zu einer Einsparung von Anästhetika und systemisch applizierten Analgetika führt. Die Folge ist, dass Patienten nach großen, langdauernden Eingriffen schneller und schmerzfreier erwachen und eine geringere postoperative Atemdepression aufweisen.

Als weitere Vorteile der PDA gelten ebenso:

- ein geringeres Thromboembolierisiko,
- je nach Operation eine verbesserte Atemmechanik,
- bedingt durch die Sympathikolyse:
  - eine periphere Vasodilatation und Perfusionsverbesserung,
  - eine Stimulation der Darmmotorik.

Indikationen für die PDA. Entsprechend diesen Vorteilen ergeben sich für die PDA folgende Indikationen:

- Analgesie bei Eingriffen mit
  - hohem systemischen Analgetikaverbrauch,
  - intensivem postoperativen Atemtraining,
  - intensiver postoperativer Übungsbehandlung;
- periphere Vasodilatation und Perfusionsverbesserung bei
  - Gefäßeingriffen und Replantationen;
- Prophylaxe chronischer Schmerzsyndrome wie beispielsweise
  - Phantomschmerzprophylaxe nach Amputationen.

Kontraindikationen für die PDA. Die Anlage eines Periduralkatheters ist jedoch nur möglich nach Ausschluss von Kontraindikationen. Diese sind:

- Ablehnung der PDA durch den Patienten,
- Störungen der primären und/oder sekundären Hämostase,
- schwere anatomische Veränderungen der Wirbelsäule,
- Infektionen in der Nähe des Punktionsortes,
- generalisierte septische Erkrankungen und starke Abwehrschwäche.

Pathologische neurologische Befunde, die bereits präoperativ bestehen und nicht gegen die Anlage eines Periduralkatheters sprechen, sollten bei der Aufklärung genau geprüft und schriftlich festgehalten werden.

Nebenwirkungen der PDA. Die Nebenwirkungen der PDA entspechen denjenigen der jeweils applizierten Medikamente. Neben opioidbedingten Nebenwirkungen (s. 23.2.1) können daher beim Einsatz von Lokalanästhetika ebenso auftreten:

- Blutdruckabfall,
- Bradykardie,
- Miktionsstörungen,
- Koordinationsstörungen durch sensible und/oder motorische Blockade,
- kardio- und neurotoxisch bedingte Reaktionen.

Komplikationen der PDA. Die in der Literatur angegebenen Inzidenzen möglicher Komplikationen, die im Zusammenhang mit der Anlage des Periduralkatheters stehen, sind jeweils in Klammern angegeben:

- Verletzung eines epiduralen Gefäßes (8,3%),
- Entstehung eines epiduralen Hämatoms (1:150.000),
- subdurale Katheterfehllage (0,3–0,8%),

- primäre subarachnoidale Fehlpunktion (0,4–1,23%),
- sekundäre subarachnoidale Fehllage (0,2%),
- epidurale Infektionen und Abszesse (sehr selten, keine genauen Angaben),
- postpunktioneller Kopfschmerz (bis zu 1,3%),
- neurologische Spätschäden (0,02%, Analyse von 1969 an 32.700 Patienten).

Kontinuierliche Regionalverfahren: Blockaden der Plexus cervicobrachialis und lumbalis: axilläre, interskalenäre und inguinale paravaskuläre Plexusanalgesie

Bei der *Blockade des Plexus cervicobrachialis*, der aus den Spinalnervenwurzeln C5–C8 und TH1 gebildet wird, unterscheidet man im Wesentlichen die

- axilläre oder infraklavikuläre Blockade des Plexus brachialis (axilläre Plexusanalgesie) und die
- interskalenäre Blockade des Plexus cervicobrachialis nach Winnie (interskalenäre Plexusanalgesie).

Bei der häufigsten Blockade im Bereich des *Plexus lumbalis*, der sich aus den Spinalnervenwurzeln TH 12 bis L4 vereint, handelt es sich um eine Leitungsanästhesie der Nervi femoralis, obturatorius und cutaneus femoris lateralis (sog. inguinale paravaskuläre Plexusanalgesie oder 3-in-1-Block).

Indikationen. Die jeweiligen Indikationen sind für die

- ***axilläre oder infraklavikuläre Plexusanalgesie:***
  - intra- und postoperative Analgesie bei kleinen und mittleren Eingriffe an Hand und Unterarm,
  - Perfusionsverbesserung durch Sympathikolyse nach Gefäßeingriffen und Replantationen,
  - Prophylaxe und Therapie chronischer Schmerzen von Hand und Unterarm (Amputationen, komplexes regionales Schmerzsyndrom; CRPS);
- ***interskalenäre Plexusanalgesie:***
  - intra- und postoperative Analgesie bei Eingriffen an Schulter, Schlüsselbein und Oberarm,
  - Prophylaxe und Therapie chronischer Schmerzzustände im Schulter-Arm-Bereich;
- ***Inguinale paravaskuläre Plexusanalgesie:***
  - intra- und postoperative Analgesie bei Eingriffen an Hüfte, Oberschenkel und Knie,
  - postoperative Mobilisationsbehandlung.

Kontraindikationen. Als Kontraindikationen für alle drei Verfahren sind zu nennen:

- Ablehnung des jeweiligen Verfahrens durch den Patienten,
- Störungen der primären und/oder sekundären Hämostase,
- Infektionen in der Nähe des Punktionsortes,
- generalisierte septische Erkrankungen und starke Abwehrschwäche,
- vorbestehende Nervenläsionen (relative Kontraindikation).

Komplikationen. Mögliche Komplikationen dieser Verfahren sind:

- Hämatombildung,
- Infektionen,
- Nervenläsion,
- versehentliche intravasale Injektion.

Darüber hinaus existieren für die axilläre und interskalenäre Plexusanalgesie spezielle Nebenwirkungen, Komplikationen und/oder Kontraindikationen. Diese sind:

- ***spezielle Kontraindikationen für die axilläre Plexusanalgesie:***
  - Lymphangitis oder Lymphödem der entsprechenden Extremität,
  - gleichseitige axilläre Lymphadenektomie in der Anamnese;
- ***spezielle Nebenwirkungen der interskalenären Plexusanalgesie:***
  - Phrenikusparese,
  - Rekurrensparese,
  - Horner-Syndrom;
- ***spezielle Kontraindikationen für die interskalenäre Plexusanalgesie:***
  - kontralaterale Phrenikusparese,
  - kontralaterale Rekurrensparese;

- *spezielle Komplikationen der interskalenären Plexusanalgesie:*
  - intravasale Injektion in die Arteria vertebralis,
  - subarachnoidale Fehlinjektion,
  - peridurale Fehlinjektion.

Verwendete Medikamente. Die intermittierenden oder kontinuierlichen Blockaden der Plexus cervicobrachialis und lumbalis erfolgen routinemäßig durch Lokalanästhetika. Darüber hinaus kamen im Rahmen von Studien auch Opioide und der α_2-Agonist Clonidin zum Einsatz. Obgleich die Ergebnisse bislang noch widersprüchlich sind, scheinen sie im Falle von Clonidin bei axillärer Gabe recht viel versprechend. So führte beispielsweise in einer prospektiven, randomisierten Studie der Zusatz von 0,1 µg/kg Clonidin zu einer axillär verabreichten Lösung aus 40 ml Mepivacain 1% mit Adrenalin 1:200.000 zu einer signifikanten Verlängerung der Dauer der Plexusanalgesie. Bei Zusatz von 0,5 µg/kg Clonidin konnte sogar eine signifikante Verlängerung der Analgesie- und Anästhesiedauer erzielt werden (Tabelle 23.7).

Tabelle 23.7. Beispiele gängiger Dosierungen zur kontinuierlichen Analgesie der Plexus cervicobrachialis und lumbalis

axillär/interskalenär	Infusionsrate
Bupivacain 0,125–0,25%	4–8 ml/h
inguinal paravaskulär (3-in-1)	
Bupivacain 0,125–0,25%	5–15 ml/h

Bei Applikation von Lokalanästhetika sind im Rahmen der oben angeführten Dosierungsbeispiele die Infusionsraten in Abhängigkeit der jeweiligen Konzentration so zu wählen, dass die empfohlenen Grenzdosierungen (s. entsprechendes Kapitel) nicht überschritten werden!

Notwendigkeit eines Akutschmerzdienstes bei PDA und PCA. Obwohl sich im Rahmen zahlreicher Studien die kontinuierliche Periduralanalgesie mit Opioiden und die intravenöse patientenkontrollierte Analgesie als effektive und sichere Verfahren herausgestellt haben, muss betont werden, dass beide unter anderem eine Atemdepression als potentielle Nebenwirkung haben und daher eine intensive Überwachung erfordern. Ein entsprechendes organisatorisches Umfeld mit genauer Festlegung der Zuständigkeiten, exakter Dokumentation und möglichst Einbindung in einen Akutschmerzdienst sind daher unabdingbar.

23.3 Kasuistik

Ein 42-jähriger Patient erscheint bei seinem Internisten, da er seit einer Erkältung vor sechs Wochen an therapierefraktärem Husten ohne nennenswerten Auswurf leidet. Sämtliche anderen Symptome wie Halsschmerzen, Heiserkeit, Schnupfen und leichtes Fieber sind bereits innerhalb von zwei Wochen abgeklungen. Abgesehen von dem Husten fühlt sich der Patient wohl. Bei der körperlichen Untersuchung weist der Patient einen guten Allgemein- und Ernährungszustand ohne jegliche, klinisch relevante pathologische Befunde auf. Die Auskultation ergibt ein vesikuläres Atemgeräusch über beiden Lungen sowie regelmäßige und reine Herztöne. In der Röntgen-Thoraxaufnahme in zwei Ebenen stellt sich das Herz in normaler Größe und Konfiguration dar. Pulmonal zeigt sich jedoch eine kleiner, hilusnaher Rundherd im Bereich des linken Oberlappens. Die weitere Lunge ist unauffällig. Zur Diagnostik des Herdes wird eine Bronchoskopie mit Gewebeentnahme in Allgemeinnarkose durchgeführt. Die Zytologie führt zu der Diagnose eines Adenoms der Lunge mit vereinzelten Atypien. Aufgrund des histologischen Befundes und der Lokalisation des Tumors wird die Indikation zur Oberlappenresektion links gestellt.

Zur perioperativen Schmerztherapie erhält der Patient unmittelbar vor Narkoseeinleitung auf Höhe der thorakalen Segmente 5/6 einen Periduralkatheter (PDK). Nach Ausschluss einer subarachnoidalen Fehllage wird die Allgemeinnarkose eingeleitet. Intraoperativ erfolgt die Analgesie durch repetitive peridurale Boli von 3–5 ml Bupivacain 0,5% nach klinischem Bedarf. Die postoperative Analgesie wird bereits nach Eintreffen des Patienten im Aufwachraum gestartet. Über einen an den PDK angeschlossenen Perfusor erhält der Patient eine kontinuierliche Infusion von 5–7 ml/h Bupivacain 0,125% und Fentanyl 4,5 µg/ml nach klinischem Bedarf. Für den Fall einer unzureichenden Analgesie wird die intravenöse Gabe von 1,5 g Metamizol in Form einer Kurzinfusion bis zu einer Tagesmaximaldosis von 6 g verordnet. Obgleich die Eintrittsstelle des PDK täglichen desinfiziert und steril verbunden wird, muss der PDK aufgrund einer Rötung der Eintrittsstelle am dritten postoperativen Tag entfernt werden. Zur analgetischen Medikation wird nun die regelmäßige intravenöse Gabe von 1,5 g Metamizol alle sechs Stunden verordnet. Aufgrund der insgesamt noch starken Schmerzen, insbesondere während des Atemtrainings, erhält der Patient zusätzlich eine PCA-Pumpe, über die er sich maximal alle 15 Minuten einen Bolus von 2,5 mg Piritramid bis zu einem Maximum von 25 mg in 24 Stunden abrufen kann. Eine Basalrate wird, wie im Rahmen der postoperativen Schmerztherapie mit hochpotenten Opioiden empfohlen, nicht eingestellt. Da der Opioidverbrauch im Laufe der folgenden 4 Tage stetig abnimmt, wird die PCA-Pumpe in Absprache mit dem Patienten am 7. postoperativen Tag entfernt. Die Schmerztherapie wird nun auf eine orale Medikation mit Metamizol umgestellt. Der Patient, der sich als sehr kooperativ erweist, wird aufgefordert, die initiale Dosis von 4-mal 40 Tropfen (entspricht 4-mal 1 g) selbstständig in Abhängigkeit seiner Schmerzen langsam zu senken. Bei Entlassung am 10. postoperativen Tag benötigt der Patient noch 1- bis 2-mal täglich 20–30 Tropfen Metamizol.

Literatur

Lehmann KA (1994) Patientenkontrollierte Analgesie. In: Lehmann KA (Hrsg) Der postoperative Schmerz. Bedeutung, Diagnose und Behandlung, 2. Aufl. Springer, Berlin Heidelberg New York

Jage J, Hartje H (1997) Postoperative Schmerztherapie Teil I und Teil II. Anaesthesist 46:65–77 und 161–173

Steffen P, Seeling W (1996) Kombination von Nichtopioidanalgetika mit Opioiden zur postoperativen Schmerztherapie. Klinikarzt 25:17–24

Wulf H (1998) Epidurale Analgesie in der Behandlung postoperativer Schmerzen (Übersicht). Anaesthesist 47:501–510

24 Viszeraler Schmerz

H. Lörler und H. Huber

ZUSAMMENFASSUNG

Viszerale Schmerzen führen häufig zur Konsultation eines Arztes und deuten auf Erkrankungen des Bauch- bzw. Beckenraumes hin. Unterschieden wird ein »echter« viszeraler Schmerz, der dumpf und schlecht lokalisierbar ist, von einem parietal viszeralem Schmerz, der stechend und besser lokalisierbar ist. Viszerale Schmerzen gehen häufig mit einer ausgeprägten vegetativen Begleitsymptomatik wie Übelkeit und Erbrechen einher. Bei der Pankreatitis ist ein heftiger Schmerz des Oberbauchs, der gürtelförmig in den Rücken ausstrahlt, charakteristisch, beim Pankreaskarzinom ein dumpfer, tief sitzender Schmerz. Die Therapie berücksichtigt die systemische Gabe von Lokalanästhetika, Opioiden und/oder Metamizol sowie die Epiduralanästhesie/-analgesie und Zöliakusblockade. Bei der akuten Nierenkolik werden häufig Metamizol, N-Butylscopolamin und seltener Opioide eingesetzt. Der chronische Beckenschmerz ist dumpf und schlecht zu lokalisieren. Er bietet in 30% der Fälle keinen erkennbaren pathologischen Organbefund. Nach Ausschluss kausal behandelbarer Ursachen kann eine symptomatische medikamentöse Schmerztherapie abgewogen werden.

24.1 Einleitung

Als viszeralen Schmerz bezeichnet man Schmerzzustände, die durch schädigende Stimuli auf die thorakalen oder abdominellen Eingeweide hervorgerufen werden. Man unterscheidet nach der Art der Entstehung verschiedene Erscheinungsformen. Der *»echte« viszerale Schmerz* wird durch eine auf das betroffene viszerale Organ beschränkte Schädigung ausgelöst. Er ist diffus, dumpf und schlecht lokalisierbar. Meist geht er mit einer ausgesprochenen vegetativen Symptomatik wie Übelkeit, Erbrechen und Schweißausbrüchen einher. Bei Fortschreiten der zugrunde liegenden Erkrankung wird durch die Irritation der parietalen Pleura oder des parietalen Peritoneums der *parietale viszerale Schmerz* hervorgerufen. Er ist besser lokalisierbar und wird als brennend bis stechend beschrieben. Beide Schmerztypen können als *übertragener Schmerz* auf Strukturen der Körperoberfläche (Haut, Muskeln, Faszien) fortgeleitet werden. Diese Areale, auch Head-Zonen genannt, werden von den gleichen Rückenmarkssegmenten innerviert wie das erkrankte Organ.

24.2 Epidemiologie

Viszerale Schmerzzustände sind ein häufiger Grund für die Konsultation eines Arztes. Aufgrund der Heterogenität der zugrunde liegenden Erkrankungen existieren allerdings keine Untersuchungen über die Gesamtprävalenz von viszeralen Schmerzen. Für einige akute Erkrankungen liefern epidemiologische Studien verwertbare Daten. Etwa 1–3% der Bevölkerung der Industriestaaten sind Nierensteinträger. Die akute Nierenkolik, Hauptkomplikation des Nierensteinleidens, ist deshalb ein Beispiel für eine sehr häufige Ursache von akuten viszeralen Schmerzen. Die Inzidenz der akuten Pankreatitis beträgt 50–100 Fälle/10^6 Einwohner/Jahr. Chronische viszerale Schmerzen sind epidemiologisch schlecht untersucht. Dies liegt nicht zuletzt auch darin begründet, dass bei Erfassung der einzelnen Krankheitsursachen (z. B. habituelle Obstipation, chronischer Meteorismus, Verwachsungsbauch) von einer erheblichen Dunkelziffer auszugehen ist.

24.3 Ätiologie und Pathogenese

Viszerale Nozizeptoren, die die Eingeweide innervieren, sind überwiegend vom Typ langsam leitender, afferenter C-Nervenfasern, z. B. in den Wandschichten der Hohlorgane oder den Kapselstrukturen der parenchymatösen Organe (s. Teil I: Pathophysiologie). Die viszeralen Afferenzen ziehen gemeinsam mit sympathischen Efferenzen in den Nn. splanchnici zum Rückenmark (Tabelle 24.1). Einige dieser Axone stehen in Kontakt mit den prä- und paravertebralen Ganglien, wo sie die sekretorische und motorische Funktion der Ganglienzellen beeinflussen. Die Eingeweide des Thorax und Oberbauchs haben sowohl Afferenzen aus Spinalnerven als auch aus dem N. vagus. Die Organe des Unterbauches (Enddarm, Harnblase und Genitalorgane) besitzen zum einen viszerale Afferenzen, die mit den sympathischen Efferenzen verlaufen, und zum andern solche, die im N. pelvicus zum Sakralmark ziehen.

Schmerzauslösung

Die adäquaten Reize für die Entstehung viszeraler Schmerzen sind Dehnung, Kontraktion, Ischämie und Entzündung viszeraler Strukturen (Tabelle 24.2). Dehnungsempfindlich sind besonders die Kapselstrukturen der parenchymatösen Organe (Leber, Nieren, Milz) und die Muskelwände der Hohlorgane (Darm, Harnleiter, Gallenblase, Harnblase). Die Kapselstrukturen der parenchymatösen Organe enthalten speziell auf Dehnungsreize reagierende mechanosensitive Fasern. Sie antworten besonders auf schnelle Spannungsänderun-

Tabelle 24.2. Auslösemechanismen viszeraler Schmerzzustände

Adäquater Reiz	Beispiele
Dehnung/Kontraktion der Hohlorgane	Meteorismus, Gallensteine, Harnleitersteine, Blasenkrämpfe
Dehnung von Organkapseln	Milz-, Leber-, Nierentumor
Entzündung	Appendizitis, Peritonitis, Infekte, chron.-entzündl. Darmerkrankungen
Ischämie/Hypoxie	Mesenterialinfarkt

Tabelle 24.1. Innervation der abdominellen Eingeweide

Organ	Segment	Leitende Nervenstruktur
Leber, Milzkapsel, Zwerchfell (zentrale Anteile), Perikard	C3–C5	N. phrenicus
Gallenblase, Magen, Pankreas, Dünndarm, Zwerchfell (periphere Anteile)	T6–T9	Nn. splanchnici majores, N. vagus
Kolon, Appendix, kleines Becken	T10–T11	Nn. splanchnici minores, Plexus coeliacus
Sigma, Nierenbecken, Nierenkapsel, Ureter, Hoden	T11–L1	Nn. splanchnici minores, N. splanchnicus imus
Rektum, Harnblase	S2–S4	Plexus hypogastricus

gen. Die Nozizeptoren der abdominellen Hohlorgane sind in der Wandmuskulatur lokalisiert. Kolikbedingte Drucksteigerungen in den Wandschichten führen zur Aktivierung von hochschwelligen Afferenzen und zu hochfrequenten Bursts niederschwelliger Fasern und gehen mit den typischen krampf- und wehenartigen Schmerzen sowie vegetativen Symptomen einher.

Eine Ischämie der mesenterialen Strombahn führt innerhalb von Minuten über die Stimulation chemosensitiver abdomineller viszeraler Afferenzen zu einem signifikanten Anstieg des arteriellen Blutdrucks und der myokardialen Kontraktilität (Vasokonstriktorreflex). Vermittelt wird diese Reaktion durch zahlreiche Metaboliten (H^+, H_2O_2, PGE_2, Bradykinin etc.), von denen die Mehrzahl auch mechanosensitive Nervenfaserendigungen stimulieren bzw. sensibilisieren können.

Am Modell der chemisch induzierten Zystitis wurde nachgewiesen, dass allein durch die bestehende Entzündung myelinisierte und nichtmyelinisierte mechanosensitive Fasern stimuliert und sensibilisiert werden. Bei leerer Blase ergaben sich im entzündeten Zustand mittlere Entladungsraten dieser Fasergruppen, die in der gesunden Harnblase intraluminalen Drücken von etwa 10–20 mmHg entsprechen. Es ist zu vermuten, dass der für die Zystitis charakteristische Harndrang eine Folge dieser persistierenden Faseraktivierung ist.

24.4 Klinik

Eine umfassende Abhandlung aller mit viszeralen Schmerzen einhergehender Erkrankungen ist im Rahmen dieser Übersicht leider nicht möglich. In der Folge werden einige häufige viszerale Schmerzzustände exemplarisch dargestellt.

Lange Zeit wurde die Verabreichung von Analgetika, insbesondere Opioiden, bei unklaren akuten Abdominalschmerzen abgelehnt, um nicht den klinischen Untersuchungsbefund zu verschleiern und damit die Diagnosestellung zu verzögern.

Heute besteht der Konsens, dass nach initialer Anamnese und Dokumentation des Untersuchungsbefunds Analgetika einschließlich Opioide verabreicht werden können, da die Diagnosestellung nicht mehr alleinentscheidend auf der klinischen Untersuchung basiert. In mehreren prospektiven plazebokontrollierten Studien konnte gezeigt werden, dass durch die Gabe von Opioiden keine Verzögerung der Diagnosestellung entsteht (Attard et al. 1992). In einer Untersuchung waren die Fehldiagnosen sogar häufiger, wenn kein Opioid gegeben wurde.

24.5 Pankreatitis

In den letzten Jahrzehnten hat die Häufigkeit der akuten Pankreatitis deutlich zugenommen. Sie macht in internistischen Kliniken etwa 1% des Patientenguts aus. Die Ursachen für eine akute Pankreatitis sind vor allem Gallenwegserkrankungen (40–50%) und Alkoholismus (30–40%). Eine chronische Pankreatitis wird in 70–80% der Fälle durch Alkoholmissbrauch verursacht. In Mitteleuropa hat die chronische Pankreatitis eine Inzidenz von 8/100.000 Einwohnern/Jahr. Überwiegend sind Männer betroffen, mit einem Krankheitsbeginn zwischen dem 30. und 40. Lebensjahr.

24.5.1 Diagnostik und Differentialdiagnose

Hinweise auf die Diagnose einer akuten oder chronischen Pankreatitis finden sich meist in der Anamnese (Alkoholabusus, Erkrankungen der Gallenwege, rezidivierende Pankreatitis). Die Diagnosesicherung erfolgt durch serologische Untersuchungen (Lipase, pankreasspezifische Amylase etc.), exo- und endokrine Pankreasfunktionsprüfung, endoskopische Untersuchungen (ERCP) und bildgebende Verfahren (Sonographie, Computertomographie etc.). Prognostisch ist die Differenzierung einer im Vergleich unproblematischen ödematös-interstitiellen und einer hämorrhagisch-nekrotisierenden Form wichtig. Die seltenere nekrotisierende Pankreatitis besitzt trotz der verbesserten intensivmedizinischen Behandlungsmöglichkeiten eine Letalität von 20–30% und wird deshalb stationär therapiert.

24.5.2 Klinische Untersuchung

Die Schmerzen werden in erster Linie im Oberbauch angegeben, häufig mit einer gürtelförmigen Ausstrahlung in den Rücken. Die Schmerzsymptomatik der *akuten Pankreatitis* setzt plötzlich ein und wird häufig begleitet von Übelkeit, Erbrechen, Meteorismus, Darmparese und Fieber. Abhängig vom Schweregrad können Kreislaufreaktionen bis zum Schock auftreten.

Meist liegt bei der *chronischen Pankreatitis* ein Dauerschmerz mit Phasen der akuten Exazerbation vor. Nahrungsaufnahme verschlimmert die Beschwerden. Zusätzlich besteht im fortgeschrittenen Stadium eine exo- und endokrine Pankreasinsuffizienz und Gewichtsabnahme. Im Zuge der fortschreitenden Zerstörung des Pankreasgewebes kommt es im Lauf der Jahre in 85% der Fälle zu einer spontanen Abnahme der Schmerzsymptomatik.

24.5.3 Kasuistik

E.R., weiblich, 52 Jahre, stationäre Aufnahme 01/00 wegen akuter Oberbauchschmerzen bei seit 3 Jahren bestehender chronischer Pankreatitis.

Anamnese. Bei der Patientin handelt es sich um eine Gymnasiallehrerin, die nach eigenen Angaben bis vor 3 Jahren völlig gesund war. Während des Osterurlaubs in Spanien im Frühjahr 1997 hätte sie dann zum ersten Mal heftigste Schmerzen im Oberbauch bekommen, die sich wie ein Gürtel um den Oberbauch legten und vor allem linksseitig und im Rücken zu spüren waren. Sie erinnere sich eingehend an den damals ca. dreiwöchigen Krankenhausaufenthalt, der neben ihrem schlechten Allgemeinzustand gekennzeichnet war durch »unzählige Infusionen, eine quälende Magensonde und Nulldiät«. Die spanischen Ärzte hätten damals eine akute ödematöse Pankreatitis ohne erkennbare Ursache festgestellt. Zuhause sei dann anfangs alles normal gewesen. Seit Frühjahr 1998 bemerkte sie aber, dass sie auf etwas fettere Nahrung und Kaffee sofort mit Blähungen und hellen fettigen Stühlen reagierte und dass immer häufiger einige Stunden nach dem Essen unangenehme, in den Rücken ausstrahlende Bauchschmerzen auftreten, die sich im Liegen meist noch verstärken. Sie habe in den letzten 6 Monaten insgesamt 5 kg Gewicht abgenommen. Die Schmerzsymptomatik, die jetzt zur Einweisung durch den Notarzt führte, sei wieder genauso wie damals, als die akute Pankreatitis diagnostiziert wurde

Untersuchungsbefunde. Es handelt sich um einen ziehenden Dauerschmerz im Oberbauch der Stärke VAS 7–10, der in den Rücken ausstrahlt und sich im Liegen verstärkt.

Diagnostik. Die Laboruntersuchungen (Serumamylase und -lipase, Diff.-BB) und apparative Diagnostik (CT, Gastroduodenoskopie) bestätigten das Vorliegen eines pankreatitischen Schubs einer chronischen Pankreatitis.

Therapie. Eine konservative Therapie wurde angestrebt. Neben der engmaschigen Kreislaufkontrolle, Nulldiät, kontinuierlichen Magenabsaugung und parenteralen Volumen- und Elektrolytkontrolle wurde eine intravenöse medikamentöse Schmerztherapie begonnen. Diese bestand initial in der perfusorgesteuerten kontinuierlichen Applikation von 500 mg Tramadol und 5 g Metamizol über 24 Stunden. Die Schmerzen waren unter diesem Regime allerdings bei VAS 5–7 weiterhin nicht zufrieden stellend unter Kontrolle. Statt Tramadol wurde deshalb auf eine patientenkontrollierte Analgesie (PCA) mit Piritramid gewechselt. Die Pumpeneinstellung wurde so gewählt, dass eine kontinuierlich applizierte Menge (2,5 mg/h Basalrate) umgerechnet die Tagesdosis von 500 mg Tramadol abdeckte. Zusätzlich hatte die Patientin die Möglichkeit, sich 15-minütlich 3 mg Dipidolor zu applizieren und sich somit ihre Schmerzen auf ein gut erträgliches Maß zu titrieren. Leider war auch hierunter die Schmerzsituation nicht befriedigend. Bei einer Dosis von 110 mg/24 h, die sich die Patientin applizierte, bestanden weiterhin starke, jetzt eher wellenförmige Schmerzen der Intensität VAS 4–7. Ferner berichtete die Patientin über einen zunehmenden Juckreiz am Körperstamm und im Gesicht sowie vermehrte Übelkeit, die sich auch auf Metoclopramid 3-mal 10 mg parenteral nicht besserte. Die Patientin ließ sich nach sorgfältiger Aufklärung vom Nutzen eines rückenmarknahen Analgesieverfahrens überzeugen. Wir wählten eine patientenkontrollierte Epiduralanalgesie (PCEA) mit Anlage eines Periduralkatheters in Höhe T12/L1. Die PCEA wurde mit einer Kombination von Ropivacain 0,2% und Sufentanil 1 µg/ml Lösung mit einer kontinuierlichen Laufrate von 6 ml/h (entsprechend 12 mg Ropivacain und 6 µg Sufentanil pro Std.) begonnen. Die Patientin hatte die Möglichkeit, sich bei inkompletter Analgesie 30-minütlich

3 ml der Lösung zusätzlich epidural zu applizieren. Die Patientin war aber bereits mit der Basalrate von 6 ml/h weitgehend schmerzfrei (VAS 1–2), sodass sie keine zusätzlichen Boli anforderte. Der Juckreiz und die Übelkeit sistierten nach 24 Stunden. Erstmals seit Krankenhausaufnahme war wieder ein normaler Nachtschlaf möglich. Dieses Regime wurde über insgesamt 15 Tage, bei täglicher Inspektion der Einstichstelle, fortgeführt. Da zu diesem Zeitpunkt die Enzymparameter und das Diff.-BB wieder im Normbereich waren und mit dem Kostaufbau begonnen wurde, entschlossen wir uns, die PCEA versuchsweise abzustellen. Als die Patientin auch nach 12 Stunden weiterhin schmerzfrei war, wurde der Periduralkatheter gezogen und eine bedarfsweise Medikation mit Novalgin 30 Tr. empfohlen. Die weitere Genesung der Patientin vollzog sich rasch und komplikationslos, sodass sie nach weiteren 10 Tagen wieder in die Betreuung des Hausarztes entlassen werden konnte.

24.5.4 Therapie

Die Schmerztherapie hat im Rahmen der Basistherapie der *akuten Pankreatitis* eine wesentliche Bedeutung. Die Behandlung erfolgt stationär. Dennoch gibt es keine vergleichenden Untersuchungen verschiedener Behandlungsmöglichkeiten, sodass die Therapie überwiegend auf den klinischen Erfahrungen basiert. Als Basisanalgesie hat sich in Deutschland die kontinuierliche Applikation von 2 g Procain/24 h als i.v.-Dauerinfusion etabliert. Spasmolytika (z. B. N-Butylscopolamin) sollten wegen der möglichen Zunahme einer Darmparalyse zurückhaltend eingesetzt werden. Zusätzlich sind Opioide häufig unerlässlich. Um die Tonuserhöhung in den ableitenden Gallenwegen gering zu halten und am Sphincter Oddi möglichst zu vermeiden, werden schwache Opioide und gemischte Agonist/Antagonisten am Opiatrezeptor bevorzugt (z. B. Pethidin, Tramadol, Buprenorphin). Mithilfe der patientenkontrollierten Analgesie (PCA) können Opioide optimal dosiert mit einem hohen Maß an respiratorischer Sicherheit eingesetzt werden. Durch den zusätzlichen Einsatz von Metamizol als Dauerinfusion lassen sich die benötigte Opioiddosis und opioidbedingte Nebenwirkungen vermindern. Die Katheterepiduralanalgesie mit Lokalanästhetika und Opioiden ermöglicht im Vergleich mit einer parenteralen Verabreichung von Opioiden eine meist bessere Schmerzlinderung mit deutlich geringer ausgeprägten opioidbedingten Nebenwirkungen.

Die Therapie der *chronischen Pankreatitis* beinhaltet die lebenslange Alkoholabstinenz, diätetische Maßnahmen, Substitution von Pankreasenzymen und Behandlung eines begleitenden Diabetes mellitus. Indikationen für eine interventionelle oder chirurgische Behandlung der chronischen Pankreatitis sind vorrangig vor einer symptomatischen medikamentösen Schmerztherapie abzuklären. Die medikamentöse Schmerztherapie wird in erster Linie mit Nichtopioidanalgetika, (Metamizol ist spasmolytisch!) und Spasmolytika durchgeführt. Meist kann jedoch auf Opioidanalgetika nicht verzichtet werden. Aufgrund der Suchtproblematik, die bei der Mehrzahl der Patienten vorliegt, muss darauf Wert gelegt werden, dass nur durch einen Arzt rezeptiert wird und der Patient strikt die Einnahmevorschrift einhält. Der oralen Therapie mit retardierten Präparaten ist absolut der Vorrang vor einer bedarfsweisen oder parenteralen Gabe zu geben.

24.6 Pankreaskarzinom

24.6.1 Anamnestische Angaben

Der Schmerz ist das häufigste Leitsymptom bei Patienten mit Pankreaskarzinom. Die Schmerzen werden als nagend, dumpf charakterisiert und wie bei der chronischen Pankreatitis häufig gürtelförmig in den Rücken ausstrahlend angegeben. Bedingt durch die retroperitoneale Lage des Pankreas fehlen spezifische Symptome, welche die Diagnose ermöglichen. Die Erkrankung ist aus diesem Grund bei Diagnosestellung nicht selten bereits weit fortgeschritten.

24.6.2 Therapie

Nahezu alle Patienten mit Pankreaskarzinom benötigen im Lauf der Erkrankung eine symptomatische Schmerztherapie. Ein Vorgehen gemäß dem WHO-Stufenschema ermöglicht in den meisten Fällen eine adäquate Schmerzlinderung (s. Kap. Tumorschmerz). Neben dem systemischen Einsatz von Analgetika sowie der epiduralen Applikation von Opioiden kommt bei Patienten mit Pankreaskarzinom als interventionelles Therapieverfahren die Alkoholneurolyse des Ganglion Coeliacum (Plexus coeliacus) in Betracht. Über den präortal gelegenen Plexus coeliacus können die sympathischen Afferenzen und Efferenzen der Abdominalviszera bis zum Colon transversum blockiert werden. Beim Pankreaskarzinom wird mit einer neurolytischen Zöliakusblockade in 85% der Patienten eine häufig mehrere Monate anhaltende Analgesie erreicht, die das Absetzen oder eine Reduktion der systemischen Opioide ermöglicht. Nebenwirkungen durch die Blockade sind meist vorübergehend und umfassen lokale Schmerzen sowie Diarrhoen und arterielle Hypotension als Folge der viszeralen Sympathikolyse. Zwar sind in Einzelfällen schwerwiegende Komplikationen wie Paraplegien beschrieben, jedoch wird die Zöliakusneurolyse insgesamt neben der lumbalen Grenzstrangneurolyse als das komplikationsärmste Neurolyseverfahren angesehen. Die verschiedenen Techniken (Bildwandlerkontrolle, CT-gesteuert, intraoperativ unter direkter Sicht) unterscheiden sich nicht voneinander hinsichtlich der analgetischen Wirksamkeit. Die Effektivität der Zöliakusneurolyse ist vor allem dadurch limitiert, dass im Verlauf der Erkrankung aufgrund der Tumorausdehnung auch parietale Strukturen erfasst werden, die eine zusätzliche systemische Schmerztherapie erforderlich machen. Überzeugendere Resultate sind demnach zu erwarten, wenn die Zöliakusblockade in einem frühen Stadium der Erkrankung vorgenommen wird.

24.7 Akute viszerale Schmerzen: Nierenkolik

Die Nierenkolik gehört zu den häufigsten Ursachen akuter viszeraler Schmerzen und wird hier als Beispiel für akute viszerale Schmerzen näher behandelt.

24.7.1 Diagnostik und Differentialdiagnose

Erkrankungen von Nieren und Ureteren können zu lokalisiert wahrgenommenen viszeralen Schmerzen und zu übertragenen Schmerzen führen. Nierenorganschmerzen sind meist durch eine mäßige Schmerzintensität und dumpf drückenden Schmerzcharakter gekennzeichnet. Die Schmerzen werden im Kostovertebralbereich wahrgenommen, mit einer Ausstrahlung in den Oberbauch und die Nabelgegend. Häufige Ursachen sind die Pyelonephritis und der paranephritische Abszess. Differentialdiagnostisch müssen degenerative Wirbelsäulenerkrankungen abgegrenzt werden.

Die akute Nierenkolik ist in der Regel ein dramatisches Ereignis mit extremer Schmerzintensität und ausgeprägter vegetativer Begleitsymptomatik. Während der Kolik ist der Patient unruhig und rastlos. Im freien Intervall zwischen den Koliken kann sich das Bild eines akuten Abdomens mit Abwehrspannung und Darmatonie zeigen. Die Differentialdiagnose schließt neben Erkrankungen des Urogenitaltrakts somit auch abdominalchirurgische Krankheitsbilder ein.

Die häufigste Ursache für kolikartige Nierenschmerzen ist die akute Obstruktion der ableitenden Harnwege durch ein Konkrement. Abhängig von der Lokalisation der Obstruktion wird der übertragene Schmerz unterschiedlich projiziert. Eine Lokalisation im Nierenbecken führt zur Wahrnehmung von Schmerzen im Bereich des Rippenbogens, bei hohen Uretersteinen kann die Kolik in den Hoden ausstrahlen. Eine Obstruktion im distalen Ureter führt zu einer Hyperästhesie im ipsilateralen Skrotum oder der Labia maiora. Als Folge des Konvergenzphänomens bei viszeralen Schmerzen findet sich häufig eine reflektorische Verspannung der Skelettmuskulatur im Unterbauch und Flankenbereich.

Die Diagnostik umfasst den Nachweis einer Mikrohämaturie mittels Urinstatus und den sonographischen Nachweis eines Harnstaus. Mithilfe einer Abdomenübersichtsaufnahme können schattengebende Konkremente nachgewiesen werden. Ein Ausscheidungsurogramm zur Darstellung der Obstruktion ist während oder kurz nach der Kolik nicht indiziert.

24.7.2 Therapie

Vorrangig ist eine unverzügliche Entlastung des Nierenhohlsystems und die Beseitigung der Obstruktion als zugrunde liegende Ursache anzustreben (z.B. mittels Stent oder perkutaner Nephrostomie). Die häufig extrem empfundenen Schmerzen erfordern jedoch eine sofortige Behandlung.

Die Verabreichung von Analgetika sollte, wie in der Notfalltherapie üblich, intravenös über eine Venenverweilkanüle erfolgen. Die intramuskuläre Gabe zeichnet sich durch eine variable Resorption und im Vergleich geringere Wirksamkeit aus und sollte nur für die nicht zur intravenösen Injektion zugelassenen nichtsteroidalen Antirheumatika (NSAR) eingesetzt werden.

In Deutschland wird zur Behandlung der Nierenkolik in erster Linie Metamizol eingesetzt. Metamizol führt zu einer Abnahme der Motilität der Ureteren und senkt den Druck in einem gestauten Nierenhohlsystem. Die empfohlene Initialdosis für Erwachsene beträgt 1–2 g, die Tagesdosis 5 g. Spasmolytika wie N-Butylscopolamin (Buscopan) werden überwiegend in Kombinationspräparaten oder Mischinfusionen mit Metamizol verwendet. Allerdings konnte in einer Untersuchung gezeigt werden, dass die analgetisch-spasmolytische Wirkung von Metamizol besser als die von Butylscopolamin ist (Stankov et al. 1994).

Durch eine Obstruktion der ableitenden Harnwege kommt es zu einer vermehrten Freisetzung von Prostaglandinen in der Niere, die über eine Abnahme des Gefäßwiderstands der Nierengefäße zu einer vermehrten Diurese führt. Als Folge steigt der prästenotische Druck weiter an und es kann zu einer Schmerzverstärkung kommen. Dieser Pathomechanismus erklärt die Effektivität von Prostaglandinsyntheseinhibitoren in der Behandlung der akuten Nierenkolik. In mehreren Untersuchungen, vor allem zu Indometacin und Diclofenac, wurde eine vergleichbare Analgesie mit Metamizol oder Metamizol enthaltenden Mischpräparaten erreicht. Ein wesentlicher Vorteil des Metamizols ist im Vergleich mit den NSAR die Zulassung zur intravenösen Injektion und die Möglichkeit einer Dauerinfusion.

Opioide werden seit langem in der Behandlung der Nierenkolik eingesetzt, haben gegenüber den erwähnten Nichtopioidanalgetika aber eine nachrangige Bedeutung. In vergleichenden Untersuchungen erwiesen sich Tramadol (100 mg i.v.) und Pethidin (100 mg i.m.) als weniger effektiv als Metamizol (2,5 g i.v.) bzw. Diclofenac (75 mg i.m.). Im Vergleich führen die möglichen Nebenwirkungen der Opioidanalgetika (Übelkeit, Erbrechen, Atemdepression) dazu, dass Opioide erst eingesetzt werden, wenn mit Metamizol oder NSAR allein keine ausreichende Analgesie erzielt werden kann oder Kontraindikationen für diese Präparate bestehen.

24.8 Beckenschmerz

Unter chronischen Beckenschmerzen werden Schmerzbilder im Beckenbereich und Unterbauch zusammengefasst, die über 6 Monate hinaus anhalten. Mehrheitlich betroffen sind Frauen im gebärfähigen Alter. Bezüglich der Ätiologie werden von einigen Autoren Differenzierungen nach den betroffenen Organsystemen vorgenommen. Die MASK-Klassifikation ordnet Schmerzen im Beckenbereich ebenfalls den jeweiligen Organsystemen zu und grenzt davon Schmerzbilder ohne speziellen Organbezug ab.

In den USA machen chronische Beckenschmerzen etwa 10% der ambulanten Konsultationen von Gynäkologen aus. Frauen haben ein globales Risiko von 5%, in ihrem Leben an chronischen Beckenschmerzen zu erkranken.

24.8.1 Diagnostik und Differentialdiagnose

Häufige Ursachen für chronische Beckenschmerzen sind in Tabelle 24.3 aufgeführt. Nicht selten ist jedoch die Zuordnung zu einer spezifischen Ursache schwer zu treffen. Darüber hinaus kann der kausale Zusammenhang der Beschwerden mit der vorliegenden Pathologie häufig nicht hergestellt werden. Bezogen auf den Zusammenhang von Adhäsionen und chronischen Beckenschmerzen wurde dieser Sachverhalt in mehreren Studien untersucht. Es konnte nicht übereinstimmend gezeigt werden, dass bei Patientinnen mit chronischen Beckenschmerzen häufiger Adhäsionen vorliegen als bei asymptomatischen Frauen. Lediglich eine prospektiv randomisierte Studie wies nach, dass Frauen mit chronischen Beckenschmerzen nach einer Adhäsiolyse weniger Schmerzen hatten als eine Kontrollgruppe ohne Adhäsiolyse (Rapkin 1998). Dies traf nur auf eine Auswahl von Patientinnen zu, bei denen dichte, vaskularisierte Adhäsionen vorlagen, die die Darmpassage behinderten.

Tabelle 24.3. Ursachen chronischer Beckenschmerzen

Schmerzart	Beispiele	
Viszeral	Gynäkologisch:	Adhäsionen, Endometriose, Neoplasma
	Urologisch:	Zystourethritis, interstitielle Zystitis, Neoplasma
	Gastrointestinal:	Colon irritabile, Colitis ulcerosa, M. Crohn, Divertikulitis, Hernien, Neoplasma
Somatisch/ Übertragen	Rückenschmerzen, myofasziale Schmerzen	
Neuropathisch	Nervenengpasssyndrome, autonome Neuropathie	
Psychogen	Physischer oder sexueller Missbrauch	

24.8.2 Anamnestische Angaben

Die Schmerzen werden meist dumpf, drückend und unscharf lokalisiert im Unterbauch empfunden. Häufig findet sich eine Ausstrahlung in den Lumbosakralbereich, Gesäß, Hüfte, ventralen Oberschenkel oder nach perineal. Die Schmerzen können zyklisch auftreten (gekoppelt an den Menstruationszyklus), intermittierend oder kontinuierlich. Oft wird über beständige Missempfindungen oder Schmerzen geklagt, die phasenweise an Intensität zunehmen. Die allgemeine klinische Befunderhebung schließt die schmerzrelevante gynäkologische, neurologische und orthopädische Untersuchung ein. Wie bei allen chronischen Schmerzsyndromen darf beim chronischen Beckenschmerz auf eine psychologische Untersuchung nicht verzichtet werden.

24.8.3 Therapie

Die *kausale Therapie* hat wie bei allen dargestellten Krankheitsbildern Priorität. Jedoch lässt sich eine Gruppe von mindestens 30% der unter chronischen Beckenschmerzen leidenden Frauen finden, bei denen kein erkennbarer pathologischer Organbefund vorliegt, der eine kausale Therapie ermöglicht. Die Laparoskopie hat einen festen Stellenwert in der Therapie von Beckenschmerzen zur Diagnostik, Gewinnung einer Histologie und letztendlich Beruhigung der Patientinnen. Insgesamt erfahren weniger als 50% der Frauen mit chronischen Beckenschmerzen durch eine diagnostische oder therapeutische Laparoskopie Hilfe. Viele Patientinnen mit chronischen Beckenschmerzen haben sich schon mehreren Operationen unterzogen, ohne eine anhaltende Beseitigung ihrer Beschwerden erreicht zu haben. In diesen

Fällen muss eine einfühlsame kompetente Beratung darauf ausgerichtet sein, weitere invasive diagnostische Verfahren oder Operationen zu vermeiden.

Nach Ausschluss kausal behandelbarer Ursachen oder begleitend zur weiteren Diagnostik, kann eine symptomatische medikamentöse Schmerztherapie abgewogen werden. Da es nur wenige Untersuchungen zur symptomatischen Behandlung chronischer Beckenschmerzen gibt, ist ein Vorgehen in Anlehnung an die Behandlung anderer chronischer Schmerzsyndrome ein pragmatischer Weg. Das Konzept der viszeralen Sensibilisierung rechtfertigt Therapieversuche mit Antidepressiva, oder Substanzen, die zur Behandlung neuropathischer Schmerzen eingesetzt werden (Anitikonvulsiva, Antiarrhythmika etc.). Spasmolytika werden bei viszeralen, NSAR bei klar lokalisierten myofaszialen Schmerzen eingesetzt werden. Opioide bieten eine zusätzliche Option. In jedem Fall ist es entscheidend, individuell die Effektivität und Verträglichkeit der Präparate festzustellen.

Bei Patientinnen mit mehrfachen Voroperationen gibt die Infiltration von Narben oder Blockade somatischer Nerven diagnostische Hinweise auf die Beteiligung von neuropathischen Schmerzen (z. B. Nervenengpasssyndromen). Aufgrund einer Übertragung in somatisch innervierte Areale können myofasziale Schmerzen eine Komponente im Rahmen viszeraler Schmerzen darstellen. Mehrere Untersuchungen bei chronischen Beckenschmerzen belegen die Effektivität von Triggerpunktinfiltrationen (mit Lokalanästhetika) oder der transkutanen elektrischen Nervenstimulation (Nervenstimulation im Bereich des übertragenen Schmerzes; Tabelle 24.4).

Der Plexus hypogastricus superior wird durch die mit dem Sympathikus laufenden nozizeptiven Afferenzen und sympathischen Efferenzen der Unterbaucheingeweide gebildet (Harnblase, Uterus, Vagina, Prostata, Rektum). Die Blockade oder Neurolyse dieses Nervengeflechts wird in den letzten Jahren in einigen Ländern zunehmend in der Tumorschmerztherapie eingesetzt. Bei Patienten mit chronischen nichttumorbedingten Beckenschmerzen liegen noch kaum Erfahrungen vor. Ebenso wie für andere neurodestruktive Verfahren sollte die Indikation für chronische nichttumorbedingte Schmerzen sehr zurückhaltend gestellt werden (Tschuschke et al. 1993).

Tabelle 24.4. Therapie chronischer Beckenschmerzen

Kausal	Operation, Laparoskopie	Beispiele
Lokal/Regional	Spasmolytika	N-Butylscopolamin 3- bis 5-mal 10 mg
	NSAR	Metamizol 4- bis 5-mal 0,5–1 g Ibuprofen 3- bis 4-mal 400–600 mg
	Transkutane elektrische Nervenstimulation	Areale der somatischen Übertragung (z. B. Bauchdecke, Sakralbereich)
	Triggerpunktinfiltration	Lokalanästhetikainfiltration im Bereich von Bauchdecke, Narben
	Physikalische Therapie	Wärmeanwendungen
	Krankengymnastik	Beckenbodengymnastik, Bewegungsbad
	Somatische Nervenblockaden	N. iliolingualis, N. genitofemoralis
	Sympathikusblockaden	Plexus hypogastricus superior, Ganglion impar
Zentral	Psychologische Schmerztherapie	Progressive Muskelrelaxation, Biofeedback, Psychotherapie
	Antidepressiva	Amitriptylin 25–150 mg/Tag, Doxepin 25–150 mg/Tag
	Antikonvulsiva	Carbamazepin 600–1200 mg/Tag
	Opioide	Tramadol 200–600 mg/Tag Tilidin/Naloxon 100–450 mg/Tag Starke Opioide nach individueller Testung

Literatur

Attard AR, Corlett MJ, Kidner NJ, Leslie AP, Fraser IA (1992) Safety of early pain relief for acute abdominal pain. BMJ 305(6853):554–556

Azpiroz F (1999) Pain from the gastrointestinal system. In: Max M (ed) Pain 1999 –an updated review. IASP Press, Seattle, pp 59–63

Bierbach H (1993) Die Behandlung akuter gastrointesinaler Schmerzen. Schmerz 7:154–159

Cervero F (1995) Mechanisms of visceral pain: past and present. In: Gebhart GF (ed) Visceral pain. IASP Press, Seattle, pp 25–38

Gebhart GF (1998) Visceral pain and visceral hyperalgesia. In: Stanley et al. (eds) Pain management and anaesthesiology. Kluwer Academic Publishers, Amsterdam, pp 75–79

Handwerker HO (1999) Einführung in die Pathophysiologie des Schmerzes. Springer, Berlin Heidelberg New York, pp 42–43

Hankemeier U, Hildebrandt J (1998) Chemische Neurolyse des Plexus coeliacus. In: Hankemeier U, Hildebrandt J (eds) Neurodestruktive Verfahren in der Schmerztherapie. Springer, Berlin Heidelberg Tokyo

Kames LD, Rapkin AJ, Naliboff BD et al. (1990) Effectiveness of an interdisciplinary pain management program for the treatment of chronic pelvic pain. Pain 41:41–46

Klein KB (1995) Approach to the patient with abdominal pain. In: Yamada T (ed) Textbook of gastroenterology. Lippincott, Philadelphia, pp 750–751

Rapkin A (1998) Chronic pelvic pain. In: Weiner RS (ed) Pain management. A practical guide for clinicians, St. Lucie Press, Florida, pp 525–539

Stankov G et al. (1994) Double-blind study with dipyrone versus tramadol and butylscopolamine in acute renal colic pain. World J Urol 12:155–161

Tschuschke C, Müller SC, Hertle L (1993) Schmerztherapie der akuten Nierenkolik. Schmerz 7:160–166

Von der Ohe M, Layer P (1997) Viszeraler Schmerz. In: Maier C, Diener HC (eds) Das Schmerz Therapie Buch, Urban & Schwarzenberg, München, pp 210–228

Wesselmann U (1998) Management of chronic pelvic pain. In: Aronoff GM (ed) Evaluation and treatment of chronic pain. Williams & Wilkins, Baltimore, pp 269–279

25 Fibromyalgie

M. Offenbächer

KURZZUSAMMENFASSUNG

Die Fibromyalgie ist eine nichtentzündliche Weichteilerkrankung des rheumatischen Formenkreises mit einer Häufigkeit von ca. 2% in der Bevölkerung. Frauen sind bis zu achtmal häufiger als Männer betroffen. Typischerweise vergehen mehrere Jahre vom Symptombeginn bis zur Erstdiagnose. Die Häufigkeit liegt deshalb möglicherweise auch höher. Die Diagnosestellung erfolgt anhand der ACR- (American College of Rheumatology) Kriterien. Leitsymptom ist ein generalisierter Schmerz, der vor allem an 11 von 18 möglichen, definierten »Tenderpunkten« objektiviert wird. Eckpfeiler einer individuell abgestimmten Therapie sind eine medikamentöse Behandlung mit Antidepressiva und einfachen Analgetika, eine physiotherapeutische Stärkung von Ausdauer und Belastbarkeit und eine begleitende psychotherapeutische Betreuung.

25.1 Einleitung

Bei der Fibromyalgie (FM) handelt es sich um eine *nichtentzündliche Erkrankung des rheumatischen Formenkreises.* Der Erkrankungsbeginn liegt in der Regel zwischen dem 30. und 50. Lebensjahr. In einer eigenen unveröffentlichten Untersuchung fanden wir bei 100 Patienten, dass von Beginn der Symptomatik bis zur Diagnosestellung im Durchschnitt 8 Jahre vergehen. Bis dahin haben 41% der Patienten zwischen 4–6, 18% zwischen 7–9, und 14% über 10 Ärzte wegen ihrer Beschwerden aufgesucht.

Die *Symptomatik* der FM ist vielfältig. Die Patienten klagen über *ausgeprägte Schmerzen (Leitsymptom)* im gesamten Bewegungsapparat wechselnder Lokalisation, vor allem im Bereich der Muskulatur und der Sehnenansatzstellen. Diese Schmerzen werden charakteristischerweise durch eine Vielzahl von Faktoren wie Stress, Kälte, Wetterwechsel sowie physische und psychische Überforderung verstärkt. Leichte Bewegung, Wärme in jeglicher Form (z.B. Sauna oder ein heißes Bad) sowie ein erholsamer Schlaf haben in der Regel einen positiven Effekt auf die Schmerzen.

Ein zentrales Symptom sind *Schlafstörungen* (Einschlaf- und/oder Durchschlafprobleme). Der Schlaf wird vom Patienten als nicht mehr erholsam erlebt. Daraus resultiert eine ausgeprägte Müdigkeit am Tage und Leistungseinbrüche.

Ein weiterer Symptomenkomplex sind *psychovegetative Symptome.* Die Patienten klagen über leichte Reizbarkeit und über depressive Verstimmung. Des Weiteren werden brennende Füße, Hyp- oder Parästhesien oder auch Schwellungsgefühle der Extremitäten angegeben.

Funktionelle Organbeschwerden, wie z.B. ein Globusgefühl, Reizdarm oder Reizblase sowie Palpitationen werden häufig von den Patienten geklagt.

Begleiterkrankungen (z.B. Migräne, rezidivierende Spannungskopfschmerzen, Colon irritabile) findet man oft bei FM-Patienten. Des weiteren weist ein Teil der Patienten eine depressive Verstimmung oder auch eine manifeste Depression auf.

Die *psychosozialen Folgen* der Erkrankung für die Patienten und ihre Familien sind oft schwerwiegend. In einer schwedischen Untersuchung konnte gezeigt werden, dass FM-Patienten eine ähnlich stark ausgeprägte Behinderung im Alltag aufweisen wie Patienten mit einer chronischen Polyarthritis (Burckhardt et al. 1993). Durch die Symptomatik der FM sind ein Teil der Betroffenen im Alltag und im Beruf behindert bzw. in ihrer Leistungsfähigkeit deutlich eingeschränkt.

25.2 Epidemiologie

Die Häufigkeit der FM in der Bevölkerung wird mit ca. 2% angegeben und betrifft in der Mehrzahl Frauen (Verhältnis ca. 8:1, Frauen: Männer). Für Deutschland hochgerechnet würde das in etwa 1,6 Millionen Betroffene bedeuten. In der Allgemeinarztpraxis finden sich bis zu 4% FM-Patienten, in der rheumatologischen Praxis ist es bereits fast jeder 5. Patient, der an einer Fibromyalgie leidet.

25.3 Ätiologie und Pathogenese

In den letzten Jahren kam es zu einem starken Anstieg der Publikationen, die sich mit den pathophysiologischen Ursachen der FM beschäftigten. Eine einzelne Ursache, die der FM zugrunde liegt bzw. diese auslöst, ist nicht bekannt. Bisher konnte eine Reihe von möglicherweise ätiologisch wichtigen bzw. die Entstehung dieser Erkrankung begünstigenden Faktoren identifiziert werden:

- histologisch Nachweis einer Verminderung energiereicher Phosphate in der schmerzhaften Muskulatur, jedoch keine Entzündung;
- abnorme α-Wellen statt langsame δ-Wellen im Non-Rem-Schlaf (Tiefschlafphase 4);
- deutlich verminderte Ausdauerfähigkeit im Vergleich zu Gesunden;
- Verminderung von Serotonin im Serum, Erhöhung von Substanz P im Liquor (2 Hormone, die eine zentrale Aufgabe bei der Schmerzverarbeitung und -modulation haben);
- gestörte Relaxationsfähigkeit der Muskulatur zwischen dynamischen Kontraktionen;
- Haltungsinsuffizienz.

FM-Patienten weisen eine Störung der Hypothalamus-Hypophysen-Nebennierenrinden- (z. B. erniedrigtes basales Cortisol im 24-Stunden-Urin bei im Serum normalen bzw. erhöhte Werte; in Stresssituationen und während körperlicher Belastung abgeschwächte Cortisolsekretion bei Stimulation mit ACTH) und Wachstumshormonachse sowie des sympathischen Nervensystems (z. B. Erniedrigung von Abbauprodukte des sympathischen Nervensystems) auf. Diese Befunde sind Hinweise für eine Störung des Stressregulationssystemes und finden sich in ähnlicher Form auch bei anderen Erkrankungen, wie z. B. bei der Depression und dem chronischen Müdigkeitssyndrom. Ob diese Veränderungen Folge (z. B. Schmerz als permanenter Stressor) oder Ursache der Fibromyalgie sind, ist bis heute nicht schlüssig geklärt.

25.4 Diagnostik und Differentialdiagnostik

Die Diagnose der Fibromyalgie beruht auf den 1990 vom American College of Rheumatology (ACR) entwickelten Kriterien.

Die Kriterien beinhalten:

- Anamnese von generalisierten Schmerzen.
  Definition: Spontane Schmerzen in der Muskulatur, im Verlauf von Sehnen und Sehnenansätzen mit typischer Lokalisation am Stamm und/oder den Extremitäten bzw. Kieferregion, die über mindestens 3 Monate an ≥ 3 verschiedenen Körperregionen ober- und unterhalb der Taille vorhanden sind.
- Nachweis von Schmerz an 11 von 18 Tenderpunkten bei manueller Palpation.

ÜBERSICHT

Lokalisation der Tenderpoints nach den ACR-Kriterien

- *Okziput*: Insertionsstellen der subokzipitalen Muskulatur
- *Unterer Hals*: Intertransversalräume C5–C7
- *M. trapezius*: in der Mitte zwischen Halsansatz und Akromion
- *M. supraspinatus*: mittlerer Anteil über der Spina scapulae
- *Zweite Rippe*: Knorpel-Knochen-Grenze
- *Epicondylus lateralis*: 2 cm distal der Epichondylen
- *Gluteal*: oberer äußerer Quadrant der Glutealregion (über der äußeren Grenze des M. glutaeus maximus)
- *Trochanter major*: posterior der Prominentia trochanterica
- *Knie:* mediales Fettpolster gleich proximal des medialen Kniegelenksspaltes

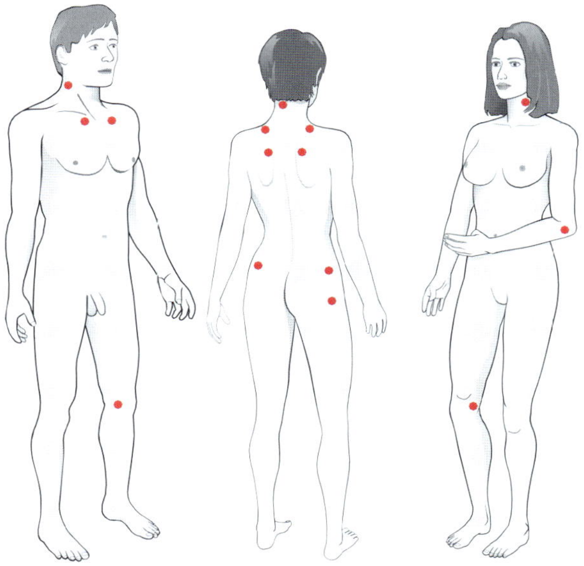

Abb. 25.1. Tenderpoints

Definition: Die Palpation mit den Fingern sollte mit einer Kraft von ca. 24 kg/cm² durchgeführt werden. Ein Tenderpoint wird als positiv beurteilt, wenn der Patient angibt, dass das Palpieren schmerzhaft war. »Empfindlich« bedeutet nicht unbedingt schmerzhaft. Die Tenderpoints sind an definierten anatomischen Lokalisationen jeweils symmetrisch zu finden (Abb. 25.1).

Differentialdiagnostisch müssen eine Vielzahl von anderen Erkrankungen ausgeschlossen werden. Diese sind unter anderem:

- entzündliche erregerbedingte Erkrankungen (insbesondere Hepatitis, Borreliose, HIV);
- entzündlich-rheumatische Erkrankungen (chronische Polyarthritis, seronegative Spondylarthropathien, Kollagenosen, Myositiden, Vaskulitiden, Polymyalgia rheumatica);
- nichtentzündliche Erkrankungen, insbesondere Schilddrüsenfunktionsstörungen, Neoplasien, Myopathien

Ein internistisch-rheumatologisches Standardlabor gibt erste Hinweise auf das Vorliegen möglicher Differentialdiagnosen. Dieses sollte beinhalten: BKS, Blutbild, Schilddrüsenhormone, Elektrolyte, Parathormon, antinukleäre Antikörper (ANA), CRP, Rheumafaktor und CK.

Die laborchemische und apparative Diagnostik ist beim Vorliegen eines Fibromyalgiesyndromes unauffällig und dient bei Krankheitsbeginn zur weiteren differentialdiagnostischen Abklärung bzw. zum Ausschluss von Komorbiditäten auch in späteren Krankheitsstadien. Bei Schwierigkeiten bei der Diagnosestellung ist eine Überweisung an einen mit diesem Krankheitsbild vertrauten Arzt angebracht. Der lange Zeitraum bis zur Diagnosestellung und die Vielzahl von Konsultationen verschiedener Fachrichtungen sollte der Vergangenheit angehören.

25.5 Klinische Untersuchung

Bei der körperlichen Untersuchung findet man weder eine Einschränkung der Gelenkbeweglichkeit noch Hinweise auf eine Gelenk- oder Muskelentzündung. Die Patienten weisen ebenso keine objektivierbaren neurologischen Befunde auf. Man findet jedoch *positive*, d.h. auf Palpation druckschmerzhafte, so genannte *Tenderpoints* an typischer Stelle. Muskelverkürzungen und eine Haltungsinsuffizienz sowie ein überschießender Dermographismus sind häufige klinische Befunde bei Fibromyalgiepatienten.

25.6 Kasuistik

Anamnese. 1991 traten bei der damals 45-jährigen Patientin Schmerzen im Bereich der rechten Schulter und der linken Ferse auf. 1992 wurde der Verdacht auf eine beginnende chronische Polyarthritis geäußert, ohne dass jedoch humorale Entzündungszeichen gefunden wurden. Im Zeitraum von 2 Jahren kam es zu einer Ausbreitung der Schmerzen (linke Schulter, Finger- und Daumengelenke, Füße und die gesamte Wirbelsäule). Im Winter 1997 kam es erneut zu einer Progredienz der gesamten Beschwerdesymptomatik; die Intervalle, in denen eine erträgliche Situation bestand, wurden immer kürzer. Erschöpfungszustände schränken die körperliche Belastbarkeit der Patientin zusätzlich ein. Die Patientin klagt über seit Mitte der 80er Jahre bestehende Ein- und Durchschlafstörungen. Morgens fühlt sie sich nicht erholt und ist wie »erschlagen«. Konzentrations- und Merkfähigkeit sind deutlich eingeschränkt. Tagsüber besteht eine Müdigkeit, sie fühlt sich ständig träge und muss sich häufig ausruhen. Arbeiten benötigen deutlich längere Zeit und oft werden begonnene Tätigkeiten aufgrund der starken Müdigkeit nicht zu Ende geführt. Am Morgen besteht eine ausgeprägte Steifigkeit im gesamten Bewegungsapparat. 2- bis 3-mal pro Woche habe sie starke Kopfschmerzen. Allgemeinsymptome, wie z.B. Schwächegefühl, starke Blähungen, Sodbrennen, Völlegefühl, Übelkeit, Schweregefühl in den Beinen, Unruhe in den Beinen, Überempfindlichkeit gegenüber Kälte, Benommenheit, Beschwerden beim Wasserlassen, trockene Augen und Menstruationsbeschwerden werden ebenso angegeben. Die Schmerzen werden durch Faktoren wie z. B. Stress, längeres Sitzen, kaltes und feuchtes Wetter sowie Wetterwechsel verstärkt. Wärme und leichte Bewegung wirken sich günstig auf die Beschwerden aus.

Untersuchung. Die körperliche Untersuchung war bis auf den Nachweis positiver Tenderpoints unauffällig, insbesondere fand sich keine Einschränkung der Beweglichkeit der Gelenke oder Hinweise auf eine Gelenk- oder Muskelentzündung. Die neurologische Untersuchung war unauffällig.

Diagnostik. Zu Beginn der Erkrankung wurden mehrmals laborchemische Untersuchungen durchgeführt, ohne dass sich Hinweise für eine entzündlich-rheumatische oder andere Erkrankung fanden. Auswärts durchgeführte Röntgenaufnahmen der Schultern und der Hals- und Lendenwirbelsäule waren ebenso wie eine Ganzkörperskelettszintigraphie unauffällig.

Therapie. Die Therapie bestand zunächst in einer ausführlichen Aufklärung über die Erkrankung sowie über die therapeutischen Möglichkeiten. Auf den Stellenwert von Entspannungsverfahren sowie den Einsatz von passiven physikalischen Maßnahmen wurde die Patientin hingewiesen. Medikamentös wurde die Gabe eines trizyklischen Antidepressivums in niedriger Dosierung (25 mg Amitriptylin zur Nacht) eingeleitet. Des weiteren wurde eine krankengymnastische Therapie mit dem Hauptziel der Steigerung der körperlichen Fitness initiiert. Aufgrund einer deutlichen psychosozialen Belastung wurde eine ambulante begleitenden Therapie bei einem schmerzorientierten Psychotherapeuten empfohlen.

25.7 Therapie

Zu den *allgemeine Richtlinien* bei der Therapie der FM gehören eine Diagnosesicherung und Identifikation von Begleiterkrankungen. Patient *und* Familienmitglieder sollten über die Krankheit aufgeklärt werden. Jeder Patient muss individuell behandelt werden, da es keine spezifische Therapie gibt, die jedem Patienten gleichermaßen hilft. Die Formulierung realistischer Therapieziele ist sehr wichtig, da die Patienten häufig hohe Erwartungen haben. Unnötige diagnostische Maßnahmen oder Operationen sollten vermieden werden. Die *Beratung* des Patienten spielt eine wichtige Rolle bei der Behandlung dieser Erkrankung. Dazu gehören: eine Aufklärung über die Diagnose, Hinweise für eine ausgewogene Tagesplanung (Wechsel von Be- und Entlastungsphasen), Tipps für eine besseren Schlaf sowie eine Sportberatung.

Die medikamentösen Therapiemöglichkeiten der Fibromyalgie sind limitiert. Trizyklische Antidepressiva werden in niedriger Dosierung (z. B. Amitryptilin 25 mg 0–0–0–1) zur Schlafverbesserung und Beeinflussung der Schmerzschwelle gegeben. Nebenwirkungen finden sich selbst bei niedriger Dosierung. Als Schmerzmittel sollten einfache Analgetika eingesetzt werden (günstiges Nutzen-Risiko-Profil). Nichtsteroidale Antirheumatika haben einen limitierten klinischen Nutzen. Cortison hat keinen Effekt auf die Symptome und ist bei FM kontraindiziert. Auch für andere Medikamente, wie z. B. Muskelrelaxanzien, Sedativa, Narkotika oder Hypnotika, gibt es keine Hinweise für einen positiven Effekt auf FM-Symptome (*cave:* teilweise negativer Einfluss auf einzelnen Schlafphasen und Abhängigkeitspotential). Ein typischer Befund bei FM-Patienten ist die verminderte Ausdauerfähigkeit, die durch den Teufelskreis Schmerz – Inaktivität – Dekonditionierung – Überlastung aufrechterhalten wird. FM-Patienten haben eine im Vergleich zu altersentsprechenden Kontrollpersonen um 80% verminderte Ausdauerfähigkeit. Daher steht im Vordergrund der physikalischen Therapie ein leichtes Ausdauertraining mit den Aspekten Haltung und Bewegungsökonomie. In kontrollierten Studien konnte durch ein dosiertes Ausdauertraining eine Steigerung der Schmerzschwelle und eine subjektive Besserung des Allgemeinbefindens sowie eine Steigerung der Belastbarkeit im Alltag nachgewiesen werden. Eine Verschlechterung der Schmerzsymptomatik während eines Trainings beim Einzelnen ist zu erwarten, sollte jedoch nicht zum Abbruch, sondern eher zu einer Reduktion der Intensität des Trainings führen.

Weitere physikalische Therapiemaßnahmen, die von den Patienten als schmerzlindernd empfunden werden, sind: Massage, Unterwassermassage, Stangerbad, Wärmetherapie in jeder Form (z. B. Moorerdepackungen, Sauna, Dampfbad) sowie Kohlensäurebäder, und Kneipp-Güsse. Zu den passiven Maßnahmen ist zu bemerken, dass der Patient einen großen Teil dieser Verfahren selbstständig ausführen kann. Die Schaffung einer allzu passiven Patientenrolle sollte vermieden werden.

Als weitere Bausteine der Therapie der FM haben *psychologische und psychotherapeutische Verfahren* (eher in Richtung Schmerz- und Krankheitsbewältigung) ihre Bedeutung und sollten nach Möglichkeit bei entsprechend belasteten Patienten eingesetzt werden. Viele Entspannungsverfahren (z. B. autogenes Training oder progressive Muskelentspannung nach Jacobson) werden von der Mehrzahl der Patienten als hilfreich angenommen.

Literatur

Bennett RM (1996) Multidisciplinary group programs to treat fibromyalgia patients. Rheum Dis Clin N Am 22:351–367

Burckhardt CS, Archenholtz B, Mannerkopik, Bjelle A (1993) Quality of life of Swedish women with fibromyalgia syndrome, rheumatoid arthritis, systemic lupus erythematodes. J Muscolosceletal Pain 1:199–207

Goldenberg DL (1999) Fibromyalgia syndrome a decade later. What have we learned? Arch Intern Med 159:777–785

McCain GA (1996) A cost effective approach to the diagnosis and treatment of fibromyalgia. Rheum Dis Clin N Am 22:323–349

Offenbächer M, Stucki G (2000) Physical therapy in the treatment of fibromyalgia. Scand J Rheumatol (im Druck)

Pillemer SR, Bradley LA, Crofford LJ, Moldofsky H, Chrousos GP (1997) The neuroscience and endocrinology of fibromyalgia. Arthritis Rheum 40:1928–1939

Simms R (1994) Controlled trials of therapy in fibromyalgia syndrome. Baillieres Clin Rheumatol 8:917–934

Wolfe F, Smythe HA, Yunus MB et al. (1990) The American College of Rheumatology criteria for the classification of fibromyalgia. Report of the multicenter criteria committee. Arthritis Rheum 33:160–172

Yunus MB (1994) Psychological aspects of fibromyalgia syndrome: a component of the dysfunctional spectrum syndrome. Baillieres Clin Rheumatol 9:811–837

26 Psychotherapeutische Aspekte

H. Ebell

26.1 Allgemeine Indikationsstellung psychotherapeutischer Interventionen

In der ärztlichen Praxis müssen Schmerzen primär immer als Warnsignal (d. h. als Symptom für ein zugrunde liegendes Krankheitsgeschehen) angesehen und untersucht werden. Eine objektiv messbare und nachweisbare Störung ermöglicht in vielen Fällen die kausale Behandlung des zugrunde liegenden krankhaften Prozesses, der die Schmerzen verursacht (z. B. Entfernung von Tumorgewebe) bzw. eine symptomatische Therapie, die kausal in die Pathophysiologie des Schmerzgeschehens eingreift. Sowohl die notwendige Ausschlussdiagnostik als auch die Indikationsstellung gezielter Therapiemaßnahmen erfordern also eine *objektivierende Diagnostik*, um kausal (Interventionsmodell, Tabelle 26.1) behandeln zu können.

Genau genommen werden jedoch nicht Schmerzen behandelt, sondern Menschen, die unter Schmerzen leiden. Genauso wenig wie uns das optische System des Auges und die messbare Physiologie des Sehens Freude oder Abscheu bei der Betrachtung der Fotografie eines geliebten oder gehassten Menschen erklären können, so wenig kann die individuelle Schmerzempfindung durch das Vorhandensein oder Fehlen von Gewebsschädigungen erklärt werden. Eine psychosomatisch fundierte Gesprächsführung (ggf. ergänzt durch psychologische Testverfahren) ermittelt darum die subjektiven Bedingungen im »System« des Patienten, seine Gefühle und Gedanken zu den Schmerzen, das Schmerzverhalten sowie deren Auswirkungen auf die Beziehungen zu anderen Menschen. Schmerztherapeutische Erfahrung und Forschungsergebnisse der letzten 30 Jahre erfordern zwingend, das noch vorherrschende Erklärungsmodell von Schmerzen als linear-kausale Folge von Gewebsschädigungen durch ein biopsychosoziales Modell vielfältiger, äußerst komplexer rückgekoppelter Regelkreise zu ersetzen.

Die Ermittlung von persönlichen Bedeutungen der Schmerzsymptomatik für den Patienten und sein Beziehungssystem (insbesondere bei gleichzeitiger Behandlung bei verschiedenen Therapeuten) erfordert eine *subjektivierende Diagnostik* (Beziehungsmodell, s. Tabelle 26.1).

Grundsätzlich verfolgen psychotherapeutische Interventionen zwei Ziele, die sich – im Idealfall angepasst an die persönliche Entwicklung des jeweiligen Patienten – im Verlauf der Therapie ergänzen sollten:

Tabelle 26.1. Interventions- und Beziehungsmodell

Objektivierende Diagnostik	*und*	Subjektivierende Diagnostik
Klinische Untersuchungen Labor, apparative Diagnostik *Interventionsmodell*		Psychosomatisch fundierte Gesprächsführung (Tests) *Beziehungsmodell*

Interventionen zur symptomatischen Therapie (Symptomkontrolle)

Diese dienen der Überwindung von Schmerzsymptomen bzw. von individuellen Reaktionen auf der Gefühls-, Gedanken- und Verhaltensebene, die zur Aufrechterhaltung und Verstärkung der Schmerzen beigetragen und/oder starkes Leiden verursacht haben. Dabei ist insbesondere auf das Erlernen und Üben von Techniken zur selbständigen Anwendung durch die Patienten abzuzielen (z. B. Entspannungstechniken, Selbsthypnose).

Interventionen zur Förderung der persönlichen Entwicklung

Die Herangehensweise muss individuell variiert werden, je nachdem, ob eine aktuelle Krise oder ein bestimmter Konflikt an der Schmerzsymptomatik ursächlich, auslösend, mitbedingend oder auch unabhängig von der diagnostizierten Störung angesehen wird. Dies ist das Feld der Psychotherapie im eigentlichen Sinne. Dabei gelten für chronisch schmerzkranke Patienten ähnliche Erfahrungswerte wie für den rein medizinischen Bereich der Therapie: Ein individuell angepasstes »Sowohl als auch« führt in der Regel weiter als ein streng methodenorientiertes »Entweder oder«.

Während akute Schmerzprobleme, ausgelöst durch eindeutig zuzuordnende pathophysiologische Prozesse, meist durch klare schmerztherapeutische Anweisungen (z.B. zur medikamentösen Therapie nach Stufenschema der WHO) gut zu behandeln sind, muss bei chronifizierten Schmerzsyndromen gemeinsam mit den Patienten ein individuelles *Gesamttherapiekonzept* ermittelt werden. Um im konkreten Einzelfall die gewonnenen objektiven und subjektiven Informationen zuzuordnen, ist es hilfreich, sie in ein didaktisches Raster einzupassen (Tabelle 26.2).

Chronische Schmerzsyndrome sollten nach dem Mainzer Pain Staging System (MPSS) klassifiziert werden. Einfach zu erhebende schmerzbezogene Messwerte werden auf Achsen (1. Dauer und Ausbreitung der Schmerzen, 2. Medikamenteneinnahmeverhalten, 3. schmerzbezogene Therapieversuche) aufgetragen. Daraus ergibt sich eine Einteilung in drei Chronifizierungsstadien I, II und III. Wie Untersuchungen gezeigt haben, haben nur Patienten im *Chronifizierungsstadium I* gute Aussichten auf Besserung durch allein auf die Schmerzsymptomatik zielende Maßnahmen, d. h. durch eine Therapie im medizinischen *Interventionsmodell* auf der Grundlage objektiver Diagnostik. Patienten in höheren Chronifizierungsstadien profitieren von der ausschließlichen Anwendung solcher Behandlungsmaßnahmen wenig oder gar nicht und es bedarf der individuellen Ergänzung durch verbindliche Kooperation zwischen Therapeuten und Patienten, d. h. der Zusammenarbeit im Beziehungsmodell auf der Grundlage ihrer subjektiven Erfahrungen bzw. Vorgeschichte.

Tabelle 26.2. Gesamttherapiekonzept

Objektivierende Diagnostik	Subjektivierende Diagnostik	
Bekannte oder vermutete Pathophysiologie:	Individuelle Reaktionen des Patienten:	Re-Aktionen im Beziehungskontext:
Nozizeption	Gefühle	Partner und Familie
Neurogene Genese	Gedanken Verhalten	Arbeitsleben u. soziales Umfeld Gesundheitswesen
Interventionsmodell	*Beziehungsmodell*	

26.2 Indikationsstellung psychotherapeutischer Interventionen in einem individuellen Gesamttherapiekonzept

Selbstverständlich zielen alle medizinischen Therapiemaßnahmen zur symptomatischen Behandlung sowohl bei akuten als auch bei chronischen Schmerzen primär auf die Beseitigung der objektiv nachweisbaren zugrunde liegenden Störungen.

- Bei *ausreichender Schmerzlinderung durch medizinische Interventionen* geben die subjektiven Reaktionen der Patienten wesentliche Informationen über ihr Befinden bzw. die Nebenwirkungen der Therapie. Individuelle Reaktionen (z. B. Klagen über Ängste) können in diesem Zusammenhang ein Hinweis auf die Notwendigkeit zusätzlicher supportiver Psychotherapie sein. Dies könnten dies z. B. Entspannungs- und Imaginationsübungen sein.
- Für den Fall einer *nicht ausreichenden Linderung* – vor allem nach gezielten, auch invasiven, schmerztherapeutischen Interventionen – müssen sich die weiteren Überlegungen für ein Gesamttherapiekonzept von der objektivierenden zur subjektivierenden Diagnostik (s. Tabelle 26.2) bewegen: der Zusammenarbeit mit dem Patienten im Beziehungsmodell (s. Arbeitsbündnis, 27.1). Für Therapieplanung und Therapieverlauf wird dann entscheidend sein, die individuelle Fähigkeit der Patienten (s. Coping 26.3), ihre verbleibenden »Restschmerzen” zu bewältigen, mit einzubeziehen.

Das folgende klinische Fallbeispiel soll dies veranschaulichen.

26.2.1 Kasuistik

Frau L. (55 Jahre): Schulter-Arm-Schmerzsyndrom in Folge einer Plexusschädigung bei infiltrierend wachsendem Rezidiv eines Mammakarzinoms bei Z.n. Mammaablatio und regionaler Bestrahlung (Tabelle 26.3).

Retardiertes Morphin erweist sich für die nozizeptive Schmerzkomponente als sehr effektiv und wird ohne Nebenwirkungen gut vertragen. Die neuropathische Komponente, Allodynie und ausgeprägte Dysästhesie des linken Armes («wie wenn man ihn dauernd über Kaktusstacheln bewegen würde«) bei Parese und starkem Lymphödem, spricht leider auch auf eine hohe Dosis bzw. Kombination eines trizyklischen Antidepressivums und Carbamazepin nicht an; darüber hinaus verursacht diese Medikation eine für die Patientin inakzeptable Sedierung. Für sie ist wesentlich, körperlich aktiv sein bzw. bleiben zu können. Sie ist verzweifelt, da sie sich gar nicht mehr vorstellen kann, ihre Familie versorgen zu können, wenn sie nach Hause entlassen wird.

Supportive Gespräche führen zu Stimmungsverbesserung und besserer Schmerzbewältigung. Trotz anfänglich großer Skepsis erlernt die Patientin einfache Selbsthypnoseübungen. Mit der intensiven Imagination, den Arm »in Eiswürfel genau der richtigen Größe und Temperatur einzupacken«, gelingt es ihr, für Stunden vollständige Schmerzlinderung zu erzielen. Sie praktiziert dies regelmäßig und wird – trotz Progression der Erkrankung – immer zuversichtlicher, die Schmerzen überwinden bzw. gut zurecht kommen zu können (Coping, Selbstmanagement, s. folgendes Kapitel). Zusammen mit einer abendlichen Gabe des Antidepressivums (25 mg) führen die supportiven psychotherapeutischen Maßnahmen zu einem guten Gesamtergebnis.

(Die schmerztherapeutische Behandlung im Sinne dieses Gesamttherapiekonzepts erstreckte sich über 3 Monate bis zur Entlassung der Patientin. Besonders interessant ist, dass die Patientin bei einem katamnestischen Gespräch ein halbes Jahr später mit der gleichen Medikation schmerz-

Tabelle 26.3. Fallbeispiel

Objektiv	Subjektiv	
Pathophysiologie	**Individuelle Reaktionen**	**Beziehungskontext**
Nozizeptive und neuropathische Ätiologie (Klinikaufenthalt)	Angst, Depression	Trennung von geliebter Familie
	Resignation, Leiden Rückzug, Schonung	Soziale Isolation Andauernd Therapiemaßnahmen erforderlich
Interventionsmodell	*Beziehungsmodell*	

frei ist und sich nur noch bedingt an die Einzelheiten ihrer Schmerzsymptomatik erinnern kann. Darüber hinaus setzt sie die Selbsthypnose aktuell ähnlich effektiv ein, um mit einer klinisch relevanten und subjektiv sehr bedrohlich und angstvoll erlebten Dyspnoe in Folge einer ausgedehnten Lungenmetastasierung des Mammakarzinoms besser zurechtzukommen.)

26.3 Bedeutung der Krankheitsbewältigung (»Coping« und »Selbstmanagement«)

In der Schmerztherapie sollten alle psychotherapeutischen Interventionen die Fähigkeiten der Patienten fördern, möglichst weitgehend aktiv an ihrem individuellen Gesamttherapiekonzept mitzuwirken. Speziell in der Behandlung chronisch Schmerzkranker (insbes. MPSS, Stadium III) kann auf eine Kombination von Interventionen zur Symptomkontrolle mit Angeboten zur Förderung der persönlichen Entwicklung nicht verzichtet werden. Art und Umfang der persönlichen Fähigkeiten zur Krankheitsbewältigung entscheiden nämlich über Erfolg oder Misserfolg der medizinischen Therapiemaßnahmen, d. h. wie effektiv diese vom Patienten als subjektiv schmerzlindernd empfunden werden.

Diese Zielsetzung wird in psychodynamisch-orientierten Modellen als »Coping« und in der systemisch-verhaltenstherapeutischen Literatur meist als »Selbstmanagement« bezeichnet:

»Selbstmanagement betont die aktive Beteiligung des Patienten im therapeutischen Prozess und unterstützt ihn in drei verschiedenen Aspekten:
- Lernen, das eigene Verhalten in speziellen Situationen (z.B. Reaktionen in Konfliktsituationen) in Richtung der persönlichen Ziele zu steuern;
- Lernen, spezielle physiologische Erregungsmuster und Emotionen zu erkennen, zu beeinflussen oder ggf. zu vermeiden (z.B. Angst, Erfahrung von Schmerzen);
- Lernen, mit kognitiven (vorgestellten) Prozessen (z. B. selbstabwertende Gedanken) zielführender umzugehen und die kognitiven Prozesse in Einklang mit den eigenen Zielvorstellungen zu bringen.« (Kanfer et al. 1991)

Im Rahmen einer Copingunterstützung hat das sog. »Biofeedback« einen eigenständigen Indikationsbereich. Bei den *Biofeedback-Techniken* verwendet man psychophysiologisch rückgekoppelte Signale (z. B. die Ableitung und Übersetzung des Muskeltonus über aufgeklebte Elektroden in akustische oder optische Signale) zur gezielten Beeinflussung von Komponenten des physiologischen Schmerzgeschehens (z.B. den dauerhaften Anspannungszustand einer Muskelpartie).

Dieser Therapieansatz beruht auf den Erkenntnissen der Lerntheorie und wird bei vielen Schmerzsyndromen (z.B. Spannungskopfschmerzen, Rückenschmerzen und Migräne) im Sinne einer »Hilfe zur Selbsthilfe« als zentraler Bestandteil multimodaler Behandlungsprogramme eingesetzt.

26.4 Spezielle Indikationsstellung psychotherapeutischer Interventionen

Die Indikationsstellung für psychotherapeutische Interventionen bei der Behandlung spezieller Schmerzsyndrome wird im Folgenden entsprechend dem Gesamttherapiekonzept (s. Tabelle 26.2, Kap. 26.1) vorgestellt. Zugrunde gelegt werden ebenso wie die objektiv nachweisbaren individuellen »Schmerzursachen« (objektive Diagnostik/ medizinisches Interventionsmodell) die ganz subjektiven Re-Aktionen des Patienten und seiner Umgebung in seinem eigenen »System« (subjektive Diagnostik/psychotherapeutisches Beziehungsmodell). Daraus ergeben sich die verschiedenen Behandlungsoptionen gemäß den im konkreten Einzelfall vorliegenden Bedingungen. Werden die Fähigkeiten der Patienten zur Krankheitsbewältigung (s. Kap. 26.3) besonders berücksichtigt, ergeben sich folgende 5 Gruppen von Patienten bzw. Schmerzsyndromen:

26.4.1 Schmerzen bei körperlichen Erkrankungen mit adäquater Krankheitsbewältigung (Interventionsmodell)

- *Objektiv*: Akute Schmerzsyndrome, bekannte Pathophysiologie
- *Subjektiv*: Wirkungen und Nebenwirkungen der analgetischen Medikation oder Therapiemaßnahmen, Befinden (z. B. Ängste, Schlafprobleme)
- *Therapeutische Beziehung*: Arzt ist maßgeblicher Experte, der Patient ist (mehr oder weniger) passiver Empfänger von Verordnungen. Ergänzung/Optimierung der Therapie durch supportive, psychosoziale Angebote z. B. Zuwendung, Entspannungsverfahren, Imaginations- und Selbsthypnoseübungen, usw.)

26.4.2 Schmerzen bei körperlichen Erkrankungen mit inadäquater Krankheitsbewältigung (Kombination von Interventions- und Beziehungsmodell)

- *Objektiv*: Akute und chronische Schmerzsyndrome, bekannter oder unbekannter Pathophysiologie
- Subjektiv: Meist unzureichende Effekte schmerztherapeutischer Maßnahmen bzw. starkes Leiden unter der Schmerzsymptomatik/der Grunderkrankung und deren Folgen (körperliche und seelische Einschränkungen, soziale Konsequenzen)
- *Therapeutische Beziehung*: Zusätzlich zu klaren Therapieanweisungen gilt es, die Patienten entsprechend ihren Fähigkeiten zur Mitarbeit zu gewinnen, ihre individuellen Fähigkeiten zur Entwicklung von Selbstmanagement bzw. Coping zu fördern. Ergänzung bzw. Optimierung der Therapie durch kognitiv-verhaltenstherapeutische Programme, auch gezielte Einzelinterventionen wie Biofeedback, Entspannungsübungen, Selbsthypnose (s. auch folgende Übersicht)

ÜBERSICHT

Kognitiv-verhaltenstherapeutisches Gruppenprogramm für chronisch Schmerzkranke. (Nach Flor und Turk)
- Ziele
  - Veränderung des Schmerzmodells des Patienten von Unkontrollierbarkeit und rein somatischer Attribution zur Kontrollierbarkeit in einer multidimensionalen Sichtweise (sensorische, affektive und kognitive Aspekte der Schmerzerfahrung)
  - Verbesserung der Funktionsfähigkeit des Patienten und Vermittlung spezifischer Bewältigungsstrategien im Umgang mit allen Aspekten der Schmerzerfahrung
  - Erhöhung der Selbsteffizienz des Patienten, um Generalisierung und Aufrechterhaltung der gelernten Strategien zu fördern
- Vorgehen
  - Umfassende, multiaxiale Diagnostik und Information des Patienten
  - Vermittlung einer neuen Sichtweise der Schmerzen
  - Schmerzbewältigungstraining mit den Komponenten Entspannung, Aktivitätsregulation, Verhaltensübung und kognitive Umstrukturierung
  - Übung von Transfer und Generalisierung
  - Aufrechterhaltung, Rückfallprävention

26.4.3 Schmerzsyndrome auf Grundlage von funktionellen bzw. psychosomatischen Störungen (Beziehungsmodell)

- *Objektiv*: Minimale oder fehlende strukturelle Veränderungen, Klagen über Schmerzen meist Teil einer wechselnden psychovegetativen Symptomatik

- *Subjektiv*: Chronifizierte Schmerzsyndrome mit mangelhafter oder ausbleibender Linderung nach schmerztherapeutischen Interventionen, deutliche Depressivität (Ursache oder Folge/ »Henne oder Ei«?), ausgeprägtes Leiden unter den Schmerzen, unlösbar erscheinende persönliche und soziale Konflikte
- *Therapeutische Beziehung*: Förderung der Entwicklung im Sinne einer »Hilfe zur Selbsthilfe« bzw. der Patientenautonomie, Prävention zusätzlicher iatrogener Schädigungen bzw. unnötiger Diagnostik. Indikationsstellung für spezifische psychotherapeutische Angebote. Schmerztherapeutische Kompetenz ist Voraussetzung, um Koordinationsfunktion (angemessene multidisziplinäre Diagnostik und Therapie) ausüben zu können. Schmerzsyndrome auf Grundlage einer funktionellen bzw. psychosomatischen Störung (Gruppe 26.4.3) gehören sowohl in der Hausarzt- als auch in der Praxis des Schmerzspezialisten zu den häufigsten Beschwerdebildern. Nach ICD10 (International Classification of Diseases) gehören sie zum Kapitel der »Somatoformen Störungen«. Ein Beispiel ist die Somatisierungsstörung:

Somatisierungsstörung (F45.0)

»Charakteristisch sind multiple, wiederholt auftretende und häufig wechselnde körperliche Symptome, die meist bereits seit einigen Jahren bestanden haben. (...) Die meisten haben in der Primärversorgung und in spezialisierten medizinischen Einrichtungen eine lange und komplizierte Anamnese hinter sich, mit vielen negativen Untersuchungen und ergebnislosen Operationen. (...) Deutliche Depression und Angst kommen häufig vor und können eine spezifische Behandlung erfordern. Der Verlauf der Störung ist chronisch fluktuierend und häufig mit langdauernden Störungen des sozialen, interpersonalen und familiären Verhaltens verbunden. (...) Abhängigkeit und Missbrauch von Medikamenten (gewöhnlich Tranquilizer und Analgetika) resultieren häufig aus zahlreichen Verschreibungen.

ÜBERSICHT

Diagnostische Leitlinien:

1. Mindestens zwei Jahre anhaltende multiple und unterschiedliche körperliche Symptome, für die keine ausreichende somatische Erklärung gefunden wurde;
2. hartnäckige Weigerung, den Rat oder die Versicherung mehrerer Ärzte anzunehmen, dass für die Symptome keine körperliche Erklärung gefunden wurde;
3. eine gewisse Beeinträchtigung familiärer und sozialer Funktionen durch die Art der Symptome und das daraus resultierende Verhalten.«

26.4.4 Schmerzsyndrome auf der Grundlage einer psychischen Störung bzw. Erkrankung (Psychotherapie im eigentlichen Sinn, Beziehungsmodell)

- *Objektiv:* Fragliche oder fehlende strukturelle Veränderungen
- *Subjektiv:* Mangelnde oder ausbleibende Schmerzlinderung trotz vielfältiger schmerztherapeutischer Maßnahmen
- *Therapeutische Beziehung:* Behutsame und stützende Klärung der Symptomatik im psychosomatischen Sinne (»Worum geht es eigentlich?«). Prophylaxe iatrogener Schädigungen. Akzeptieren, aber auch Überwinden des organischen Krankheitsmodells des Patienten. (Indikation für psychodynamische, systemische und kognitiv-verhaltenstherapeutische Therapie, Hypnotherapie)

Bei den Schmerzsyndromen auf Grundlage einer psychischen Erkrankung (Gruppe 26.4.4) liegt nach ICD 10 oft eine sog. *»anhaltende somatoforme Schmerzstörung« (F 45.4)* vor:

»Die vorherrschende Beschwerde ist ein andauernder, schwerer und quälender Schmerz, der durch einen physiologischen Prozess oder eine körperliche Störung nicht vollständig erklärt werden kann. Der Schmerz tritt in Verbindung mit emotionalen Konflikten oder psychosozialen Problemen auf. Diese sollten schwerwiegend genug sein, um als entscheidende ursächliche Einflüsse zu gelten. Die Folge ist gewöhnlich eine beträchtliche persönliche oder medizinische Betreuung und Zuwendung. (...)«

Häufig sind in dieser Gruppe auch *Schmerzsyndrome im Rahmen einer gravierenden, primär depressiven Störung (ICD10 Kapitel F32)*. Fachärztlich psychotherapeutische oder psychiatrisch-neurologische Diagnostik ist in diesen Fällen unbedingt erforderlich!

26.4.5 Kombinationen von Schmerzsyndromen bei körperlicher Erkrankung und gleichzeitig bestehender psychischer Erkrankung (Komorbidität)

Der bei Gruppe 26.4.1. bis Gruppe 26.4.4. ausgeführte Orientierungsrahmen kann für die möglichen Kombinationen entsprechend übertragen werden.

26.5 Zusammenfassung und Schlussfolgerungen für die ärztliche Praxis

Aus psychotherapeutischer Sicht sollten alle Schmerzangaben der Patienten – insbesondere auch ihre Einordnung in die »objektivierenden« und deskriptiven Kategorisierungen nach den Leitlinien der International Classification of Diseases (ICD 10) – als vorläufige und pragmatische Diagnosen angesehen werden. Patienten und Behandler sollten in einem Arbeitsbündnis (s. 27.1) gemeinsam klären, welche Maßnahmen zur Symptomkontrolle effektiv sind und welche persönliche Entwicklung gefördert werden müsste.

Für die Indikationsstellung zu *psychotherapeutischen Interventionen in einem multimodalen und individuellen Gesamttherapiekonzept* sind folgende Fragen zu beantworten:

- Handelt es sich um einen Patienten, der mit Hilfe psychotherapeutischer Unterstützung Copingfähigkeiten zum Umgang mit der Symptomatik erlernen bzw. vorhandene Fähigkeiten optimieren will/sollte?

und/oder

- Handelt es sich um einen Patienten, dessen Schmerzsyndrom nur im Kontext einer Psychotherapie angemessen behandelt werden kann?

Interventionen zur Symptomkontrolle und Angebote zur Unterstützung persönlichen Wachstums und Entwicklung sollten einander sinnvoll ergänzen und nicht ausschließen. Auf Seiten der Patienten fehlt oft die Einsicht in Sinn und Notwendigkeit psychotherapeutischer Unterstützung. Da jede Form der Psychotherapie auf Motivation und Kooperation des Patienten angewiesen ist, ist für chronisch Schmerzkranke eine psychosomatisch fundierte Patientenführung in der ärztlichen Praxis unabdingbare Voraussetzung für eine erfolgreiche Weichenstellung zu einem angemessenen Gesamttherapiekonzept.

Literatur

Psychologische Schmerztherapie: Grundlagen, Diagnostik, Krankheitsbilder, Behandlung. Hrsg. von Heinz-Dieter Basler, Carmen Franz, Birgit Kröner-Herwig u.a. (4. korr. u. erw. Auflage 1999), Springer Verlag, Berlin

Der Schmerzkranke. Grundlagen, Pathogenese, Klinik und Therapie chronischer Schmerzsyndrome aus bio-psycho-sozialer Sicht. Ulrich T. Egle, Sven O. Hoffmann (1993, neue Auflage in Vorbereitung), Schattauer Verlag, Stuttgart

Selbstmanagement – Therapie. Ein Lehrbuch für die klinische Praxis. Frederick H. Kanfer, Hans Reinecker, Dieter Schmelzer (3. Auflage 2000), Pringer Verlag, Berlin

Praxisfeld Schmerztherapie – Psychologische Behandlung chronischer Schmerzsyndrome. Hrsg. von Birgit Kröner-Herwig, Carmen Franz, Edgar Geissner (1999), Thieme Verlag, Stuttgart

27 Patientenführung bei chronisch Schmerzkranken

H. Ebell

27.1 Das Arbeitsbündnis

Während der Arzt durch sein Fachwissen im Sinne des Interventionsmodells der zuständige Experte ist, können auf der Ebene der subjektiven Beurteilung von Schmerzen und Therapieeffekten nur die Patienten selbst die maßgeblichen Experten sein. Chronisch Schmerzkranke müssen klar und geduldig zur Entwicklung ihres Selbsthilfepotentials geführt werden, um ihre Kompetenz im Umgang mit den Schmerzen zu erhöhen.

Die Therapieplanung für ein individuell angemessenes Gesamttherapiekonzept sollte darum fest im Beziehungsmodell (s. Abb. 26.1 und 26.2, Kap. 26.1) verankert sein, spielt doch das Coping hier die entscheidende Rolle für den Therapieverlauf, ja für Erfolg oder Misserfolg der Schmerztherapie (s. Kap. 26.3). Dabei muss die Vorgeschichte der Patienten bzw. der bisherige Therapieverlauf in die Indikationsstellung mit einbezogen werden. Ohne eine vertrauensvolle Zusammenarbeit von Behandlern und Patienten kann bei chronifizierten Schmerzsyndromen die notwendige, fortlaufende diagnostische Reevaluation des Therapieverlaufs nicht gelingen. Um gemeinsam angemessene Therapieziele zu erarbeiten, die den jeweils vorliegenden objektiven und subjektiven Bedingungen gerecht werden, braucht es oft viel Zeit und Geduld auf beiden Seiten. *Darum ist ein langfristig angelegtes »Arbeitsbündnis« zwischen Therapeuten und Patienten eine »conditio sine qua non« für das Gelingen einer Schmerztherapie.*

27.2 Die Bedeutung der Arzt-Patienten-Beziehung für die Prophylaxe von Chronifizierung und iatrogenen Schädigungen

Chronische Schmerzen sind eine unerträgliche und leidvolle Erfahrung. Dies allein könnte schon erklären, warum viele Patienten so »schwierig« sind. Ihre fordernde Haltung bedarf unbedingt einer konsequenten und psychotherapeutisch versierten Antwort bzw. konstruktiver Reaktions- und Verhaltensweisen auf Seiten der Behandelnden. Im Idealfall steht für die notwendige Klärung der therapeutischen Beziehung bzw. die Formulierung des sog. »Arbeitsbündnisses« eine kontinuierliche und vertrauensvolle zeitliche Perspektive zur Verfügung – sinnvollerweise Monate bis Jahre.

Das Festhalten am Therapieziel einer »Reparatur« mit vollständiger Beseitigung der Schmerzsymptomatik (Interventionsmodell, s. Kap. 26) ist bei der Behandlung chronifizierter Schmerzsyndrome ein häufiges Problem. Dies gilt sowohl für Patienten als auch für die behandelnden Ärzte. Das »Nicht-akzeptieren-können« fehlender objektiv nachweisbarer »Ursachen« für Schmerzempfindungen führt zu vielfältigen und häufig unsinnigen diagnostischen und therapeutischen Maßnahmen – sei es, dass die Patienten hartnäckig darauf drängen, oder sei es, dass diese immer wieder neu angeordnet bzw. durchgeführt werden (Patienten der Gruppen 26.4.3 und 26.4.4 in Kap. 26).

Ohne spezielle Kenntnisse, erworben durch psychotherapeutische Weiterbildung oder Fortbildung in psychosomatischer Grundversorgung und spezieller Schmerztherapie kann ein Behandler dies nicht leisten.

Mangelnde Kompetenz in der Patientenführung ist in der Behandlung von Schmerzpatienten Mitbedingung der Chronifizierung. Ohne fortlaufende Reflexion des Beziehungsgeschehens kommt es darüber hinaus auch zu iatrogenen Schädigungen und die Folge sind – insbesondere nach wiederholten ineffektiven therapeutischen oder invasiven diagnostischen Maßnahmen – fatale Enttäuschungen und Kränkungen aller Beteiligten (Patienten wie Behandler). Abgesehen von immensen Kosten wird damit auf beiden Seiten eine negative Erwartungshaltung aufgebaut und verstärkt. Dieses Problem ist vor allem bedingt durch *eine unkritische Übertragung des medizinischen Denkens im »Interventionsmodell« auf die Behandlung von chronisch Kranken mit ihrem komplexen Störungsbild.*

Die Hauptfehler und Risiken dieser Herangehensweise für die Schmerztherapie werden in der folgenden Tabelle 27.1 aufgelistet. Gemeinsam mit den Patienten gilt es, auf der Grundlage eines biopsychosozialen Modells alternative Zielsetzungen zu erarbeiten.

Tabelle 27.1. Therapie chronisch Schmerzkranker (Beziehungsmodell vs. Interventionsmodell)

Risiken und Fehler der unkritischen Übertragung des Interventionsmodells	Alternative Zielsetzungen in einem psychosomatisch fundierten Beziehungsmodell
bei chronisch Schmerzkranken im Stadium III (II) MPSS	
Für die Diagnostik	
Abklärung	
Suche nach »Ursachen«, unnötige, mehrfache iatrogene Befunde und Symptome; Bestätigung des negativen Krankheitsmodells bei Patienten (und Ärzten)	Ermittlung des Selbsthilfepotentials
In der Behandlung	
Behandlungsziel	
»Reparatur« (Heilung): Festhalten an diesem Ziel, obwohl es unerreichbar ist	Optimierte Funktion, Selbstmanagement, Coping
Behandlungsschwerpunkt	
Somatisch unter Nichtbeachtung der psychosozialen Chronifizierungsfaktoren	Psychosozial, psychosomatisch
Behandlungsmaßnahmen	
Passivtherapien: Behinderung der Patientenselbsthilfeentwicklung, Abhängigkeit, Sucht	Aktivierung der Patienten
Setting	
Einzelspezialisten: Überforderung der Behandler	Interdisziplinäre Zusammenarbeit
In der Arzt-Patient-Beziehung	
Arzt	
Hauptverantwortlicher: Expertentum »von oben«, »Widerstand« der Patienten gegen die Behandlung	Mitverantwortlicher Berater
Patient	
Empfängt passiv therapeutische Verschreibungen, Regression, Behinderung der Patientenselbsthilfeentwicklung; Abhängigkeit, Chronifizierung negativer Behandlungserwartungen	Kritischer u. kollegialer Partner, Progression, Selbsthilfe

27.3 Patientenführung in der psychotherapeutischen Zusammenarbeit mit chronisch Schmerzkranken

Die folgenden übergreifenden Punkte sind für die Patientenführung zu beachten:

- Die therapeutische Beziehung bzw. das »Arbeitsbündnis« bedarf einer *aktiven Gestaltung* durch den verantwortlichen Psychotherapeuten, bis der Patient selbst zu dem Schluss gekommen ist, dass eine Zusammenarbeit gemäß dem angebotenen psychotherapeutischen Modell notwendig und sinnvoll ist – er somit über eine ausreichende Motivation verfügt.
- Schmerzpatienten thematisieren im Regelfall die Verschlimmerungen bzw. den Dauercharakter ihrer Beschwerden, selbst wenn es schon Änderungen gegeben haben sollte (Defizitorientierung bzw. Erwartung von Veränderungen der Symptomatik allein als Folge von Therapieinterventionen). Die psychotherapeutische Begleitung fördert das Interesse der Patienten für ihr eigenes Entwicklungspotential sowie ihre Zuversicht, dass sich etwas ändern kann (Ressourcenorientierung).
  Der zeitintensive Kontakt sollte darum vor allen Dingen dazu genutzt werden, in den Erfahrungen der Patienten Erfolgserlebnisse bzw. positive »Ausnahmen« von ihren Schmerzempfindungen bzw. ihrem Leiden zu finden. Die Patienten müssen zunächst lernen, diese positiven Erfahrungen zu identifizieren, und dann in einem zweiten Schritt, diese gewünschten Erfahrungen zu fokussieren und zu vermehren, statt – wie bisher – das Unerwünschte (die Schmerzen) durch ihre Aufmerksamkeit noch zu verstärken.
- Das Arbeitsbündnis im Beziehungsmodell hat als oberstes Ziel, die *»Hilfe zur Selbsthilfe«* zu fördern, d.h. dem Patienten eigene Bewältigungsfertigkeiten zu vermitteln.
- Bei chronifizierten Schmerzsyndromen aufgrund funktioneller Störungen, die ausreichend genau untersucht und vorbehandelt sind (Gruppe 26.4.3 und 26.4.4 in Kap. 26), ist es wesentlich, die vergangenheitsorientierte *»Warum-Frage«* zu überwinden. Dies ist eine wichtige Voraussetzung, um die höchst problematische Suche nach einer *»Reparatur«* durch Spezialisten aufzugeben.
- In einem Beziehungsmodell können sehr unterschiedliche psychotherapeutische Modelle (z. B. mit psychodynamischer, kognitiv-verhaltenstherapeutischer, systemischer und/oder hypnotherapeutischer Ausrichtung) dazu dienen, die Zusammenarbeit mit den Patienten zu strukturieren:
  Neben der Arbeit an symptombezogenen Veränderungen (z. B. Schmerzlinderung), geht es darum, sich mit einem »Eigentlichen« (was »hinter« dem Symptom steht) auseinanderzusetzen: Im Selbstempfinden der Patienten sind geklagte Schmerzen immer auch Signal für einen äußerst komplexen Prozess, in dem ihnen ein *hoher Anteil der Zusammenhänge nicht bewusst* ist.
  Dieser Hintergrund ist spätestens dann zu thematisieren, wenn in der subjektiven Bewertung der Patienten ihre Schmerzen zum »Lebensmittelpunkt« bzw. zur »Ursache aller Probleme« geworden sind.
- Auch im Bereich der Psychotherapie gilt es, die objektivierende Dimension bewährten Interventionsdenkens durch die subjektivierende Dimension von Reflexionen über den Beziehungskontext zu ergänzen und damit zu erweitern. Alle »Störungen« können auch unter dem Blickwinkel untersucht und verstanden werden, dass sie »normale« bzw. »angemessene« Re-Aktionen in einem komplexen, mehrfach rückgekoppelten System sind. Daraus ergeben sich vielfältige – auch unkonventionelle – Möglichkeiten *»schmerztherapeutisch«* einzuwirken (z. B. über die Lebenspartner der betroffenen Patienten). Ziel sollte dabei immer sein, eine angemessene *Reorientierung des »Patientensystems«* im Hinblick auf bestimmte, gemeinsam erarbeitete Ziele (s. Arbeitsbündnis, 27.1), Coping und Selbstmanagement (s. 26.3) zu unterstützen.
- Wenn das »Krisen«- oder »Katastrophen-Erleben« der Patienten ganz im Vordergrund

steht, dienen alle psychotherapeutischen Interventionen der *Stützung und Krisenintervention.* Für den langfristigen Therapieerfolg ist zu erarbeiten, dass in jeder Krise eine Herausforderung liegt, die angenommen werden muss. Es geht darum, die Patientenentwicklung vom »Betroffenen« zum »Beteiligten« zu fördern. In der psychotherapeutischen Zusammenarbeit liegt der Fokus auf der wichtigen Notwendigkeit zweier Strategien: die Entwicklung *aktiver Copingstrategien (Schmerzen bewältigen)* sowie die Fähigkeit, *mit Hilflosigkeit und Ohnmacht umgehen zu lernen* (Schmerzen »annehmen«).
Oft lassen sich erst in einer stützenden Zusammenarbeit Konflikte identifizieren, die einer spezifischen, psychotherapeutischen Bearbeitung bedürfen bzw. die dem ganzen Geschehen einen tieferen Sinn verleihen.

- Wenn es in der therapeutischen Zusammenarbeit um persönliches Wachstum von Menschen im Kontext einer Krise geht, ist es *auch in der Psychotherapie* erforderlich, *das Interventionsmodell* zu *überwinden.* Interventionsdenken (»Machertum«) kann in der Arbeit mit chronisch Schmerzkranken sehr wohl dafür stehen, dass die Therapeuten die Not ihrer Patienten nicht ertragen können. Diese Beziehungskonstellation sollte tunlichst nicht damit verwechselt werden, dass es keine Hoffnung gibt bzw. dass die Patienten keine Entwicklungschancen hätten.

Chronisch schmerzkranke Patienten brauchen eine psychotherapeutische Begleitung. Ihre Therapeuten müssen einerseits als zuversichtliche Partner und Hoffnungsträger in der Lage sein, Optionen und Chancen in einer zukünftigen Entwicklung zu identifizieren. Andererseits müssen sie ihre Patienten auch dann begleiten können und wollen, wenn es den Anschein hat, dass lange »nichts« vorwärts zu gehen scheint *(Gärtner- bzw. Wachstumsprinzip).*

Anhang

A Glossar

Agranulozytose: allergisch oder toxisch bedingte Verminderung der Granulozyten

akuter Schmerz: Schmerz aufgrund eines drohenden oder akut einsetzenden Gewebetraumas

Allodynie: vermehrte Berührungsempfindlichkeit

Analgesie: Schmerzfreiheit

Analgetikum: Medikament, das eine Schmerzfreiheit herbeiführen soll

analgetisch: schmerzlindernd

antipyretisch: fiebersenkend

antiphlogistisch: entzündungshemmend

antitussiv: hustenstillend

aplastische Anämie: Anämie durch Störung der Bildung von Erythrozyten

Axonreflex: durch Erregung peripherer schmerzleitender Nervenfasern erzeugte lokale Hautrötung und Ödembildung

BtM: Betäubungsmittel

BtMVV: Betäubungsmittelverschreibungsverordnung

chronischer Schmerz: ein durch physische, psychische und soziale Faktoren unterhaltener Schmerz, der nicht mehr direkt mit dem initialen Schmerzereignis in Zusammenhang steht

Clusterkopfschmerz: attackenartiger, streng einseitiger, periorbitaler Schmerz

CRPS: »Complex Regional Pain Syndrome«, ein aufgrund einer Nervenschädigung ausgelöstes Schmerzsyndrom

Cytochrom P450: eine für den Abbau von körperfremden Substanzen, z. B. Medikamenten, wichtige Enzymgruppe (vor allem in der Leber)

Cyclooxygenasen: Enzyme, die aus zerstörten Zellmembranen freigesetzte Arachidonsäure in Prostaglandine umwandeln

Expression: durch Gene aktivierte Herstellung bestimmter Stoffe (z. B. Proteine) in einer Zelle

Fibromyalgie: nichtentzündliche Weichteilerkrankung des rheumatischen Formenkreises

Gegenstimulation: eine durch willkürliche Reize erzeugte Blockierung der Fortleitung schmerzhafter Reize anderer Körperareale

Halbwertszeit: die Zeit, die mit einer halbmaximalen Abnahme verbunden ist

Head-Zonen: Projektionsfelder innerer Organe auf die Hautoberfläche

Homunkulus: die Körperoberfläche repräsentierende Areale der Gehirnrinde

Hyperalgesie: erhöhte Schmerzempfindlichkeit

Ionenkanal: Membranprotein, das in Form eines Kanals den zellulären Ein- bzw. Ausstrom von Ionen und damit den Erregungszustand der Zelle reguliert

Knock-out-Maus: genetisch veränderte Maus, der ein bestimmtes Gen zur Herstellung einer Substanz fehlt

Kolik: heftiger, krampfartiger Schmerz

Kortex: Gehirnrinde

kortikal: die Gehirnrinde betreffend

Ligand: Substanz, die an einen Rezeptor bindet

Lokalanästhesie: Blockierung der Reizweiterleitung peripherer Nervenfasern

Mainzer Schmerzfragebogen: in der Schmerzklinik Mainz entwickeltes Instrument zur Messung des Chronifizierungsgrades von Schmerzen

McGuill-Pain-Questionnaire (MPQ): Fragebogen zur Evaluation der sensorischen, affektiven und evaluativen Komponente des Schmerzerlebnisses

Mechanorezeptor: Nervenfaser, die mechanische Reize wie Druck und Berührung wahrnimmt und in elektrische Impulse umwandelt

Migräne: halbseitig beginnender Attackenkopfschmerz

MPSS Mainz Pain Staging System: siehe Mainzer Schmerzfragebogen (nach Prof. Gerbershagen)

neurogene Entzündung: durch eine Erregung peripherer schmerzleitender Nervenfasern ausgelöste lokale Entzündung

Neurom: nach einer Nervenverletzung erfolgende, erneute, teilweise ungeordnete Aussprossung von Nervenfasern

Neuron: Nervenfaser, die Informationen in Form von elektrischen Impulsen weiterleitet

neuropathischer Schmerz: Schmerz infolge einer Nervenschädigung

Neuropeptid: Eiweiß, das in Nervenfasern enthalten ist und z. B. bei Erregung freigesetzt wird (z. B. Substanz P)

Neuroplastizität: die durch ständig eintreffende Reize verursachten elektrischen und morphologischen Veränderungen von Nervenzellen

Neurotransmitter: Überträgerstoff zur Kommunikation zwischen zwei Neuronen

Nichtopioid/Nonopioid: nicht den Opioiden zugehörige Schmerzmittel

noxischer Reiz: ein für den Körper schädlicher Reiz

Nozizeption: Umwandlung körperschädigender Reize in eine elektrische Erregung schmerzleitender Nervenfasern

Nozizeptor: Nervenfaser, die schmerzhafte Reize wahrnimmt und in elektrische Impulse umwandelt

NRS: numerische Schätzskala; Instrument zur Bewertung der Schmerzintensität auf einer Zahlenskala von 0 (kein Schmerz) bis maximal 10 (unerträglicher Schmerz)

NSAID: nichtsteroidale antientzündliche Substanzen; Substanzen, die eine analgetische und antientzündliche Wirkung haben

NSAR: nichtsteroidale Antirheumatika; die gleichen Substanzen wie NSAID, die eine analgetische und antientzündliche Wirkung haben

Obstipation: Stuhlverhalt

Opiate: natürlich vorkommende Opiumalkaloide des Schlafmohns

Opioidagonist: Ligand, der am Opioidrezeptor eine zelluläre Reaktion auslöst

Opioidantagonist: Ligand, der am Opioidrezeptor keine zelluläre Reaktion auslöst

Opioide: alle an Opioidrezeptoren bindende Liganden (natürliche und synthetisch hergestellte Opioide)

Opioidrezeptor: Rezeptor, an den Opioide binden

Patienten-kontrollierte Analgesie (PCA): Patient kann sich mittels einer Infusionspumpe selbst Schmerzmittel verabreichen

Periduralanästhesie: Blockierung der Reizweiterleitung von im Rückenmark eintreffenden Nervenfasern

physische Abhängigkeit: Auftreten von Entzugssymptomen bei plötzlichem Therapieabbruch oder Anwendung eines Rezeptorantagonisten

polymodaler Nozizeptor: Nervenfaser, die verschiedene Reize – mechanische, Hitze- und chemische Reize – wahrnimmt und in elektrische Impulse umwandelt

PZN: Postzosterneuralgie

Rexed-Zonen: anatomische Einteilung der Zonen des Rückenmarks, in denen bestimmte periphere Nervenfasern enden

rezeptives Feld: Hautareal, das von einem Nerven innerviert wird

Schmerzperzeption: die im Gehirn erfolgende bewusste Wahrnehmung eintreffender Schmerzimpulse

postoperativer Schmerz: Schmerz, der durch einen chirurgischen Eingriff ausgelöst wird

Reye-Syndrom: Enzephalopathie, u. a. vermutlich nach Einnahme von ASS bei viralen Infekten bei Kindern vor der Pubertät

Rezeptor: Membranprotein, das nach Interaktion mit einem Liganden eine zelluläre Reaktion hervorruft

schlafender Nozizeptor: schmerzleitende Nervenfaser, die nur unter Entzündungsbedingungen durch Reize erregt werden kann

Schmerzfragebogen: Fragebogen zur Erfassung der Schmerzanamnese, z. B. bei der DGSS erhältlich

Schmerzmessung: Bewertung der Intensität oder Qualität eines Schmerzes

Sensitivierung: durch Erniedrigung der Erregungsschwelle einer Nervenfaser erzeugte vermehrte Empfindlichkeit gegenüber eintreffenden Reizen

SMP: »Sympathetically Maintained Pain«, ein durch die Aktivität des sympathischen Nervensystems beeinflussbarer Schmerz

spasmolytisch: krampflösend

Sucht: verhaltenspsychologisches Syndrom, das durch die zwanghafte, unkontrollierte Suche nach und Einnahme von Drogen charakterisiert ist

Synapse: durch Überträgerstoffe erfolgende elektrochemische Übertragung von Impulsen zwischen zwei Nervenzellen

Thermorezeptor: Nervenfaser, die Hitze- und/oder Kältereize wahrnimmt und in elektrische Impulse umwandelt

Toleranz: Abnahme der Wirksamkeit nach wiederholter Einnahme eines Medikamentes

Transduktion: Umwandlung physikalischer und chemischer Umweltreize in die elektrische Erregung spezifischer Nervenfasern

Transkutane Nervenstimulation (TENS): eine durch elektrische Erregung bestimmter Nervenfasern (A_β) erzeugte Blockade der Fortleitung schmerzhafter Impulse des gleichen Körperareals

Transmisssion: die in Nervenfasern fortgeleitete Übertragung elektrischer Impulse

VAS: Visuelle Analogskala; Instrument zur Bewertung der Schmerzintensität auf einer 10 cm langen Linie von 0 (kein Schmerz) bis maximal 10 (unerträglicher Schmerz)

Vanilloidrezeptor: Rezeptor auf schmerzleitenden Nervenfasern, der durch das Capsaicin im Chilipfeffer aktiviert wird und eine Nervenerregung auslöst

viszeraler Schmerz: Schmerz, der durch eine Aktivierung schmerzleitender Nervenfasern der Eingeweide hervorgerufen wird

WHO-Schema: Therapieempfehlungen der Weltgesundheitsorganisation zur stufenweisen medikamentösen Therapie von Tumorschmerzen

Zytokine: Signalmoleküle zur Kommunikation zwischen Zellen des Immunsystems

B Wirkstoffliste mit Handelsnamen (Beispiele)

Wirkstoff	Gruppe	Handelsname
Acetylsalicylsäure	NSAR	Aspirin
Lysinacetylsalicylat	NSAR	Aspisol
Amitriptylin	trizyklisches Antidepressivum	Saroten
Amitriptylinoxid	trizyklisches Antidepressivum	Equilibrin
Baclofen	Myotonolytikum	Lioresal
Bupivacain	Lokalanästhetikum	Bupivacain-RPR
Buprenorphin	Opioid	Temgesic
Carbamazepin	Antiepileptikum	Tegretal
Celecoxib	COX-2 Inhibitor	Celebrex
Chlorpromazin	Neuroleptikum	Propaphenin
Clozapin	Neuroleptikum	Leponex, Elcrit
Codein	Opioid	in Kombinationen
Cyclandelat	Antidementivum	Natil
Desipramin	trizyklisches Antidepressivum	Pertofran
Diclofenac	NSAR	Voltaren
Diclofenac/Misoprostol	NSAR	Arthotec
Dihydrocodein	Opioid	Remedacen, DHC-Mundipharma
Dihydroergotamin	Alpharezeptorenblocker	Dihydergot
Dipyron	Pyrazolon	Novalgin
Domperidon	Dopaminantagonist	Motilium
Doxepin	trizyklische Antidepressiva	Aponal
Ergotamin	Alpharezeptorenblocker	Migrexa, Cafergot
Fentanyl	Opioid	Durogesic, Fentanyl
Flunarizin	Antihistaminikum	Sibelium
Fluoxetin	Antidepressivum	Fluctin
Fluphenazin	Neuroleptikum	Dapotum, Omca
Flupirtin	Analgetikum	Katadolon
Flurbiprofen	NSAR	Froben
Gabapentin	Antiepileptikum	Neurontin
Haloperidol	Neuroleptikum	Haldol
Hydromorphon	Opioid	Palladon
Ibuprofen	NSAR	Actren, Imbun, Tabalon
Imipramin	trizyklisches Antidepressivum	Tofranil
Indometacin	NSAR	Amuno

Wirkstoff	Gruppe	Handelsname
Ketamin	Narkosemittel	Ketanest
Ketoprofen	NSAR	Orudis
Leflunomid	Basistherap. Rheuma	Arava
Levomethadon	Opioid	L-Polamidon
Lithium	Neuroleptikum	Hypnorex
Lornoxicam	NSAR	Telos
Maprotilin	heterozyklisches Antidepressivum	Aneural, Ludionil
Mefenaminsäure	NSAR	Parkemed, Ponalar
Meloxicam	NSAR	Mobec
Metamizol	Pyrazolon	Novalgin
Mepivacain	Lokalanästhetikum	Meaverin
Methadon	Opioid	s. Levomethadon
Methylprednisolon	Glukokortikoid	Urbason
Metoclopramid	Antiemetikum	Paspertin
Metroprolol	Betarezeptorenblocker	Beloc
Moclobemid	MAO-Hemmer	Aurorix
Morphin	Opioid	Morphin Merck, MSI, MSR
Morphin (retardiert)	Opioid	Capros, M-long, Morphin Merck Ret., MST
Naloxon	Opiatantagonist	Narcanti
Naproxen	NSAR	Proxen
Naratriptan	Triptan	Naramig
Nefopam	Benzoxazocin	Ajan
Novaminsulfon	Pyrazolon	Novalgin
Olanzapin	Neuroleptikum	Zyprexa
Oxycodon	Opioid	Oxygesic
Paracetamol	Anilin	Ben-u-ron
Paroxetin	Antidepressivum	Seroxat, Tagonis
Pentazocin	Opioid	Fortral
Pethidin	Opioid	Dolantin
Phenazon	Pyrazolon	Migräne Kranit
Phenylbutazon	NSAR	Ambene
Phenytoin	Antiepileptikum	Zentropil, Phenhydan
Pimozid	Neuroleptikum	Orap
Piritramid	Opioid	Dipidolor
Piroxicam	NSAR	Felden, Brexidol
Prednisolon	Glukokortikoid	Decortin H
Propranolol	Betarezeptorenblocker	Dociton
Propyphenazon	Pyrazolon	meist in Kombinationen
Risperidon	Neuroleptikum	Risperdal
Rizatriptan	Triptan	Maxalt
Rofecoxib	COX-2-Inhibitor	Vioxx
Ropivacain	Lokalanästhetikum	Naropin
Sertindol	Neuroleptikum	Serdolect

Wirkstoff	Gruppe	Handelsname
Sertralin	Antidepressivum	Gladem, Zoloft
Sufentanil	Opioid	Sufenta
Sumatriptan	Triptan	Imigran
Tilidin (+ Naloxon)	Opioid + Antagonist	Valoron
Tizanidin	Muskelrelaxans	Sirdalud
Tramadol	Opioid	Tramal, Tramundin
Tranylcipromin	MAO-Hemmer	Jatrosom N
Trazodon	heterozyklisches Antidepressivum	Thombran
Valproinsäure	Antiepileptikum	Ergenyl, Leptilan
Zolmitriptan	Triptane	AscoTop

C Besondere Patientengruppen

Einige Hinweise zur Pharmakotherapie bei speziellen Patientengruppen

Schwangere. Für diese Gruppe gilt der Grundsatz: So wenig Arzneimittel wie möglich, nur wenn unbedingt nötig, vor allem im 1. Trimenon während der Organogenese. Die gelegentliche Einnahme von Nichtopioiden während dieses Zeitraums kommt natürlich allein schon aus Unkenntnis über die bestehende Schwangerschaft vor. Im 3. Trimenon sind Prostaglandinsynthesehemmer (ASS, Diclofenac) kontraindiziert.

Zugelassen sind Paracetamol mit strenger Indikationsstellung und Metamizol mit strenger Indikationsstellung im 2. Trimenon. Es gibt keine Hinweise auf fruchtschädigende Wirkung durch beide Substanzen.

Opioide sind mit strenger Indikationsstellung im 2. und 3. Trimenon einsetzbar, allerdings sollte die dauerhafte Einnahme vermieden werden, da sich beim Fetus eine Opioidabhängigkeit entwickeln kann.

Stillende. Die verabreichten Medikamente erreichen im Allgemeinen über die Muttermilch auch das Kind. Dies sollte immer bedacht und für die Dauer der Einnahme nach Möglichkeit abgestillt werden.

Alte Patienten und Patienten mit eingeschränkter Organfunktion. Im Alter ist häufig die Organfunktion eingeschränkt, dies ist bei der Dosierung von Medikamenten zu berücksichtigen, besonders wenn toxische Metaboliten akkumulieren können.

Änderung der Eliminationshalbwertszeit bei Nieren- oder Leberinsuffizienz. (Nach Geisslinger, Deutscher Schmerzkongress Düsseldorf 1998) vgl. auch Tab. 8.4

	Morphin	M-6-G	Pethidin	Ibuprofen	Ketoprofen	Paracetamol	Metamizol (Met. MAA)
Niere↓	↔	↑	↑	↔	↑	↔	↔
Leber↓	↑	?	↑	↔	↔	↑(*cave!*)	↑

Besonders bei Medikamenten, die nur einen Metabolisierungs-/Ausscheidungsweg haben, führt dies zu Schwierigkeiten durch z. B. Kumulation. Viele Opioide unterliegen einem ausgeprägten First-Pass-Metabolismus, z. B. Morphin (Morphin-6-Glucoronid).

Die Erhöhung der Eliminationshalbwertszeit für den aktiven Metaboliten von Metamizol (4-MAA) bei eingeschränkter Leberfunktion dürfte unbedenklich sein.

Analgetikaabhängigkeit. Die Schmerztherapie bei analgetikaabhängigen Patienten erfordert eine sorgfältige Zusammenarbeit im interdisziplinären Team, das auch Psychotherapeuten einschließen sollte. Schwierigkeiten bereiten die sehr komplexen und oft schwer chronifizierten Krankheitsbilder, bei denen der Bedarf an zentral wirkenden Substanzen mit einem Abhängigkeitspotential sehr individuell ausgestaltet sein kann.

Drogenabhängigkeit/Substituierte. Auch Drogenabhängige oder substituierte Drogenabhängige benötigen im Bedarfsfall eine Schmerztherapie – Heroin oder das Substitutionsmedikament ersetzen nicht das Schmerzmittel! Bevorzugt sollten Nichtopioide und retardierte Opioide, keinesfalls Teilantagonisten, zum Einsatz kommen.

Literatur

Lehmann A (Hrsg) (1994) Der postoperative Schmerz 2. Aufl, Springer, Berlin, Heidelberg, New York, S. 545–679

Schäfer M (2000) Opioidgabe bei Drogenabhängigen. In: Medizin im Brennpunkt. Aktuelle Fragen der klinischen Medizin. Springer, Berlin, Heidelberg, New York, S. 375–378

D Schmerztherapie bei Kindern

Die Schmerzmessung bei Kindern sollte je nach Altersstufe erfolgen:

- Neugeborene 0–5. Lebensjahr: objektiver Schmerzscore (Weinen/Erregung/Körpersprache)
- Kleinkinder (3.–5. Lebensjahr): Smiley-Skala
- Kleinkinder (5.–6. Lebensjahr): visuelle Analogskala/Farbskalen
- Schulkinder (ab 6. Lebensjahr): numerische Schätzskala

Zur medikamentösen Schmerztherapie bei Kindern im Folgenden einige Anmerkungen, nähere Informationen finden sich in der speziellen Fachliteratur.

In der Neonatalperiode ist die Filtrationsleistung der Nieren geringer, ebenso die Darmresorption. Die Entgiftungsfunktionen der Leber sind erst ab dem 3. Lebensmonat komplett.

Kinder haben einen anderen Stoffwechsel als Erwachsene. Deshalb gibt es für Kinder meist spezielle Dosierungen in mg/kg Körpergewicht. Nicht alle Analgetika sind für Kinder zugelassen.

Die orale oder rektale Gabe sollte bevorzugt und entsprechende Wünsche des Kindes berücksichtigt werden! Die i.m.-Gabe ist obsolet.

Opioide können sowohl in der Therapie postoperativer als auch bei Tumorschmerzen eingesetzt werden, natürlich unter besonderer Berücksichtigung einer möglichen Atemdepression. Eine PCA ist vom Schulkindalter ab möglich.

Die Dosierung der Opioide erfolgt wie bei Erwachsenen nach Plan oder bei Bedarf als Escape-Medikation, unter strenger Indikationsstellung.

Orale Zubereitungen gibt es u. a. von Morphin, Tramadol, Pethidin und Levomethadon.

Literatur

Führer M (1999) Besondere Aspekte der Schmerztherapie im Kindesalter. Der Internist 40(2):183–189

Gutjahr P Hrsg (2000) Schmerz bei Kindern. Wiss Verlagsges. mbH Stuttgart

Sittl R, Griessinger N, Winter E, Döbig Ch, Likar R (1998) Schmerztherapie in der pädiatrischen Onkologie. Fortschr Med 116(15):31–36

Sorge et al. (1997) Anleitung zur Tumorschmerz-Therapie bei Kindern und Jugendlichen. DGSS

Zernikow B Hrsg (2000) Schmerztherapie bei Kindern, Springer Verlag Heidelberg

Nichtopioide bei Kindern (Auswahl)

Nichtopioide	Kinderform	Zulassung	Dosierung
Diclofenac	Keine	Ab 6 Jahren, Höchstdosis 2 mg/kg beachten	0,5–1 mg/kg alle 6-8 h
Ibuprofen	Brausetabletten	Ab 6 Monate	5–10 mg/kg alle 6–8 h
Metamizol	Kindersuppositorien, Tropfen, Injektionslösung	Ab 3 Monate	10–15 mg/kg alle 4–6 h
Paracetamol	Saft, Sirup, Suppositorien	Ab 1 Jahr, Höchstdosis 60 mg/kg beachten	10–15 mg/kg alle 4–6 h

E Nützliche Adressen

Fachgesellschaften

Deutsche Gesellschaft zum Studium des Schmerzes (DGSS)
Sektion der International Association for the Study of Pain (IASP)
Präsident: Dr. Klaus A. Lehmann
Geschäftsstelle: Waltraud Latza
c/o Klinik für Anästhesiologie
Universität zu Köln
Joeph-Stelzmann-Str. 9, 50924 Köln
Telefon 0221/478-66 86 und 66 87
Fax 0221/478-66 88 und 61 16
E-Mail: dgss@uni-koeln.de
Internet: http://www.medizin.uni-koeln.de/projekte/dgss
Oder http://www.dgss.org

Deutsche Migräne und Kopfschmerzgesellschaft
Präsident Prof. Dr. G. Haag
Elztal Klinik
Pfauenstr. 6, 79215 Elzach
Telefon 07682/80 51 13
Fax 07682/80 51 35
E-Mail: info@dmkg.org

Deutsche Interdisziplinäre Vereinigung für Schmerztherapie (DIVS)
Präsident Prof. Dr. J. Wawersik
Klinik für Anästhesiologie und Operative Intensivmedizin
Christian-Albrechts-Universität zu Kiel
Schwanenweg 21, 24105 Kiel
Telefon 0431-5 97 29 70
Fax 0431-5 97 22 30
E-Mail: wawersik@anaesthesie.uni-kiel.de

Schmerztherapeutisches Kolloquium
Vorsitz: Dr. Gerhard Müller-Schwefe
Geschäftsstelle: Edeltraud Müller
Hainstr. 2, 61476 Kronberg
Telefon 06173/95 56-0
Fax 06173/95 56-14
E-Mail: Stk.zentrale@t-online.de

Selbsthilfe-Verbände (Auswahl)

Bundesverband Deutsche Schmerzhilfe e.V.
Vorsitz: Rüdiger Fabian
Woldsenweg 3, 20 249 Hamburg
Geschäftsstelle: Sietwende 20, 21720 Grünendeich
Telefon 04142/81 04 34
Fax 04142/81 04 35
E-Mail: schmerzhilfe@t-online.de

Deutsche Schmerzliga e.V.
Roßmarkt 23, 60311 Frankfurt
Telefon 069/29 98 80 75

Pharmaunternehmen (Auswahl)

Aventis Pharma Deutschland GmbH
Dental/Analgetika
Königsteiner Str. 10, 65812 Bad Soden
Telefon 069/305-8 41 45
Fax 069/305-8 33 22

Gödecke/Parke Davis
79090 Freiburg
Telefon 0761/5180
Fax 0761/518-3070

Grünenthal GmbH Aachen
Postfach 50 04 44
52088 Aachen
Telefon 0241/5690
Fax 0241/569-2799

Janssen-Cilag GmbH
Raiffeisenstr. 8, 41470 Neuss
Telefon 02137/9550
Fax 02137/955-327

Merck KgaA
Frankfurter Str. 250, 64271 Darmstadt
Telefon 06151/720; 06151/723250

Mundipharma GmbH
65549 Limburg
Telefon 06431/7010
Fax 06431/7 42 72

Nützliche Web-Adressen zum Thema Schmerz

- http://www.pharma.aventis.de
  Aventis Pharma Deutschland GmbH
- http://link.springer.de/link/service/journals/00482/index.htm
  Der Schmerz - Springer-Verlag
- http://www.medizin.uni-koeln.de/projekte/dgss
  DGSS Deutsche Gesellschaft zum Studium des Schmerzes
- http://www.schmerz-zentrum.de
  DRK Schmerzzentrum Mainz
- http://www.fibromyalgia.com
  Fibromyalgie, USA
- http://www.grunenthal.de
  Grünenthal
- http://www.library.ucla.edu/libraries/biomed/his/PainExhibit.
  Historisches zur Schmerztherapie, UCLA, USA
- http://www.halcyon.com/www3/iasp
  IASP International Association for the Study of Pain
- http://www.anaesthesia.de
  Klinik Bergmannsheil der Universität Bochum
- http://www.stiftung-kopfschmerz.de
  »Kopfschmerz-News«
- http://www.medizinfo.de/schmerz
  Medizinfo - Medizinischer Online-Dienst
- http://www.medizinpartner.de
  Merck
- http://www.mundipharma.de
  Mundipharma GmbH

- http://www.uni-essen.de/neurologie/ksn.html
  Neurologische Klinik Universität Essen

- http://www.elsevier.nl/homepage/sah/pain/doc/contents.htm
  Pain - Verlagshaus Elsevier

- http://www.vh.org/Providers/Textbooks/BackPainInChildren/Introduction.html
  Rückenschmerz/Virtual Children's Hospital, Universität Iowa, USA

- http://www.schmerzforum.de
  Schmerzforum Koblenz

- http://www.stk-ev.de
  Schmerztherapeutisches Kolloquium

- http://www.talaria.org
  Tumorschmerz, American Pain Society

- http://criticalcare.medscape.com/Medscape/features/ResourceCenter/pain/public/RC-index-pain.html
  Medscape Resource Center – Pain Management

Stichwortverzeichnis

R